高职高专教材

适用于护理、助产、临床、口腔工艺技术、康复治疗技术等专业

医用化学与生物化学

（第 2 版）

主　编　余庆皋

副主编　刘捷频

编　者　（以姓氏笔画为序）

刘捷频　张　诺　何　萍　余庆皋

吴梅青　黄德麒　韩剑岚

中南大学出版社

图书在版编目（CIP）数据

医用化学与生物化学／刘捷频，余庆皋主编. —长沙：
中南大学出版社，2006.8（2020.8重印）
ISBN 978 - 7 - 81105 - 332 - 6

Ⅰ.医…　Ⅱ.①刘…②余…　Ⅲ.①医用化学②生物化学
Ⅳ.①R313②Q5

中国版本图书馆 CIP 数据核字（2006）第 087305 号

医用化学与生物化学

（第2版）

主　编　余庆皋

副主编　刘捷频

□责任编辑　何彩章
□责任印制　易红卫
□出版发行　中南大学出版社
　　　　　　社址：长沙市麓山南路　　　　　邮编：410083
　　　　　　发行科电话：0731 - 88876770　　　传真：0731 - 88710482
□印　　装　长沙印通印刷有限公司

□开　　本　787 mm×1092 mm　1/16　□印张 19　□字数 468 千字　□插页 1
□版　　次　2009 年 2 月第 2 版　□2020 年 8 月第 7 次印刷
□书　　号　ISBN 978 - 7 - 81105 - 332 - 6
□定　　价　45.00 元

前　言

随着高职高专教育的蓬勃发展，人才培养模式的转变，教学内容体系的改革已刻不容缓。本教材就是针对高职高专教育的特点来编写的。高职高专教育的培养面向基层、动手能力强的高层次技术应用型专门人才。因而专业实践性教学是高职高专教育中的重要环节。在这种原则指导下，教学计划的调整往往是增加了专业课及实践课课时，而缩减文化基础课及专业基础课的课时，因而大多数高职高专医卫类专业的医用化学及生物化学课时均减少，教学任务不能完成，给教学带来了诸多的不便。为此，我们将医用化学与生物化学两门课程整合，编写了这本教材，以期通过这种方式优化教学过程，从而使学生在有限时间里能学到"必需、够用"的理论知识。

全书分为无机化学篇、有机化学篇和物质代谢篇。无机化学篇主要介绍了物质结构、物质的量、溶液、化学反应速度等基本化学知识，在电解质一节中，融入了机体内水和无机盐的代谢，在缓冲溶液一节中，衔接了体内酸碱平衡及调节；有机化学篇与生物化学较为密切，除了介绍临床上常用的有机物如醇、酚、醚、醛、酮之外，重点介绍体内重要的有机物糖、脂类、蛋白质、核酸的结构及性质，将常规在生物化学中论述的蛋白质、酶及核酸等内容都整合在这一部分中；物质代谢篇为生物化学内容，介绍了体内的糖、脂肪、蛋白质三大代谢、能量代谢以及 DNA 合成、RNA 合成和蛋白质合成的遗传信息传递过程。将医用化学与生物化学两门课程精简并融合，使两门学科的相关知识更加紧凑和连贯，有利于对知识的理解和掌握，避免了单独成书时一些内容不必要的重复，因而可优化教学过程，在课时减少的情况下能完成教学任务。从这两门课程的知识结构及相互联系来看，整合后的教材在教学及学习上能发挥最大的效益，更能体现出化学对生物化学的基础作用。

此外要说明的是，临床上通常都是以分数形式来表示溶液浓度（如 mmol/L），本着基础理论为专业服务、为实践服务的原则，因此，我们在教材中仍采用这种形式，而不用指数形式来表示溶液浓度，如 $mmol \cdot L^{-1}$。

本教材第 1 版是 2006 年 8 月出版的，教材在使用过程中受到同行们的认可，认为这种医用化学与生物化学课程的整合确实能将两门学科有机地融合在一起，既能明确化学的学习目的，也有助于生物化学的学习。同行们还提出了一些宝贵的意见及建议，在此表示感谢。针对这些反馈意见以及我们自己在使用过程中发现的问题，在第 2 版中进行了修正，将物质代谢篇改为生物化学篇，对部分章节内容进行了补充，并对每一章后的习题做了进一步完善，以满足教学的要求。

医用化学与生物化学的整合是我们在高职高专教学改革中的初步尝试，在教材编写过程中对教材内容的取舍及融合难免会有些不当之处，敬请同行提出宝贵意见。

编　者
2009 年 2 月

目 录

有机化学篇

生物化学篇

绪　论

　　生物化学是研究生物体内的物质组成、物质结构、物质代谢及其代谢调节的一门科学。生物化学的基本任务就是从分子水平来研究生命现象，阐明产生及维持生命现象的物质基础及化学反应。生物化学又称为生命的化学。

　　生物化学的研究对象是生物体，包括人体、动物、微生物、植物等。医用生物化学就是以人体为研究对象。

　　化学的研究对象是物质。

　　化学是在原子、分子水平上来研究物质的组成、结构、性质及其变化规律的一门科学。要学习生物化学首先必须要具备一定的化学知识。

　　化学和生物化学都与医学有着密切的联系。医用化学知识主要是为生物化学学习奠定基础，如生物化学研究糖、脂类、蛋白质、核酸、无机盐及水在生物体内的代谢，就必须通过化学的学习获得这些物质的结构及性质的相关知识，这样才有利于生物化学的学习。此外，医用化学也与其他医学课程有关，如生理学中的消化吸收；药理学中药物的结构、性质及在体内的转变，医学检验中的血液、尿液、粪便的检验理论及技术等都涉及到化学知识。临床护理中，酒精的消毒作用、酒精的物理降温作用、药物的配制、药物浓度的计算等，也都直接运用到化学知识。

　　生物化学是一门重要的医学基础课，与医学的关系更为密切。生物体是由物质组成的，组成生物体各种物质的结构、性质以及结构与功能的关系是生物化学研究的内容。人类在生命活动过程中，不断地与外界环境进行物质交换，即机体从外界摄取营养物质，这些营养物质在体内的合成反应中作为原料，使机体的各种组织结构能够生长、发育、繁殖和修复；而在分解反应中，主要作为能源物质，经生物氧化作用释放出能量，供各种生命活动所需，同时产生的代谢废物经机体排泄器官排至体外，又回到外界环境。机体与外界环境的这种物质交换过程，称为新陈代谢或物质代谢。物质代谢及代谢调节也是生物化学研究的内容。生物化学还研究遗传信息的传递和调控。

　　此外，生物化学与其他医学基础课及临床课也密切相关。生物化学起源于有机化学和生理学，在内容上仍然与这两门学科有着密切的联系。病原生物学及免疫学研究病原生物的代谢以及对它们的防治，要应用生物化学的理论和技术。药理学研究药物的结构、性质、作用机制及在体内的代谢与转化，也离不开生物化学的理论。生物化学研究的是正常人体的物质代谢过程，有了正常代谢的知识，就能鉴别异常时的代谢紊乱，因此也为病理学及临床医学的学习奠定了基础。

　　医学化学与生物化学在学习上的侧重点是不同的。无机化学的重点是化学键及氧化还原反应，化学反应速度及化学平衡，溶液浓度、渗透压及 pH 值，水盐代谢及酸碱平衡等与医学密切相关的知识点。有机化学的重点是有机物的结构特点、命名及主要理化性质。生物化学的重点是体内各种无机物及有机物的存在形式、功能、结构与功能的关系，体内物质代谢过程、意义、代谢调节以及遗传信息传递的基本过程。学生们在学习过程中必须要目标明确，抓住重点，并做到预习—听课—复习三步到位，才能对学习内容融会贯通，真正地领会到其精髓。

（余庆皋）

无机化学篇

　　无机化学是在原子、分子水平上研究无机化合物的组成、结构、性质、变化规律及其应用的学科，研究的对象是大多数元素单质及其化合物（碳氢化合物及其衍生物除外）。它与有机化学、生命科学相互渗透、相互融合。无机化学部分主要论述与医学密切相关的化学基本原理和基本概念，包括物质结构和元素周期律、物质的量、卤素、溶液、化学反应速率和化学平衡、电解质、缓冲溶液等内容。这些内容中有些将在医学工作中直接应用到，有些是学习医学有关课程的基础。同时，本篇引入了体内物质代谢内容，如在介绍了电解质的基本概念后，描述了体内的电解质代谢状况；介绍了缓冲溶液后，简要介绍了体内酸碱平衡的调节机制。

第一章

物质结构和元素周期律

物质结构是研究物质的微观结构及结构与性能关系的一门学科，认识和了解物质的结构是掌握物质化学性质和化学变化规律的基础。原子是组成物质的基本粒子，原子的结构十分复杂，但有其规律性。掌握原子结构的规律性，就可推测原子结构与元素性质之间的关系。

第一节　原子的结构

一、原子的组成

原子由带正电荷的原子核和带负电荷的电子构成。原子核所带的正电荷数和核外电子所带的负电荷数相等，所以整个原子是电中性的。

原子核是原子的核心，由质子和中子构成。每个质子带一个单位的正电荷，中子不带电，因此，核电荷数由质子数决定。按核电荷数由小到大的顺序给元素编号，所得到的序号称为该元素的原子序数。显然，原子序数在数值上等于这种原子的核电荷数。

在原子中存在以下关系：

$$核电荷数 = 核内质子数 = 核外电子数 = 原子序数$$

电子质量很小，与质子相比，可以忽略不计。因此，原子的质量主要集中在原子核上，它的相对质量就是质子数和中子数之和，为一整数，这个数值称为原子的质量数，用符号 A 表示。中子数用符号 N 表示，质子数用符号 Z 表示，则它们的关系：

$$质量数(A) = 质子数(Z) + 中子数(N)$$

若以符号 $_Z^A X$ 代表质量数为 A、核电荷数为 Z 的某原子，则组成原子的粒子间的关系如下：

$$原子 _Z^A X \begin{cases} 原子核 \begin{cases} 质子 Z \text{ 个} \\ 中子(A-Z) \text{ 个} \end{cases} \\ 核外电子 Z \text{ 个} \end{cases}$$

例如，$_{17}^{37}Cl$ 表示氯原子的质量数为 37，质子数为 17，中子数为 20，核外电子数为 17，氯是第 17 号元素。

二、同位素

我们把具有相同核电荷数（即质子数）的同一类原子总称为元素。在研究原子核组成的同时，科学家们还发现，有些同种元素的原子具有不同的中子数。例如，氢元素的原子都含有 1 个质子，但有的氢原子不含中子，有的氢原子含有 1 个中子，有的氢原子含有 2 个中子。人们把这种质子数相同，中子数不同的同种元素的不同原子互称为同位素。

大多数元素都有同位素。例如，氢元素有 $_1^1H$、$_1^2H$、$_1^3H$ 三种同位素；碘元素有 $_{53}^{127}I$、$_{53}^{131}I$ 等同位素；钴元素有 $_{27}^{50}Co$、$_{27}^{60}Co$ 等同位素；碳元素有 $_6^{12}C$、$_6^{13}C$、$_6^{14}C$ 等同位素，而 $_6^{12}C$ 就是我们将它的质量当作原子质量标准的碳原子。天然存在的某种元素的各种同位素的质量数不同，但是它们的化学性质几乎完全相同。

同位素可分为稳定同位素和放射性同位素两类。放射性同位素能自发地放出不可见射线（如 α、β、γ 射线），这种性质称为放射性。稳定同位素没有放射性。如氢元素中，$_1^1H$ 和 $_1^2H$ 是稳定同位素，$_1^3H$ 是放射性同位素。放射性同位素在科学研究和医学上被广泛应用。例如，测定某文物中 $_6^{12}C$ 的含量能推算该文物或化石的"年龄"；根据 $_{53}^{127}I$ 被甲状腺吸收的量可确定甲状腺的功能；利用 $_{15}^{32}P$ 来鉴别乳腺的良性或恶性肿瘤等。此外，在医学上利用放射线对组织细胞的破坏作用来治疗疾病，例如，$_{27}^{60}Co$ 放出的射线能深入到组织中，对癌细胞有破坏作用。近年来，放射性同位素的应用得到了迅速发展，如放射性同位素扫描，已成为诊断脑、肝、肾、肺等病变的一种安全简便的方法。

三、原子核外电子的排布

(一)原子核外电子的排布

电子是质量很小、带 1 个单位负电荷的微粒，它在原子的微小空间（直径约 $10^{-10}m$）内绕原子核作高速运动，其运动状态很复杂。科学研究证明，在含有多个电子的原子中，电子的能量并不相同，能量低的电子通常在离核较近的区域内运动，能量高的通常在离核较远的区域运动。为了便于说明问题，根据电子的能量差异和通常运动区域离核的远近不同，将核外电子运动的区域分为不同的电子层。把离核最近、能量最低的称为第一层；离核稍远、能量稍高的称为第二层。由里向外依此类推，称为第三、第四、第五、第六、第七层。也可依次称其为 K、L、M、N、O、P、Q 层，这样，就可以看作是电子在能量不同的电子层上运动。核外电子的分层运动，又称为核外电子的分层排布。1~20 号元素原子的核外电子排布情况见表 1-1。

(二)核外电子排布的规律

从表 1-1 可以看出，原子核外电子分层排布有一定的规律性。

1. 最外层电子数不超过 8 个（K 层为最外层时不超过 2 个）；次外层电子数不超过 18 个；倒数第 3 层电子数不超过 32 个。

2. 通常情况下，核外电子总是尽先排布在能量最低的电子层里，然后由里向外，依次排布在能量逐步升高的电子层里，即排满了 K 层才排 L 层，排满了 L 层再排到 M 层。

3. 各电子层最多容纳的电子数为 $2n^2$（n 为电子层数）。K 层（$n=1$）最多容纳的电子数为 $2\times1^2=2$ 个；L 层（$n=2$）最多容纳的电子数为 $2\times2^2=8$ 个；M 层（$n=3$）最多容纳的电子数为 $2\times3^2=18$ 个等。

4. 稀有气体元素原子的最外层电子数是 8 个（氢除外），为稳定结构；金属元素原子的最外层电子数一般少于 4 个，非金属元素原子的最外层电子数一般多于 4 个。

以上这些规律是互相联系的，不能孤立地去理解。例如，当 M 层不是最外层时，最多可以排布 18 个电子，而当它是最外层时，则最多只能排 8 个电子。

元素原子的核外电子排布常用结构示意图表示。表示方法初中已经学过，这里不再介绍。由于参加化学反应的电子主要是原子核外最外层的电子，所以我们还可用电子式来表示原子核外最外层的电子排布。电子式的写法是在元素符号周围用×或·表示原子最外层的电子。例如：

$$Na\cdot \quad Mg: \quad \cdot Al: \quad \cdot \overset{\cdot}{\underset{\cdot}{Si}}\cdot \quad \cdot \overset{\cdot}{\underset{\cdot}{P}}: \quad \cdot \overset{\cdot}{\underset{\cdot}{S}}: \quad :\overset{\cdot}{\underset{\cdot}{Cl}}\cdot$$

表 1－1　1～20 号元素原子的电子层排布

原子序数	元素名称	元素符号	各电子层的电子数			
			K	L	M	N
1	氢	H	1			
2	氦	He	2			
3	锂	Li	2	1		
4	铍	Be	2	2		
5	硼	B	2	3		
6	碳	C	2	4		
7	氮	N	2	5		
8	氧	O	2	6		
9	氟	F	2	7		
10	氖	Ne	2	8		
11	钠	Na	2	8	1	
12	镁	Mg	2	8	2	
13	铝	Al	2	8	3	
14	硅	Si	2	8	4	
15	磷	P	2	8	5	
16	硫	S	2	8	6	
17	氯	Cl	2	8	7	
18	氩	Ar	2	8	8	
19	钾	K	2	8	8	1
20	钙	Ca	2	8	8	2

四、原子结构与元素性质的关系

元素的化学性质和该种元素的原子最外层电子数有着非常密切的关系。稀有气体的原子最外层有 8 个电子(氦除外)，它们的化学性质比较稳定，一般不和其他物质发生化学反应。因此，通常认为最外层有 8 个电子(最外层是 K 层只有 2 个电子)的结构是一种稳定结构。其他元素的原子都有得失电子使其最外层电子数达到 8 电子稳定结构的倾向。

（一）元素的金属性

金属元素的原子最外层的电子数一般少于 4 个，在化学反应中比较容易失去最外层的电子，使次外层变为最外层，从而达到 8 个电子的稳定结构。我们把原子失去电子成为阳离子的能力称为元素的金属性。原子越容易失去电子，则生成的阳离子越稳定，该元素的金属性就越强。例如：

$$钾（K）\quad 钠（Na）\quad 镁（Mg）\quad 铝（Al）$$

金属性依次减弱（原子失去电子的能力依次减弱）——————→

（二）元素的非金属性

非金属元素的原子最外层电子数一般多于 4 个，在化学反应中比较容易获得电子，使原子最外层成为 8 个电子的稳定结构。我们把原子得到电子成为阴离子的能力称为元素的非金属性。原子越容易得到电子，则生成的阴离子越稳定，该元素的非金属性就越强。例如：

$$氟（F）\quad 氯（Cl）\quad 溴（Br）\quad 碘（I）$$

非金属性依次减弱（原子得到电子的能力依次减弱）——————→

第二节　元素周期律和元素周期表

一、元素周期律

元素与元素之间有怎样的相互联系和变化规律？先将原子序数 3～18 的元素的原子核外最外层电子数、原子半径、主要化合价及元素的金属性和非金属性，列于表 1－2，并分别加以讨论。

表 1－2　3～18 号元素性质的周期性变化

原子序数	元素名称	元素符号	最外层电子数	原子半径（10^{-10}m）	最高正化合价、负价	金属性和非金属性
3	锂	Li	1	1.52	+1	活泼金属元素
4	铍	Be	2	0.89	+2	金属性逐渐由强到弱
5	硼	B	3	0.82	+3	
6	碳	C	4	0.77	+4　－4	
7	氮	N	5	0.75	+5　－3	
8	氧	O	6	0.74	－2	
9	氟	F	7	0.71	－1	活泼非金属元素
10	氖	Ne	8	1.6	0	稀有气体
11	钠	Na	1	1.86	+1	活泼金属元素
12	镁	Mg	2	1.60	+2	金属性逐渐由强到弱
13	铝	Al	3	1.43	+3	
14	硅	Si	4	1.17	+4　－4	
15	磷	P	5	1.10	+5　－3	
16	硫	S	6	1.02	+6　－2	
17	氯	Cl	7	0.99	+7　－1	活泼非金属元素
18	氩	Ar	8	1.92	0	稀有气体
19	钾	K	1	2.27	+1	活泼金属元素
20	钙	Ca	2	1.97	+2	活泼金属元素

从表 1-2 中可以看出,元素原子随着原子序数的递增,结构及性质都呈现周期性的变化。也就是说在间隔一定数目的元素后, 又出现和前面元素相类似的结构, 表现出相类似的性质。

（一）原子核外最外层电子数的周期性变化

从 3 号元素锂到 10 号元素氖,只有 2 个电子层, 最外层电子数由 1 个递增到 8 个,达到稳定结构。从 11 号元素钠到 18 号元素氩,有 3 个电子层, 最外层电子数也是由 1 个递增到 8 个。对 18 号以后的元素继续观察下去,会发现同样的规律,即随着原子序数的递增,元素原子核外最外层电子数呈现周期性变化。

（二）原子半径的周期性变化

除稀有气体氖、氩等元素外,从锂到氟具有相同的电子层数。具有相同电子层数的原子, 随着原子序数的递增, 核电荷数增加, 原子核对外层电子的吸引力增大, 原子半径由大逐渐变小;从钠到氯, 随着原子序数的递增, 原子半径由大逐渐变小。若将所有的元素原子半径按原子序数的递增顺序排列起来, 原子半径也发生周期性的变化。稀有气体元素原子半径跟临近的非金属元素相比显得特别大,这是由于测定稀有气体元素原子半径的根据与其他元素不同。

（三）元素化合价的周期性变化

元素最高正化合价周期性地从 +1 价依次递变到 +7 价(氧、氟例外);非金属元素的负价周期性地从 -4 价依次递变到 -1 价。并且, 非金属元素的最高化合价与最低化合价的绝对值之和等于 8。稀有气体元素的化合价看作为零。也就是说, 元素的化合价随着原子序数的递增而呈现周期性变化。

（四）元素金属性和非金属性的周期性变化

从表 1-2 中可以看出,从锂到氟,随着原子序数的增加,核外最外层电子数由 1 增加到 7,原子半径由大减小, 元素的金属性逐渐减弱, 非金属性逐渐增强。随着原子序数的递增,不断地重复着从活泼的金属元素开始逐渐过渡到活泼的非金属元素, 最后是稳定的稀有气体。

由上可归纳出一条规律:元素性质随着原子序数(核电荷数)的递增而呈现周期性变化的规律,称为元素周期律。

元素性质的周期性变化是元素原子核外电子排布周期性变化的必然结果。元素周期表是元素周期律的具体表现形式。

二、元素周期表

根据元素周期律,把已知的 112 种元素中电子层数相同的各种元素, 按原子序数递增顺序从左到右排成横行, 再把不同横行中最外电子层上电子数相同、性质相似的元素按电子层数递增顺序由上而下排成纵行, 这样就制成了一张表, 称为元素周期表。元素周期表是元素周期律的具体表现形式, 它反映了元素间相互联系和变化的规律。

（一）元素周期表的结构

1. 周期　元素周期表有 7 个横行, 也就是 7 周期。具有相同的电子层数而又按照原子序数递增顺序排列的一系列元素, 称为一个周期。周期的序数就是该周期元素原子具有的电子层数。例如, 氯原子核外有 3 个电子层, 因此氯元素在元素周期表中位于第三周期。除第一周期外，每一周期元素的原子最外层电子数从 1 增加到 8，且都从碱金属开始，以稀有气体元素结束，呈现周期性变化。

各周期里元素的数目不一定相同。第一、第二、第三周期分别有 2、8、8 种元素；第四、第五周期各有 18 种元素，第六周期有 32 种元素。含元素较少的第一、二、三周期称为短周期；含元素较多的第四、五、六周期称为长周期。第七周期至今还未填满，称为不完全周期。

第六周期中 57 号元素镧到 71 号元素镥，共 15 种元素，它们的电子层结构和性质非常相似，总称为镧系元素。第七周期中也有一组类似的锕系元素。为了使周期表的结构紧凑，将它们按原子序数递增顺序分列两个横行排在表的下方，实际上它们每一种元素在周期表中还是各占一格。

2. 族 元素周期表中共有 18 个纵行，除第 8、第 9、第 10 三个纵行叫做第Ⅷ族元素外，其余 15 个纵行，每个纵行标为一个族。族可分为主族和副族。由短周期元素和长周期元素共同构成的族，叫做主族，用ⅠA、ⅡA……ⅦA 表示；完全由长周期元素构成的族，叫做副族，用ⅠB、ⅡB……ⅦB 表示。稀有气体元素化学性质非常不活泼，在通常情况下难以发生化学反应，把它们的化合价看作为 0，因而第 18 纵行称为 0 族。

在周期表中共有 16 个族，其中 7 个主族、7 个副族、1 个第Ⅷ族、1 个 0 族。主族元素是由短周期元素和长周期元素共同构成的，主族的序数就是该族元素原子核外最外层电子数，也是该元素的最高正化合价的数值。

（二）元素周期表里元素性质的递变规律

在元素周期律和元素周期表的基础上，我们主要讨论主族元素的性质在元素周期表中的递变规律。

1. 同周期中主族元素性质的递变规律 在同一周期中，各元素原子核外电子层数相同，从左到右，核电荷数依次增加，原子半径逐渐减小，失去电子的能力逐渐减弱，而得到电子的能力逐渐增强。因此，从左到右，元素的金属性逐渐减弱，非金属性逐渐增强。

2. 同主族元素性质的递变规律 在同一主族中，各元素原子最外层电子数相同，从上到下，电子层数依次增多，原子半径逐渐增大，失去电子的能力逐渐增强，得到电子的能力逐渐减弱。因此，从上到下，元素的金属性逐渐增强，非金属性逐渐减弱。

从第ⅦA 族卤素可知，元素的非金属性按照氟、氯、溴、碘、砹的顺序逐渐减弱；第ⅠA 族碱金属，它们的金属性按照锂、钠、钾、铷、铯、钫逐渐增强。如果对其他主族元素的金属性和非金属性进行讨论，也会得出同样的结论。

现将元素周期表中元素性质的递变规律列于表 1 - 3 中。

从上表可以看出，虚线的左边是金属元素，虚线的右边是非金属元素。左下方是金属性最强的元素，右上方是非金属性最强的元素，最后一个纵行是稀有气体元素。而在虚线附近的元素既表现出某些金属性质，又表现出某些非金属性质，说明元素的金属性和非金属性没有严格的界限，存在着一种过渡的状态。

三、元素周期律和元素周期表的意义

元素周期表是概括元素化学知识的一个宝库，是学习和研究化学知识的重要工具，在生产和科学上有着广泛的应用。

表 1 – 3 主族元素金属性和非金属性的递变

族\周期	I A	II A	III A	IV A	V A	VI A	VII A	
1								
2			B					
3			Al	Si				
4				Ge	As			
5					Sb	Te		
6						Po	At	
7								

（一）判断元素的一般性质

运用元素性质的递变规律，可根据元素在周期表中的位置，来判断它的一般性质；对主族元素中某一代表元素性质的学习，就能了解同主族中其他元素相似的性质。

也就是说，元素的性质与原子结构和该元素在周期表中位置有着密切的联系。可以根据元素的原子序数，确定该元素原子的原子结构（核外电子的排布）；根据原子结构，可推出元素在元素周期表中的位置，并判断元素的主要化学性质。例如，某元素原子序数为 9，则该元素的核外有 9 个电子，有两个电子层，最外层电子数为 7，位于周期表中的右上角、VII A族，在所有元素中其非金属性最强，跟其他元素反应，化合价总是显 – 1 价。

（二）利用周期表对元素性质的系统研究，去发现新的物质

通过分析和实践研究，发现性质相似的元素也具有相似的用途。在金属与非金属分界线附近去发现性能优良的半导体材料；在过渡元素中寻找催化剂和耐高温、耐腐蚀的合金材料；在非金属区域中研究合成高效的新型农药；在周期表后面的重元素中寻找核裂变材料；在周期表前面的轻元素中寻找核聚变材料等。

第三节 化学键和氢键

一、化学键

原子能结合成分子，说明原子之间存在着一种相互结合的作用。这种相互作用，不仅存在于直接相邻的原子之间，而且还存在于分子内的非直接相邻的原子之间。这种分子或晶体中相邻原子之间或离子之间的强烈作用力称为化学键。化学键通常包括离子键、共价键等类型，它是决定分子性质的主要因素。

（一）离子键

金属钠和氯气反应生成氯化钠：

$$2Na + Cl_2 \Longrightarrow 2NaCl$$

由于钠原子核外最外层只有 1 个电子，反应时容易失去；氯原子的最外层有 7 个电子，容易得到 1 个电子，使钠离子和氯离子最外层都成为 8 个电子的稳定结构，即形成了带正电荷的钠离子（Na^+）和带负电荷的氯离子（Cl^-）。钠离子和氯离子之间除了有静电吸引作用外，还有电子与电子、原子核与原子核之间的相互排斥作用。当两种离子接近到某一定距离时，吸引和排斥作用达到平衡，便形成了稳定的化学键。

像氯化钠那样，由阴、阳离子之间通过静电作用所形成的化学键，称为离子键。一般情况下，活泼的金属和活泼的非金属化合时都能形成离子键。如 $NaCl$、CaF_2、MgO、KI 等都是以离子键结合的。

由离子键结合的化合物称为离子化合物。例如，$NaCl$、CaF_2、MgO、KI 等都是离子化合物。在离子化合物中，离子具有的电荷数，就是它们的化合价。如 Na^+、K^+ 是 +1 价，Ca^{2+}、Mg^{2+} 是 +2 价，Cl^-、Br^- 是 −1 价，O^{2-}、S^{2-} 是 −2 价。

（二）共价键

当两非金属元素的原子彼此靠近时，由于都易于获得电子，因此，原子间不能以得失电子的方式形成化学键。例如，两个氢原子形成氢分子时，由于得失电子的能力相同，电子不是从一个氢原子转移到另一个氢原子，而是在两个氢原子间共用，形成共用电子对围绕两个氢原子核运动，使每个氢原子都具有氦原子的稳定结构。

像氢分子这样，原子间通过共用电子对所形成的化学键，称为共价键。当非金属原子相互结合时，都形成共价键。例如，H_2、N_2、Cl_2、HCl、H_2O、NH_3 等都是由共价键结合的。全部由共价键结合形成的化合物称为共价化合物。例如，HCl、H_2O、NH_3、CO_2 等都是共价化合物。

在共价化合物中，元素的化合价是该元素一个原子与其他原子间共用电子对的数目。共用电子对偏向的一方为负价，偏离的一方为正价。例如，HCl 中，H 为 +1 价，Cl 为 −1 价；H_2O 中，H 为 +1 价，O 为 −2 价；NH_3 中，H 为 +1 价，N 为 −3 价。

在化学上常用一根短横线表示一共用电子对。用这种方法来表示分子结构的式子，称为化学式。例如，氢分子的结构式表示为 H—H，氯分子的结构式表示为 Cl—Cl。

（三）配位键

配位键是一种特殊的共价键。两原子间的共用电子对是由一个原子单独提供的，并和另一个原子所共用。这种由一个原子单独供给一对电子为两个原子共用而形成的共价键，称为配位键。例如，氨分子和氢离子反应生成铵离子时，就形成配位键。氨分子中氮原子上有一对尚未共用的电子，称为孤对电子，氢离子核外没有电子，当它们相互作用时，氮原子上的孤对电子就和氢离子共用，形成配位键。

$$
\begin{array}{ccc}
\overset{\text{H}}{\underset{\text{H}}{\text{H}\overset{\cdot}{\underset{\cdot}{\times}}\text{N}\overset{\cdot\times}{:}}} + \text{H}^+ \longrightarrow & \left[\overset{\text{H}}{\underset{\text{H}}{\text{H}\overset{\cdot}{\underset{\cdot}{\times}}\text{N}\overset{\cdot\times}{:}\text{H}}}\right]^+ & \left[\overset{\text{H}}{\underset{\text{H}}{\text{H}-\overset{|}{\text{N}}-\text{H}}}\right]^+ \\
(\text{NH}_3) & \text{极性键} \quad \text{配位键} & \text{结构式}
\end{array}
$$

在铵离子中，虽然 1 个 N→H 键和其他 3 个 N—H 键的形成过程不同，但这 4 个氮氢键的性质完全相同。所以，配位键的本质也是共价键。

含配位键的化合物很多，配位键不仅存在于分子和离子之间，也存在于分子与分子、离子与离子以及组成分子的原子之间等。

二、分子的极性

(一)极性键和非极性键

共价键有极性共价键和非极性共价键之分。由同种元素的原子形成的共价键，如 H—H 键、Cl—Cl 键等，由于两个原子相同，共用电子对不偏向任何一个原子，成键的原子不显电性，这样的共价键称为非极性共价键，简称非极性键。由不同种元素的原子形成的共价键，如 H—Cl 键、H—O 键等，共用电子对偏向吸引电子能力强的原子一方，这种原子就带部分负电荷，而吸引电子能力较弱的原子就带部分正电荷，这样的共价键称为极性共价键，简称极性键。

(二)极性分子和非极性分子

由共价键形成的分子也有极性分子和非极性分子之分。以非极性键结合的双原子分子，因共用电子对不偏向任何原子，整个分子不显电性，这样的分子称为非极性分子，如 H_2、Cl_2、N_2、O_2 等。

由极性键形成的双原子分子，共用电子对偏向吸引电子能力较强的原子，使分子中一端带部分负电荷，另一端带部分正电荷，整个分子电荷分布不均匀，正、负电荷重心不重合。这样的分子是极性分子，如 HCl、HI、HBr 等。

由极性键形成的多原子分子，可能是极性分子，也可能是非极性分子。这要看分子的空间构型是否能使分子中正、负电荷重心重合。

如二氧化碳和水分子的结构式为

$$O=C=O \qquad \overset{\displaystyle H \qquad H}{\underset{\displaystyle O}{\diagdown \diagup}}$$

二氧化碳分子是直线型结构，虽然 C═O 键有极性，但由于两个 C═O 键对称地分布在碳原子的两侧，这两个键的极性可以完全抵消，分子的正、负电荷重心重合，整个分子不显电性，所以二氧化碳是非极性分子。这类分子的空间构型一般成正四面体、正三角形或直线型的结构。如 CH_4、BF_3、$BeCl_2$、SiO_2 和 CO_2 等。

水分子不是直线型，两个 O—H 键之间的键角为 $104°30'$，O—H 键是极性键，共用电子对偏向氧原子，氧原子带部分负电荷，氢原子带部分正电荷。从 H_2O 分子整体看，正电荷的重心与负电荷重心相比靠在两个氢原子一头处，负电荷重心靠氧原子一端，这样，正、负电荷的重心不重合。故水分子是极性键结合的极性分子。这类分子的空间构型一般成三角锥形或倒 V 形结构。如 NH_3、PH_3 和 H_2O 等。

凡是分子结构相似的物质，都是易于互相溶解的。这是从大量实验事实中总结出来的一条规律，叫做相似相溶原理。由于分子的极性是否相似对溶解性影响很大，所以相似相溶原理又可以理解为"极性分子易溶于极性溶剂中，非极性分子易溶于非极性溶剂中"。例如：CCl_4 是非极性分子，作为溶剂它就是非极性溶剂；H_2O 是极性分子，所以它是极性溶剂。Br_2、I_2 等都是非极性分子，则易溶于 CCl_4、苯等非极性溶剂中，而在水这一极性溶剂中溶解度就很小。相反，盐类($NaCl$ 等)这些离子化合物可看作为是极性最强的分子，它们就易溶于水而不溶于 CCl_4、苯等非极性溶剂中。HCl、H_2SO_4 也是强极性分子，易溶于水而难溶于 CCl_4。利用相似相溶原理，有助于我们判断物质在不同溶剂中的溶解性。

三、分子间的作用力

化学键是表示分子内相邻原子或离子间的一种较强的结合力，是决定分子化学性质的主要因素之一。分子型物质的分子之间存在一种比化学键弱的作用，称为分子间作用力。分子间作用力是荷兰物理学家范德华首先提出来的，因此也叫范德华力。分子间作用力是影响物质的熔点、沸点及溶解性等物理性质的重要因素。一般来说，对于组成和结构相似的物质，相对分子质量越大，分子间作用力越大，物质的熔点、沸点越高。例如，HCl、HBr、HI 的熔点、沸点依次增高；又如，卤素单质，随着相对分子质量的增大，分子间作用力增大，它们的熔点、沸点也相应升高。因此，可以根据相似物质的分子间作用力大小来推断这些物质物理性质的递变规律。

四、氢　键

同族元素的氢化物的沸点和熔点一般会随着相对分子质量的增大而升高，但 H_2O、HF、NH_3 的沸点和熔点却比同族氢化物的沸点和熔点要高得多，这表明 H_2O 分子之间除了存在分子间的作用力，还存在另一种作用力，这就是氢键。

当 H 原子与电负性很大、半径很小的原子 X（如 F、O、N 等）以共价键结合成分子时，密集于两核间的电子云强烈地偏向于 X 原子，使 H 原子几乎变成裸露的质子而具有大的正电荷场强，因而这个 H 原子还能与另一个电负性大、半径小并在外层有孤对电子的 Y 原子（如 F、O、N 等）产生定向的吸引作用，形成 X—H…Y 结构。氢原子和电负性强的 X 原子形成共价键之后，又与另一电负性强的 Y 原子产生较弱的静电引力，这种作用力叫氢键。可以表示为

$$X—H…Y$$

X，Y 可以是同种元素的原子，如 O—H…O，F—H…F，也可以是不同种元素的原子，如 N—H…O。

氢键存在于许多化合物中，它的形成对物质的性质有一定的影响。例如，具有氢键的化合物的熔点和沸点比没有氢键的同类化合物要高，这是因为破坏分子间的氢键，需要消耗较多的能量。水的沸点高于硫化氢就是这个缘故。氢键也可在分子内形成，而当分子内形成氢键时，其熔点、沸点比同类化合物要低。这是因为氢原子形成分子内氢键后，就不能与其他分子形成分子间的氢键。

氢键在生物体内也广泛存在，对生物体有着重要的作用。如蛋白质的 β - 折叠结构、α - 螺旋结构、脱氧核糖核酸（DNA）的双螺旋结构以及很多药物分子内都存在氢键，氢键是这些分子维持空间结构的重要作用力。

第四节　配位化合物

配位化合物简称配合物，曾称为络合物，是一类非常广泛和重要的化合物。随着科学技术的发展，它在科学研究和生产实践中显示出越来越重要的意义，配合物不仅在化学领域里得到了广泛的应用，而且对生命现象也具有重要的意义。例如，在植物生长中起光合作用的叶绿素，是一种含镁的配合物；人和动物血液中起着输送氧作用的血红素，是一种含有亚铁

的配合物;维生素 B_{12} 是一种含钴的配合物;人体内各种酶(生物催化剂)分子几乎都含有以配合状态存在的金属元素。因此学习有关配合物的基本知识,对学习医学知识来说也是十分必要的。

一、配合物的概念

向 $CuSO_4$ 稀溶液中逐滴加入氨水,开始有浅蓝色的 $Cu(OH)_2$ 沉淀生成,继续滴加氨水时,沉淀逐渐消失,得到深蓝色的透明溶液。将此溶液分成两份:一份溶液中加入少量的 $BaCl_2$ 溶液,立即有白色沉淀 $BaSO_4$ 生成,说明此溶液中有 SO_4^{2-} 存在;另一份溶液中加入少量的 $NaOH$ 溶液后,并无蓝色的 $Cu(OH)_2$ 生成,说明此溶液中 Cu^{2+} 的含量很少。向上述溶液中加入乙醇溶液,便可析出深蓝色的晶体。经 X 射线分析,这深蓝色结晶的化学组成是 $[Cu(NH_3)_4]SO_4$。它在水溶液中全部解离成 $[Cu(NH_3)_4]^{2+}$ 和 SO_4^{2-},而 $[Cu(NH_3)_4]^{2+}$ 是由一个 Cu^{2+} 和 4 个 NH_3 分子以配位键形成的复杂离子。它在水中类似于弱电解质,只能极少部分地解离出 Cu^{2+} 和 NH_3。我们把这种由一个金属阳离子和一定数目的中性分子或阴离子结合而成的复杂离子称为配离子。配离子和带相反电荷的其他离子所组成的化合物称为配合物。习惯上,常把配离子也叫做配合物。例如:

配离子 $[Cu(NH_3)_4]^{2+}$ 四氨合铜(Ⅱ)配离子

配合物 $[Cu(NH_3)_4]SO_4$ 硫酸四氨合铜(Ⅱ)

二、配合物的组成

配合物的结构比较复杂,现以硫酸四氨合铜(Ⅱ)和六氰合铁(Ⅱ)酸钾为例说明配合物的组成。

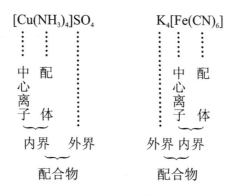

图 1-3 配合物的组成

(一)中心离子

在配离子中,位于中心位置的金属阳离子是整个配合物的核心,称为中心离子。在 $[Cu(NH_3)_4]SO_4$ 中,Cu^{2+} 就是中心离子;在 $K_4[Fe(CN)_6]$ 中,Fe^{2+} 就是中心离子。常见的中心离子多为过渡元素金属离子,如 Ag^+、Cu^{2+}、Zn^{2+}、Fe^{2+}、Fe^{3+}、Co^{2+} 等。

(二)配位体和配位数

在中心离子周围结合着一定数目的中性分子或阴离子,称为配位体,简称配体。配体中能提供孤对电子的原子称为配原子。$[Cu(NH_3)_4]SO_4$ 中,氨分子 NH_3 就是配位体,其中 N 是配原子；在 $K_3[Fe(CN)_6]$ 中，CN^- 就是配位体，其中 C 是配原子。常见的配位体有：NH_3、H_2O、F^-、Cl^-、I^-、CN^-（氰根离子）、SCN^-（硫氰根离子）等，其配原子分别为 N、O、F、Cl、I、C。

配位体按所含配位原子的数目，可分为单齿配体和多齿配体。只有一个配位原子同中心离子配合的配位体，称为单齿配体，如 CN^-、NO^-、H_2O、NH_3 等；有两个以上的配位原子同时跟一个中心离子配合的配位体，统称为多齿配体，乙二胺 $H_2N—CH_2—CH_2—NH_2$（简写成 en）有两个氨基氮是配位原子，为二齿配体，乙二胺四乙酸根除有两个氨基氮是配位原子外，还有四个羟基的氧也是配位原子，为六齿配体。

多齿配体与中心原子结合形成具有环状结构的配合物称为螯合物。例如在氨基乙酸根离子（$H_2N—CH_2—COO^-$）中，给出电子的羟基氧和氨基氮之间，隔着两个碳原子，因此它可以与 Cu^{2+} 形成稳定的具有五原子环的螯合物。反应式如下：

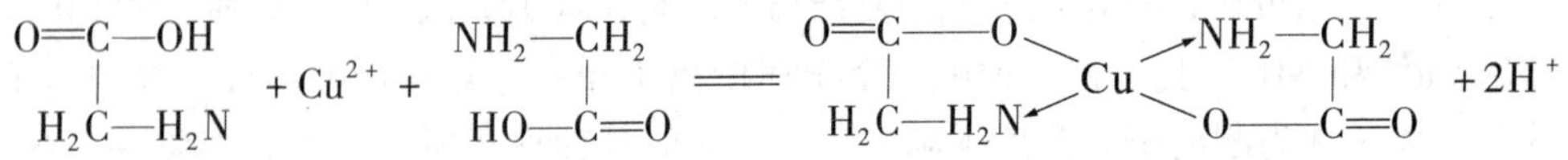

二氨基乙酸合铜（Ⅱ）

螯合物是一种更复杂的配合物，具有特殊的稳定性，它在医药学上有重要的意义。

一个中心离子所能结合的配位原子总数，称为该中心离子的配位数（严格地讲配位数是一个中心离子所吸引的孤对电子的总数）。在 $[Cu(NH_3)_4]SO_4$ 中，中心离子 Cu^{2+} 的配位数是 4。影响中心离子配位数的因素很多，它与中心离子和配位体的电荷、半径、电子层排布等有密切的关系。

（三）内界（配离子）

中心离子和配位体以配位键相结合，形成配离子，配离子就是配合物的内界，书写时用方括号 [　] 括起来。例如，$[Cu(NH_3)_4]^{2+}$、$[Fe(CN)_6]^{3-}$ 就是配离子。

配离子带有电荷，其电荷数等于中心离子的电荷数和配位体的电荷数的代数和。如果配位体是中性分子，则中心离子的电荷数就是配离子的电荷数。例如：

$[Cu(NH_3)_4]SO_4$ 中，配离子由 1 个 Cu^{2+} 和 4 个 NH_3 分子组成。离子的电荷数为：$(+2)+0×4=+2$，故写成 $[Cu(NH_3)_4]^{2+}$。

（四）外界（外界离子）

配离子的周围还结合着带相反电荷的离子，构成了配合物的外界。外界离子通常是带正、负电荷的简单离子或原子团，例如 SO_4^{2-}、Cl^-、K^+、Na^+、NH_4^+ 等。

在配合物中，配离子与外界离子之间以离子键相结合，可溶性配合物在水中能电离成为配离子和外界离子。例如：

$$[Cu(NH_3)_4]SO_4 == [Cu(NH_3)_4]^{2+} + SO_4^{2-}$$

$$K_3[Fe(CN)_6] == 3K^+ + [Fe(CN)_6]^{3-}$$

配合物中，配离子与外界离子所带的电荷数量相等但电性相反，整个配合物不显电性。由于配合物的组成很复杂，现再列表举例说明，见表 1-4。

表 1－4　配合物的组成

配合物	内界(配离子)	中心离子	配位体	配位数	外界(外界离子)
$[Ag(NH_3)_2]Cl$	$[Ag(NH_3)_2]^+$	Ag^+	NH_3	2	Cl^-
$[Cu(NH_3)_4]SO_4$	$[Cu(NH_3)_4]^{2+}$	Cu^{2+}	NH_3	4	SO_4^{2-}
$K_3[Fe(CN)_6]$	$[Fe(CN)_6]^{3-}$	Fe^{3+}	CN^-	6	K^+

三、配合物的命名

(1) 配合物的命名总体上符合一般无机物的命名原则,即先阴离子,后阳离子,分别称为某化某、某某酸、某酸某、氢氧化某等。

(2) 配离子的命名顺序:配位数(中文数字表示)→配位体(不同的配体之间用一圆点·分开)→合→中心离子→化合价(罗马数字表示)。

(3) 当有多种配位体时,先无机配体,后有机配体;先阴离子,后中性分子;同类配体时,按配原子元素符号的英文字母顺序排列。例如:

$[Ag(NH_3)_2]^+$　　　　二氨合银(Ⅰ)离子

$[Cu(NH_3)_4]^{2+}$　　　四氨合铜(Ⅱ)离子

$H_2[PtCl_6]$　　　　　六氯合铂(Ⅳ)酸

$[Ag(NH_3)_2]OH$　　　氢氧化二氨合银(Ⅰ)

$[Co(NH_3)_4Cl_2]Cl$　　氯化二氯·四氨合钴(Ⅲ)

$K_3[Fe(CN)_6]$　　　　六氰合铁(Ⅲ)酸钾

$K_4[Fe(CN)_6]$　　　　六氰合铁(Ⅱ)酸钾

$Na[Ag(CN)_2]$　　　　二氰合银(Ⅰ)酸钠

第五节　氧化还原反应

氧化还原反应是一类很重要的反应。它不仅存在于无机化学反应中,也存在于有机化学反应中。生物体内的许多反应也属于氧化还原反应,如新陈代谢、神经传导、呼吸过程等。

一、氧化还原反应的概念

在氧化还原反应中,由于发生了电子转移,导致某些元素带电状态发生变化。为了描述元素原子带电状态的不同,人们提出了氧化数的概念。氧化数也叫做氧化值。

(一)氧化数

元素的氧化数可按照下列规则确定:

(1)单质中元素的氧化数为零。

(2)所有元素氧化数的代数和在多原子分子中等于零;在多原子离子中等于离子所带的电荷数。

(3)碱金属的氧化数为 +1,碱土金属的氧化数为 +2。

(4)电负性最大的氟在化合物中其氧化数总是 -1,氢在化合物中的氧化数一般为 +1,

但在活泼金属的氢化物(LiH)中,氢的氧化数为 -1。

(5)氧在化合物中氧化数一般为 -2;在过氧化物(如 H_2O_2、BaO_2 等)中,氧的氧化数为 -1;在超氧化合物(如 KO_2)中,氧化数为 $-1/2$;在 OF_2 中,氧化数为 $+2$。

例如,在 $K_2Cr_2O_7$ 中,K 的氧化数为 $+1$,O 的氧化数为 -2,$K_2Cr_2O_7$ 分子中各元素总的氧化数为 0,因此 Cr 的氧化数(x)可以由下式求出:

$$(+1) \times 2 + x \times 2 + (-2) \times 7 = 0, x = +6$$

根据氧化数的概念,氧化数升高的过程称为氧化;氧化数降低的过程称为还原。

氧化还原反应的特征是:反应前后,元素氧化数有升降变化,如果反应前后元素氧化数无变化,则此反应为非氧化还原反应。

(二)氧化还原反应的实质

根据元素氧化数的变化,可把化学反应分为两大类:一类是氧化还原反应,在反应过程中,元素氧化数有升降变化;另一类是非氧化还原反应,在反应过程中,元素的氧化数无变化。在化学反应过程中,元素氧化数改变的实质是发生了电子转移或偏移,因此氧化还原反应的实质是电子得失或偏移。元素的氧化数升高(失去电子或电子偏离)的过程称为氧化反应,元素的氧化数降低(得到电子或电子偏向该元素)的过程称为还原反应。例如:

$$2Na + Cl_2 === 2NaCl$$

失电子　　得电子

共用电子对偏向 Cl,化合价降低,还原反应

$$Cl_2 + H_2 === 2HCl$$

共用电子对偏离,化合价升高,氧化反应

由此可知,氧化还原反应的实质是:反应中发生了电子的得失或共用电子对的偏移,一般统称为反应中发生了电子的转移。

在化学反应中,一种物质失去电子时,必然会有另一种物质得到电子,所以氧化反应和还原反应总是同时发生的,而且一种物质失去电子的总数一定等于另一种物质得到电子的总数。

二、氧化剂和还原剂

在氧化还原反应中,得到电子的物质称为氧化剂;失去电子的物质称为还原剂。氧化剂具有氧化性,发生还原反应;还原剂具有还原性,发生氧化反应。在氧化还原反应中,氧化剂和还原剂是同时存在的,都是指参加反应的物质。发生氧化还原反应后生成的物质,称为氧化产物和还原产物。氧化剂和还原剂是相互依存的,它们的关系可用下式表示:

得到 n 个电子,被还原

氧化剂 + 还原剂 ——→ 还原产物 + 氧化产物

失去 n 个电子,被氧化

例如,在 $2KI + Cl_2 = 2KCl + I_2$ 反应中,KI 中的碘离子失去电子,碘的化合价由 -1 升高

到 0，所以 KI 是还原剂；而 Cl_2 中的氯原子得到电子，化合价从 0 下降到 -1，所以 Cl_2 是氧化剂；I_2 和 KCl 分别称为氧化产物和还原产物。

同一种物质在不同的反应中，有时作氧化剂，有时作还原剂。例如：

$$\overset{\underset{\displaystyle 2e}{\displaystyle \downarrow\quad\downarrow}}{\overset{0}{Fe} + \overset{0}{S}} === \overset{+2\ -2}{FeS}$$

还原剂　氧化剂

$$\overset{\underset{\displaystyle 4e}{\displaystyle \downarrow\quad\downarrow}}{\overset{0}{S} + \overset{0}{O_2}} === \overset{+4\ -2}{SO_2}$$

还原剂　氧化剂

有些物质在同一反应中，既是氧化剂又是还原剂。例如：

$$\overset{0}{Cl_2} + H_2O === \overset{+1}{HClO} + \overset{-1}{HCl}$$

氧化剂
还原剂

氧化剂和还原剂的氧化还原产物与反应条件密切相关，反应条件不同，氧化还原产物也不同。例如，强氧化剂高锰酸钾在不同的酸碱性溶液中，其还原产物各不相同：

$$KMnO_4(紫红色) \longrightarrow \begin{cases} \xrightarrow{\text{酸性溶液}} Mn^{2+}(粉红色) \\ \xrightarrow{\text{中性或弱碱性溶液}} MnO_2\downarrow(棕黑色) \\ \xrightarrow{\text{强碱性溶液}} MnO_4^{2-}(绿色) \end{cases}$$

由于得失电子的能力不同，氧化剂和还原剂也有强弱之分。获得电子能力强的氧化剂称为强氧化剂；失去电子能力强的还原剂，称为强还原剂。

三、与医学有关的氧化剂和还原剂

1.过氧化氢（H_2O_2）　纯净的过氧化氢是无色粘稠液体，可与水以任意比例混和，其水溶液曾称双氧水。过氧化氢受热、遇光、接触灰尘等均易分解生成水和氧气。

由于过氧化氢容易分解放出氧气，故有消毒杀菌作用。医药上常用质量分数为 3% 的过氧化氢水溶液作为外用消毒剂，用于清洗创口。市售过氧化氢溶液的质量分数一般为 30%，有较强的氧化性，对皮肤有很强的刺激作用，使用时要进行稀释。

2.高锰酸钾（$KMnO_4$）　医药上简称 P.P 粉，为深紫色、有光泽的晶体，易溶于水，水溶液的颜色，根据高锰酸钾含量的多少可由暗紫红色到浅紫红色。高锰酸钾是强氧化剂，医药上常用其稀溶液作为外用消毒剂。

3.硫代硫酸钠（$Na_2S_2O_3$）　常用的硫代硫酸钠含 5 个分子结晶水，俗名海波，它是无色晶体，易溶于水，具有还原性。硫代硫酸钠在照相术中常用作定影剂，医药上可用于治疗慢性荨麻疹或用作解毒剂。

小　结

原子是由原子核和核外电子组成的。原子核是由质子和中子组成的。由于每一个质子带

有一个单位的正电荷，所以，质子数＝核电荷数＝核外电子数＝原子序数；质量数＝质子数＋中子数

我们把具有相同核电荷数（即质子数）的同一类原子总称为元素。质子数相同而中子数不同的同种元素的不同原子互称为同位素。

核外电子运动的特征：电子在核外空间作高速运动，没有固定的轨道。核外电子总是尽先排布在能量最低的电子层里，然后由里往外，依次排布在能量逐步升高的电子层里。各电子层容纳的电子数：各电子层最多容纳的电子数是 $2n^2$ 个，最外层电子数不超过 8 个（K 层不超过 2 个），次外层电子数不超过 18 个，倒数第三层不超过 32 个。核外电子排布可用原子结构示意图来表示。

元素的性质随着元素原子序数的递增而呈周期性的变化，这个规律叫做元素周期律。元素原子核外电子排布的周期性变化决定了元素性质的周期性变化。在元素周期表中，同一周期的主族元素从左到右，元素的金属性逐渐减弱，非金属性逐渐增强；同一主族元素从上到下，元素的金属性逐渐增强，非金属性逐渐减弱。

按原子序数递增的顺序从左到右排成横行，再把不同横行中最外电子层的电子数相同的元素按电子层数递增的顺序由上而下排成纵行，就得到一个元素周期表。表中有 7 个横行，就是 7 个周期；有 18 个纵行，除第 8、9、10 等 3 个纵行为一个族外，其余 15 个纵行，每个纵行为一族。周期数＝电子层数；主族族序数＝最外层电子数

元素周期表
- 周期
  - 短周期（1、2、3 周期）
  - 长周期（4、5、6 周期）
  - 不完全周期（7 周期）
- 族
  - 主族（ⅠA—ⅦA）
  - 副族（ⅠB—ⅦB）
  - Ⅷ族
  - 0 族

分子或晶体中相邻原子之间或离子之间的强烈作用力称为化学键。化学键通常包括离子键、共价键等类型，它是决定分子性质的主要因素。

由共价键形成的分子有极性分子和非极性分子之分。由非极性键形成的双原子分子均为非极性分子；由极性键形成的多原子分子，可能是极性分子，也可能是非极性分子。这决定于分子的空间构型是否能使分子中正、负电荷重心重合。

氢键不是化学键，而是一种特殊的分子间作用力，对物质的熔点、沸点等物理性质有明显的影响。

由一个金属阳离子和一定数目的中性分子或阴离子结合而成的复杂离子称为配离子。配离子和带相反电荷的其他离子所组成的化合物称为配合物。在配合物中，配离子和外界离子之间是以离子键相结合的。中心离子和配位体之间通常是以配位键相结合。

根据氧化数的概念，氧化数升高的过程称为氧化；氧化数降低的过程称为还原。在氧化还原反应中，得到电子的物质称为氧化剂；失去电子的物质称为还原剂。

（吴梅青）

习　题

一、填空题

1. 原子是由带正电荷的_____和带负电荷的_____构成。原子核是由带正电荷的_____和不带电的_____组成。

2. 同周期元素的原子，在原子结构上具有相同的_____，同周期主族元素性质的递变规律是_____。

3. 对于双原子分子来说，以非极性键结合的分子为_____分子，以极性键结合的分子为_____分子。

4. 在 NH_3、H_2、K_2S、$NaOH$、NH_4Cl 中，只有离子键的物质是_____，只有共价键的物质是_____，既有离子键又有配位键的物质是_____，属于离子化合物的物质是_____。

5. 氧化还原反应的特征是：反应前后，元素_____有_____变化。元素的化合价_____的反应是氧化反应，元素化合价_____的反应是还原反应。

6. 由一个_____和一定数目的_____以_____键结合而成的复杂离子称为配离子。配离子和_____所组成的化合物称为配合物。配合物一般可分为_____和_____两个组成部分。

二、名词解释

1. 原子序数　2. 元素周期律　3. 离子键　4. 共价键　5. 氢键

三、问答题

1. 已知 A 元素原子核内有 16 个质子，B 元素的一价阴离子的核外电子电子排布和氩原子相同，C 元素的原子核外只有 1 个电子。

(1)写出 A、B、C 这 3 种元素的名称和元素符号。

(2)写出 A、B、C 这 3 种元素的原子结构示意图。

2. 下列分子哪些是极性分子? 哪些是非极性分子?

(1)H_2　　　(2)HCl　　　(3)CO_2　　　(4)NH_3　　　(5)BF_3

第二章

物质的量

第一节　物质的量

物质是由分子、原子或离子等粒子构成的。这些单个的粒子很小，不仅肉眼看不见，而且难以称量。在实际化学反应中，参加反应的分子、离子、原子是以可称量的，含有千万个分子、离子、原子按照一定的数量关系进行反应。如能用称量的方法来取用一定数目的分子、离子或原子，那就给科学研究和生产实践带来极大的方便。因此，很需要一个新的物理量，以便使物质的质量与所含的粒子数之间建立联系。为此，科学家们规定了一个新的物理量，称为"物质的量"。

一、物质的量

(一)物质的量

物质的量是表示以一特定数目的基本单元粒子为集体的、与基本单元的粒子数成正比的物理量。它与长度、质量、时间、温度等一样，是国际单位制(SI)的 7 个基本物理量之一。它的符号为 n。书写物质的量 n 时，物质的种类应以下角标或括号的形式予以指明，如

氢原子的物质的量可记为 n_H 或 $n(H)$；

钠离子的物质量可记为 n_{Na^+} 或 $n(Na^+)$；

物质 B 的物质的量可记为 n_B 或 $n(B)$。

(二)物质的量的单位——摩尔

每种物理量都有其特定的单位，正如长度的单位是米、质量的单位是千克，而物质的量的基本单位为摩尔。摩尔的定义是：摩尔是一系统的物质的量，该系统中所包含的基本单元数与 0.012kg 碳 -12 的原子数目相等。在使用摩尔时，应该明确指出基本单元的名称。应予注意，基本单元可以按方便的形式来选择，既可以是分子、原子、离子、电子、质子、中子等实际存在的粒子，也可以是根据需要而组合的，实际上并不确实独立存在的粒子，如 $1/3Al^{3+}$、$1/2H_2SO_4$ 等。为此，基本单元必须予以指明，并且最好用化学符号表示。如 3 mol H、1.5 mol H_2、0.1 mol Ca^{2+}、0.5 mol H_2SO_4、1.0 mol $(1/2H_2SO_4)$ 等等，以免引起混淆。

经实验测定，0.012 kg 碳 -12 所含原子数目为 6.02×10^{23} 个，这个量值最早是由意大利科学家阿伏加德罗提出的，故称为阿伏加德罗常数，用符号 N_A 表示。所以说，1 mol 任何物质都含有 6.02×10^{23} 个基本单元。例如：

1 mol C 含有 6.02×10^{23} 碳原子

1 mol H_2 含有 6.02×10^{23} 个氢分子

$1 mol (1/2 H_2SO_4)$ 含有 6.02×10^{23} 个 $(1/2 H_2SO_4)$ 基本单元或 3.01×10^{23} 个 H_2SO_4 分子

由此可以推知，物质的量 n 相同的任何物质，它们所包含的基本单元数相同。若要比较几种物质所含的粒子数多少，只要比较它们的物质的量 n 的大小就行。例如，$0.5 mol H_2O$ 和 $0.5 mol O_2$ 所包含的粒子数一定相同，都含有 3.01×10^{23} 个分子。

物质的量 n 与基本单元数 N、阿伏加德罗常数 N_A 之间有如下关系：

$$n = \frac{N}{N_A}$$

$$N = n \cdot N_A$$

二、摩尔质量

摩尔质量就是 $1 mol$ 任何物质的质量。摩尔质量的符号为 M。其定义方程式为：

$$M = \frac{m}{n}$$

显然，摩尔质量的 SI 单位是 kg/mol，化学上多用 g/mol。它的中文符号是"克/摩尔"。在给出摩尔质量时，基本单元应以下角标或括号的形式予以指明，如：

物质 B 的摩尔质量记为 M_B 或 $M(B)$；

氢氧化钠的摩尔质量记为 M_{NaOH} 或 $M(NaOH)$；

硫酸根的摩尔质量记为 $M_{SO_4^{2-}}$ 或 $M(SO_4^{2-})$。

$1 mol$ 任何物质所含的基本单元数虽然相同，但由于不同的基本单元其质量不同，因此不同物质的摩尔质量各不相同。例如：

$1 mol$ C 的质量是 12 g，C 的摩尔质量记为 $M(C) = 12$ g/mol

$1 mol$ H 的质量是 1 g，H 的摩尔质量记为 $M(H) = 1$ g/mol

$1 mol$ H_2 的质量是 2 g，H_2 的摩尔质量记为 $M(H_2) = 2$ g/mol

$1 mol$ H_2O 水的质量是 18 g，H_2O 的摩尔质量记为 $M(H_2O) = 18$ g/mol

$1 mol$ SO_4^{2-} 的质量是 96 g，记为 $M(SO_4^{2-}) = 96$ g/mol

$1 mol (1/2 H_2SO_4)$ 的质量是 49 g，$1/2 H_2SO_4$ 的摩尔质量记为 $M(1/2 H_2SO_4) = 49$ g/mol

可见，任何原子的摩尔质量 M，如果以 g/mol 为单位，其数值就等于该原子的原子量。任何分子或离子的摩尔质量 M，如果以 g/mol 为单位，其数值上就等于该分子或离子的化学式量。

由定义方程式可知，物质的量 n、物质的质量 m 和摩尔质量 M 之间，只要已知其中的任意两个量，就可以求出第三个量。即

$$n = \frac{m}{M}$$

$$N = n \cdot N_A$$

若上两式合并，即得

$$N = \frac{m}{M} \cdot N_A$$

此式表明，只要已知物质的质量 m，就可求算出该物质中所含的粒子数 N。

由上可见，通过物质的量 n 确实把肉眼看不见的粒子数 N 与可以称量的物质的质量 m

联系起来了。有了物质的量 n 及其单位 mol，使化学科学的描述和表达变得更科学、更系统、更简明，因此也更易于使人们深刻地理解物质在化学反应中的变化规律，给化学研究带来了极大的方便。

在医学上，物质的量的单位根据实际情况，可选用它的 SI 单位摩尔，也可选用它的倍数单位毫摩尔（mmol）、微摩尔（μmol）、或纳摩尔（nmol）。

$$1mol = 10^3 mmol = 10^6 \mu mol = 10^9 nmol$$

三、相关计算

例题1　2 molNa 的质量是多少？

解　∵　$n(Na) = 2mol$　　$M(Na) = 23 \ g/mol$

∴　$m = n \cdot M = 2 \ mol \times 23 \ g/mol = 46 \ g$

答：2 mol Na 的质量是 46 g。

例题2　24.5 g 硫酸的物质的量 $n(H_2SO_4)$ 为多少？$1/2H_2SO_4$ 的物质的量 $n(1/2H_2SO_4)$ 又为多少？

解　∵　$m = 24.5 \ g$

$M(H_2SO_4) = 98 \ g/mol$　　$M(1/2H_2SO_4) = 49 \ g/mol$

∴　$n(H_2SO_4) = \dfrac{m}{M}(H_2SO_4) = \dfrac{24.5 \ g}{98 \ g/mol} = 0.25 \ mol$

$n(1/2H_2SO_4) = \dfrac{m}{M}(1/2H_2SO_4) = \dfrac{24.5 \ g}{49 \ g/mol} = 0.5 \ mol$

答：当以 H_2SO_4 为基本单元时，24.5 g 硫酸的物质的量 $n(H_2SO_4)$ 为 0.25 mol；当以 $1/2H_2SO_4$ 为基本单元时，24.5 g 硫酸的物质的量 $n(1/2H_2SO_4)$ 为 0.5 mol。

例题3　相同质量的 H_2、CO_2 和 N_2，所含分子数最多的是哪种物质？所含分子数最少的是哪种物质？

解　∵　$M(H_2) = 2 \ g/mol$　　$M(CO_2) = 44 \ g/mol$　　$M(N_2) = 28 \ g/mol$

$M(CO_2) > M(N_2) > M(H_2)$

∴　$n(H_2) > n(N_2) > n(CO_2)$

答：相同质量的 H_2、CO_2 和 N_2 中，H_2 所含的分子数最多，CO_2 所含的分子数最少。

例题4　9 gH_2O 含有多少个水分子？含有多少个氧原子？含有多少个氢原子？

解　∵　$m(H_2O) = 9 \ g$　　$M(H_2O) = 18 \ g/mol$　　$N_A = 6.02 \times 10^{23} \ mol^{-1}$

$n(H_2O) = \dfrac{m}{M} = \dfrac{9 \ g}{18 \ g/mol} = 0.5 \ mol$

∴　$N(H_2O) = n(H_2O) \cdot N_A = 0.5 \ mol \times 6.02 \times 10^{23} \ mol^{-1} = 3.01 \times 10^{23}$

$N(O) = N(H_2O) \times 1 = 3.01 \times 10^{23}$

$N(H) = N(H_2O) \times 2 = 6.02 \times 10^{23}$

答：9 g H_2O 含 3.01×10^{23} 个水分子，3.01×10^{23} 个氧原子，6.02×10^{23} 个氢原子。

例题5　1 g 的金属镁和金属铝分别与足量的盐酸反应，生成氢气的量何者多？

解　设 1 g 的金属镁与足量的盐酸反应生成的氢气的物质的量为 n_1，则有

$$Mg \ + \ 2HCl =\!=\!= MgCl_2 + H_2 \uparrow$$

$$24 \text{ g} \qquad\qquad\qquad 1 \text{ mol}$$
$$1 \text{ g} \qquad\qquad\qquad n_1$$

$$n_1 = \frac{1 \text{ mol} \times 1 \text{ g}}{24 \text{ g}} = \frac{1}{24} \text{mol}$$

设 1 g 的金属铝与足量的盐酸反应生成的氢气的物质的量为 n_2

$$2\text{Al} + 6\text{HCl} === 2\text{AlCl}_3 + 3\text{H}_2 \uparrow$$
$$54 \text{ g} \qquad\qquad\qquad 3 \text{ mol}$$
$$1 \text{ g} \qquad\qquad\qquad n_2$$

$$n_2 = \frac{3 \text{ mol} \times 1 \text{ g}}{54 \text{ g}} = \frac{1}{18} \text{mol}$$

$\because \quad n_1 = \frac{1}{24}\text{mol}, \ n_2 = \frac{1}{18}\text{mol}, \qquad \therefore \quad n_1 < n_2$

答：1 g 的金属镁和金属铝分别与足量的盐酸反应，生成氢气的量多的是金属铝。

第二节　气体摩尔体积

一、气体摩尔体积的概念

(一)摩尔体积

摩尔体积就是 1 mol 任何物质的体积，它可以由体积除以物质的量求算得到，符号为 V_m，定义方程式为：

$$V_m = \frac{V}{n}$$

化学上固态物质或液态物质的摩尔体积常用 cm^3/mol 表示，对气态物质则用 L/mol 表示。

由于构成固态或液态物质的分子、原子或离子间的距离很小，因此，它们的体积大小主要决定于这些粒子本身的大小，以致各种固态物质或液态物质之间的摩尔体积差异很大。由实验测得的一些固态物质和液态物质的摩尔体积如表 2-1。

表 2-1　几种固态和液态物质在常温下的摩尔体积

物质名称	摩尔质量(g/mol)	密度(g/mol)	摩尔体积(cm^3/mol)
Al	26.98	2.702	9.985
Pb	207.2	11.35	18.32
NaCl	58.44	2.18	26.81
Br_2(液)	159.8	3.12	51.2
H_2O(液)	18.0	1	18.0

(二)气体摩尔体积

气体物质的情况和固态、液态物质不同。由于气体物质分子间的距离显著地大于气体分子本身的大小，所以气体的体积大小主要决定于分子间的平均距离。而分子间的距离大小与所处的状况（温度和压强）密切相关。例如，一定量的气体，温度升高则分子间的距离增大，因而其体积也随之增大；压强增大则分子间的距离减小，因而其体积也随之减小。事实证明，在相同状况（即同温同压）下，不同气体分子间的平均距离几乎都相同，所以，在相同状况下，物质的量 n 相同的任何气体，它们所占有的体积也几乎相同。经实验测定，一些气体在标准状况（温度为 0℃，压强为 101.325 kPa）下的摩尔体积如表 2-2 所示。

表 2-2　几种气体在标准状况下的摩尔体积

物质名称	摩尔质量(g/mol)	密度(g/L)	摩尔体积(L/mol)
O_2	32.00	1.429	22.39
H_2	2.016	0.0899	22.42
N_2	28.02	1.2506	22.41
CO_2	44.01	1.977	22.26

从表 2-2 可看出，在标准状况下，1 mol 任何实际气体占有的体积都为 22.4 L，记为 $V_{m,o} = 22.4$ L/mol。习惯上把气体的这个量值 $V_{m,o}$ 称为气体摩尔体积。

对于气态物质，标准状况下所占的体积 V 与物质的量 n、气体摩尔体积 $V_{m,o}$ 之间的关系为

$$n = \frac{V}{V_{m,o}}$$

若要比较几种气体的物质的量 n 或分子数 N 的大小，只要比较它们在相同状况下的体积大小即可。所以，在同温同压下，相同体积的任何气体都含有相同数目的分子。这就是阿伏加德罗定律。

二、气体摩尔体积的计算

例题 1　据估算，成人在平静呼吸时，每小时呼出 CO_2 气体约 11.2 L（标准状况下），问呼出的 CO_2 的质量是多少？

解　∵　$V = 11.2$ L　　　$V_{m,o} = 22.4$ L/mol

　　　　$M(CO_2) = 44$ g/mol

∴　$n(CO_2) = \dfrac{V}{V_{m,o}} = \dfrac{11.2 \text{ L}}{22.4 \text{ L/mol}} = 0.5$ mol

　　　　$m = n \cdot M = 0.5 \text{ mol} \times 44 \text{ g/mol} = 22$ g

答：平静呼吸时成人每小时约呼出 CO_2 22g。

例题 2　将下列物质按分子数从多到少的顺序排列：3 g H_2、10 L O_2（标准状况）、20 mL H_2O（$\rho = 1.0$ g/mL）和 3.01×10^{23} 个 N_2。

解　要比较分子数的多少，只须比较物质的量 n 的大小。

已知　$m(H_2) = 3$ g　　　$M(H_2) = 2$ g/mol

　　　$V(O_2) = 10$ L　　　$V_{m,o} = 22.4$ L/mol

$$m(\text{H}_2\text{O}) = 20 \text{ ml} \times 1.0 \text{ g/mL} = 20 \text{ g} \qquad M(\text{H}_2\text{O}) = 18 \text{ g/mol}$$

则 $\quad N(\text{N}_2) = 3.01 \times 10^{23} \qquad N_A = 6.02 \times 10^{23}$

$$n(\text{H}_2) = \frac{m}{M} = \frac{3 \text{ g}}{2 \text{ g/mol}} = 1.5 \text{ mol}$$

$$n(\text{O}_2) = \frac{V}{V_{\text{m,o}}} = \frac{10 \text{ L}}{22.4 \text{ L/mol}} = 0.45 \text{ mol}$$

$$n(\text{H}_2\text{O}) = \frac{m}{M} = \frac{\rho V}{M} = \frac{1.0 \text{ g/mol} \times 20 \text{ mL}}{18 \text{ g/mol}} = 1.1 \text{ mol}$$

$$n(\text{N}_2) = \frac{N}{N_A} = \frac{3.01 \times 10^{23}}{6.02 \times 10^{23}} = 0.5 \text{ mol}$$

$\because \quad n(\text{H}_2) > n(\text{H}_2\text{O}) > n(\text{N}_2) > n(\text{O}_2)$

$\therefore \quad N(\text{H}_2) > N(\text{H}_2\text{O}) > N(\text{N}_2) > N(\text{O}_2)$

小 结

物质的量是一个物理量,符号为 n,单位为摩尔(mol)。1 mol 粒子的数目是 0.012 kg^{12}C 中所含的碳原子数目,约为 6.02×10^{23} 个。1 mol 粒子的数目又叫阿伏加德罗常数,符号为 N_A。使用摩尔时,必须指明粒子(分子、原子、离子、质子、电子等)的种类。1 mol 任何物质都含有 6.02×10^{23} 个基本单元。

物质的量与粒子数的关系:

$$n = \frac{N}{N_A}$$

物质的量与物质质量的关系:

$$n = \frac{m}{M}$$

1 mol 任何物质的质量叫做摩尔质量。摩尔质量的符号为 M,常用单位 g/mol。

一种分子或原子的摩尔质量,在数值上跟它们的相对分子质量(式量)或相对原子质量相等。

物质的量(n)、摩尔质量(M)和物质的质量(m)之间的关系:

$$M = \frac{m}{n} \quad \text{或} \quad m = M \cdot n$$

物质的量与气体体积的关系

$$n = \frac{V}{V_{\text{m,o}}}$$

在标准状况下,气体摩尔体积约为 22.4 L/mol。因此,在标准状况下物质的量与气体体积的关系:

$$n = \frac{V}{V_{\text{m,o}}} = \frac{V}{22.4 \text{ L/mol}}$$

在同温同压下,相同体积的任何气体都含有相同数目的分子。这就是阿伏加德罗定律。

(吴梅青)

习　题

一、填空题

1. $1molCO_2$ 的质量是_____g，含有_____个 CO_2 分子，含有_____个氧原子，含有_____个碳原子。

2. NaCl 的摩尔质量是_____ g/mol，0.5molNaCl 的质量是_____ g；HCO_3^- 的摩尔质量是_____ g/mol，1.5mol HCO_3^- 的质量是_____ g。

3. $66gCO_2$ 的物质的量是_____ mol，在标准状况下所占的体积是_____ L。在标准状况下 $11.2LO_2$ 的物质的量是_____ mol，质量是_____ g。

4. $0.2molNa^+$ 的质量是_____ g。$34gOH^-$ 的物质的量是_____ mol。

二、名词解释

1. 物质的量　　2. 摩尔质量　　3. 气体摩尔体积

三、计算题

1. $96gSO_2$ 的物质的量是多少？含有多少摩尔硫原子？含有多少摩尔氧原子？

2. 在标准状况下，1g 某气体所占的体积是 0.8L，求该气体的分子量和摩尔质量。

3. 高锰酸钾（$KMnO_4$）在高温下分解，产生锰酸钾（K_2MnO_4）、二氧化锰和氧气，求 24g 高锰酸钾完全分解时产生的二氧化锰的质量是多少？所产生的氧气在标准状况下所占的体积是多少？

第三章

卤　素

卤素是周期表中第ⅦA族元素氟(F)、氯(Cl)、溴(Br)、碘(I)、砹(At)的总称。卤素的含意是"成盐的元素",因为它们都能与金属直接化合生成典型的盐,如氯化钠等。卤素原子最外层有7个电子;核电荷是同周期元素中最多的(稀有气体除外);原子半径是同周期元素中最小的,故它们很容易得到电子。其非金属性在同周期元素中是最强的。在本族元素内从氟到碘非金属性依次减弱。

在自然界中,卤素一般以卤化物形式存在,氟主要以萤石(CaF_2)和冰晶石($NaAlF_6$)等矿物存在。氯、溴、碘主要以钠、钾、镁、钙的无机盐形式存在于海水中,其中以$NaCl$的含量最高。海带、海藻中含碘尤为丰富。砹是放射性元素,在自然界中含量极少,只微量存在于铀和钍的蜕变产物中。

卤素是存在于人体内的重要元素,在生命活动中起着重要的作用。氟存在于牙齿和骨骼中,影响牙齿和骨骼的形成及钙、磷的代谢,但摄入过多会引起中毒反应;体液中存在一定数量的氯离子,具有显著的生理作用;溴离子可调节中枢神经活动,具有镇静作用;碘主要存在于甲状腺中,缺碘会引起甲状腺肿,在我国内陆一些地区,常在食盐中加适量碘的化合物,以保证人体的正常需要。碘还有杀菌作用。如果摔破了皮,可用棉花蘸些碘酒涂在伤口处消毒。

第一节　氯　气

一、氯气的性质

氯气分子是由2个氯原子构成的双原子分子,它的分子式是Cl_2,为非极性分子。氯气呈黄绿色,密度约为空气密度的2.5倍。氯气能溶于水,在常温下,1体积水约能溶解3体积氯气,氯气的水溶液称为氯水。氯气有毒,有强烈的刺激性。吸入少量氯气会使鼻、喉等粘膜受到刺激而发炎,引起胸部疼痛和咳嗽;吸入大量氯气会使人中毒致死。

氯原子的最外层有7个电子,在化学反应中容易结合一个电子,使最外层达到8个电子的稳定结构,所以氯是典型的非金属元素。氯气是一种活泼的非金属单质。

(一)氯气和金属的反应

氯气几乎能与所有的金属直接化合,生成氯化物。例如金属钠在点燃时能在氯气中剧烈燃烧,生成白色的氯化钠晶体。

$$2Na + Cl_2 \overline{\quad\quad} 2NaCl$$

又如,把灼热的细铜丝放在氯气中也能燃烧,生成氯化铜。

$$Cu + Cl_2 =\!=\!= CuCl_2$$

（二）氯气与非金属的反应

氯气能与许多非金属直接化合。例如氯气在常温下就能和氢气缓慢化合，如果用强光照射这两种气体的混合物，氯气和氢气就会迅速化合而发生猛烈爆炸，生成氯化氢气体。而纯净的氢气在氯气中点燃时能生成氯化氢气体。

$$H_2 + Cl_2 =\!=\!= 2HCl$$

氯化氢为无色有刺激性气味的气体，极易溶于水，在空气中能与水蒸气结合呈现雾状。0℃时，1 体积的水约能溶解 500 体积氯化氢。氯化氢的水溶液称为氢氯酸，又称盐酸。人体胃液中含有少量盐酸，这是人体消化食物所必需的。

又如，磷在点燃时与氯气起反应，生成三氯化磷（PCl_3）和五氯化磷（PCl_5）的混合物。

氯气与硫化合比较困难，与氧、氮、碳不能直接化合。

（三）氯气与水的反应

氯气溶于水生成氯水，氯水中的部分氯气能与水起反应，生成盐酸和次氯酸（HClO）。

$$Cl_2 + H_2O =\!=\!= HCl + HClO$$

次氯酸是一种强氧化剂，具有杀菌和漂白作用，所以常用氯水作消毒剂和漂白剂。次氯酸不稳定，容易分解，放出氧气。当氯水受日光照射时，次氯酸的分解就大大加快。

$$2HClO =\!=\!= 2HCl + O_2$$

故新制的氯水有杀菌、漂白作用，久置的氯水就会失去这种作用。

（四）氯气与碱的反应

氯气与碱溶液起反应，生成次氯酸盐和金属氯化物。因为次氯酸盐比次氯酸稳定，容易保存，工业上就用氯气和消石灰作用，制成漂白粉（含氯石灰）。漂白粉的有效成分是次氯酸钙[$Ca(ClO)_2$]。

$$2Ca(OH)_2 + 2Cl_2 =\!=\!= Ca(ClO)_2 + CaCl_2 + 2H_2O$$

漂白粉与空气中的水蒸气和二氧化碳作用，能产生次氯酸，因而具有漂白作用。若使漂白粉与稀酸起反应，则能产生大量次氯酸，使漂白作用大大加强。

$$Ca(ClO)_2 + CO_2 + H_2O =\!=\!= 2HClO + CaCO_3$$
$$Ca(ClO)_2 + 2HCl =\!=\!= 2HClO + CaCl_2$$

漂白粉不仅可以用来漂白棉、麻、纸浆，还可以用来消毒饮用水、游泳池水、污水坑和厕所废水等。漂白粉不可与还原剂、有机物及铵盐混合，否则易引起爆炸，并应保存在阴暗和干燥的地方。

二、氯气的用途

氯气在工业上主要用来合成盐酸，也用于制造漂白粉，以漂白纸张和布匹等；还可用于饮水消毒。此外，在染料、塑料、农药、提炼稀有金属等方面也有广泛的应用。所以氯气是一种重要的化工原料。

第二节 卤族元素和金属卤化物

一、卤素的原子结构及其单质的物理性质

卤素在自然界中都以化合态存在，它们的单质是由人工制得的。卤素的单质都是双原子分子，为非极性分子。卤素的原子结构和单质的物理性质见表 3 – 1。

表 3 – 1 卤素的原子结构和单质的物理性质

元素名称	氟	氯	溴	碘
元素符号	F	Cl	Br	I
核电荷数	9	17	35	53
电子层数	2	3	4	5
单质	F_2	Cl_2	Br_2	I_2
颜色和状态	浅黄绿色气体	黄绿色气体	红棕色液体	紫黑色固体
密度（常温）	1.69 g/L	3.214 g/L	3.119 g/cm^3	4.93 g/cm^3
熔点（℃）	– 219.6	– 101	– 7.2	113.5
沸点（℃）	– 188.1	– 34.6	58.78	184.4
溶解度（100 g 水）	反应	226 cm^3	4.17 g	0.029g

与氯一样，氟、溴、碘也具有刺激性气味和毒性，强烈刺激眼、鼻、气管等黏膜，吸入较多蒸气会严重中毒，甚至会造成死亡。毒性从氟到碘逐渐减弱。溴、碘都能溶于水，但溶解度不大，易溶于酒精、汽油、四氯化碳等有机溶剂中。医学上用的碘酊（碘酒），就是碘的酒精溶液。碘易升华，可利用这一性质对碘进行提纯。碘还易溶于 KI、HI 和其他碘化物溶液中，形成可溶性的多碘化钾：

$$I_2 + KI \Longleftrightarrow KI_3$$

二、卤素单质的化学性质

氟、溴、碘原子的最外电子层上都有 7 个电子，因而它们的化学性质与氯相似，都是活泼的非金属元素。

（一）卤素各单质氧化性的比较

氧化性是卤素单质最突出的化学性质。卤素单质的氧化能力依下列顺序递减：

$$F_2 > Cl_2 > Br_2 > I_2$$

以卤素与氢的化合反应为例，氟与氢较易化合，即使在低温下也会爆炸；氯与氢在常温下缓慢地化合，但在光照射下或在 250℃ 时，反应瞬间即完成，并可能发生爆炸；溴和氢化合要加热到 600℃ 时才较为明显；而碘只能在高温或有催化剂存在下才与氢化合，并且反应不能进行到底。卤素阴离子还原能力的递变顺序刚好与上述顺序相反：

$$F^- < Cl^- < Br^- < I^-$$

（二）卤素与金属的反应

氟、溴、碘都能像氯一样与钠等金属反应，生成金属卤化物。金属卤化物的稳定性，随着氟化物、氯化物、溴化物、碘化物的顺序而递减。

（三）卤素与水反应

氟、溴、碘也和氯一样都能与水反应，但反应的剧烈程度也有差别。氟遇水发生剧烈反应，生成氟化氢和氧气：

$$F_2 + H_2O \Longrightarrow 4HF + O_2$$

溴与水的反应比氯气与水的反应更弱一些，碘与水只有很微弱的反应：

$$Br_2 + H_2O \Longrightarrow HBr + HBrO$$

$$I_2 + H_2O \Longrightarrow HI + HIO$$

从上两反应式可知，加酸能抑制卤素的水解；加碱能促进卤素的水解，生成卤化物和次卤酸盐。

（四）碘与淀粉的反应

碘遇淀粉呈蓝色，这是碘的一种特殊性质。利用碘的这个特性，可以检验碘或淀粉的存在。

卤素单质的化学性质比较见表 3－2。

表 3－2　卤素单质的化学性质比较

分子式	跟氢气的反应和氢化物的稳定性	跟水的反应	卤素的活动性比较
F_2	在冷暗处就能剧烈化合而爆炸，HF 很稳定	使水迅速分解放出氧气	氟最活泼，能把氯、溴、碘从它们的卤化物中置换出来
Cl_2	在强光照射下，剧烈化合爆炸，HCl 较不稳定	在日光的照射下缓慢放出氧气	氯次之，能把溴、碘从它们的卤化物中置换出来
Br_2	在加热条件下，较缓慢地化合，HBr 较不稳定	反应较氯为弱	溴又次之，能把碘从碘化物中置换出来
I_2	持续加强热慢慢地化合，HI 很不稳定，同时发生分解	只起很微弱的反应	碘较不活泼

三、金属卤化物

金属卤化物是典型的盐，具有一般盐类的特征。大多数金属卤化物都是白色晶体，熔点、沸点较高，它们大多数易溶于水，在水溶液或熔融状态下均能导电，但某些金属卤化物难溶于水。金属卤化物在组成上都含有卤离子。

（一）卤离子的检验

一般利用卤化银难溶于水也不溶于稀硝酸的性质来检验卤离子的存在。

$$Ag^+ + Cl^- \Longrightarrow AgCl\downarrow（白色）$$

$$Ag^+ + Br^- \Longrightarrow AgBr\downarrow（浅黄色）$$

$$Ag^+ + I^- \Longrightarrow AgI\downarrow（黄色）$$

常利用上述反应来检验 Cl^-、Br^-、I^-。

（二）常见的金属卤化物

金属卤化物在自然界中分布很广，常见的金属卤化物有以下几种：

1. 氯化钠（NaCl） 俗名食盐。纯品是无色透明的晶体，通常所见的都是白色结晶性粉末，溶于水。氯化钠在人体正常生理活动中起着重要的作用。人体缺乏氯化钠则引起失水。9 g/L 的氯化钠溶液称为生理盐水，用于出血过多、严重腹泻等引起的失水病症，也可用来洗涤创伤。

2. 氯化钾（KCl） 氯化钾是无色晶体，易溶于水。它的化学性质与氯化钠相同，但生理作用与氯化钠完全不同，它们之间绝对不能相互代替。在农业上用作肥料，医药上用于治疗低血钾症，亦可用作利尿剂。

3. 氯化钙（$CaCl_2$） 氯化钙通常以含结晶水的结晶体存在，为无色晶体。无水氯化钙具有很强的吸水性，常用作干燥剂。医药上用于钙缺乏症，也可用作抗过敏药。

4. 氯化铵（NH_4Cl） 氯化铵为无色晶体，易溶于水，易潮解。在医疗上常用作祛痰剂，一些祛痰止咳药水中就含有氯化铵。氯化铵还可用于治疗碱中毒。

5. 溴化钠（NaBr） 溴化钠是白色结晶性粉末，具有吸湿性，易潮解。医药上用作镇静剂。

6. 碘化钾（KI） 碘化钾是白色晶体或结晶粉末，具有微吸湿性而潮解，有一定的还原性。碘化钾在医药上用于配制碘酊；也可作为补碘试剂，用于碘缺乏症。

小 结

卤族元素最外层都有 7 个电子，是典型的非金属元素，由氟到碘随着核电荷数的增加、原子半径逐渐增大，非金属性减弱，金属性增强。氟是非金属性最强的元素。

卤族元素都具有较强的氧化性，其中氟的氧化性最强，氯、溴、碘随着其原子半径的增大，氧化性逐渐减弱。

金属卤化物是典型的盐，具有一般盐类的特征。一般利用卤化银难溶于水也不溶于稀硝酸的性质来检验卤离子的存在。碘遇淀粉呈蓝色，这是碘的一种特殊性质，利用碘的这个特性，可以检验碘或淀粉的存在。

（吴梅青）

习 题

一、填空题

1. 卤素元素位于周期表＿＿＿＿族，包括＿＿＿＿、＿＿＿＿、＿＿＿＿、＿＿＿＿、＿＿＿＿ 5 种元素。

2. 卤素是活泼的＿＿＿＿元素，活泼性按氟、氯、溴、碘的顺序依次＿＿＿＿＿＿。

3. 漂白粉的有效成分是＿＿＿＿。漂白粉和氯水具有漂白作用都是由于能反应生成＿＿＿＿。

4. 在碘化钾溶液中加入淀粉溶液，溶液呈＿＿＿＿色；在加入氯水后溶液呈＿＿＿＿色。

二、问答题

1. 为什么漂白粉在潮湿的空气中容易失效？

2. 在含有溴化钾和碘化钾的混合溶液中通入过量的氯气，然后将溶液蒸干，再把残渣加热，最后留下的是什么物质？

第四章

溶 液

第一节 分散系

一种或几种物质以细小颗粒分散在另一种物质里所形成的体系叫做分散系。其中被分散的物质称为分散相，容纳分散相的物质称为分散介质。

分散系按其分散质粒子的大小不同，可分成以下三类：

一、分子或离子分散系

分散相粒子直径小于 1 nm 的分散系叫做分子或离子分散系。在这类分散系中，分散相粒子是单个的分子或离子，分散相和分散介质之间不存在界面，也不会阻止光线通过。所以这类分散系的主要特征是均匀、透明、稳定，分散相粒子能透过滤纸和半透膜。

分子或离子分散系又叫做真溶液，简称溶液。如生理盐水、葡萄糖溶液等都是真溶液。在真溶液里，分散相又叫做溶质，分散介质又叫做溶剂。

二、胶体分散系

分散相粒子直径在 1～100 nm 之间的分散系叫做胶体分散系。这类分散系的分散相粒子能透过滤纸，但不能透过半透膜。胶体分散系可以是均相体系，也可以是多相体系。前者称为高分子溶液，高分子溶液主要是以单个分子为分散相分散在分散介质中所形成的体系，例如蛋白质溶液、核酸水溶液等，高分子溶液是透明、均匀、稳定的胶体溶液；后者是以分子的聚集体为分散相分散在分散介质中所形成的体系，其中最重要的是分散相为固态，分散介质为水的溶胶体系。

三、粗分散系

分散相粒子直径大于 100 nm，所形成的不均匀、不稳定的多相体系叫做粗分散系。粗分散系的分散相粒子不能透过滤纸和半透膜。在粗分散系中，如果分散相是固体，通常称为悬浊液，如泥浆水、外用药硫磺合剂等；如果分散相是液体，则通常称为乳浊液，如牛奶、医药用的松节油搽剂等。

乳浊液在医药上又叫做乳剂。乳剂一般不稳定，要使乳剂稳定，必须另加一种能使乳剂稳定的物质，这种物质叫做乳化剂。常见的乳化剂有肥皂、合成洗涤剂、肝细胞合成分泌的胆汁酸盐等。乳化剂使乳浊液稳定的作用叫做乳化作用。

三类分散系性质比较见表 4－1。

表4-1　分散系的比较

分　散　系		分散质粒子	粒子直径(nm)	主　要　特　征
分子或离子分散系		低分子或离子	小于1	透明,均匀,稳定,不聚沉
胶体分散系	溶胶	多分子聚集体	1~100	不均匀,相对稳定,不易聚沉
	高分子溶液	单个高分子		均匀,稳定,不聚沉
粗分散系	悬浊液	固体颗粒	大于100	浑浊,不透明,不均匀,不稳定
	乳浊液	液体小颗粒		

第二节　胶体溶液和高分子化合物溶液

一、胶体溶液

胶体溶液的种类很多,按照分散介质的不同,可分为气溶胶、液溶胶和固溶胶。分散介质是液体的叫做液溶胶,简称溶胶。溶胶是胶体溶液的典型代表。

（一）溶胶的性质

1.丁铎尔现象　当一束强光透过在暗箱中的胶体溶液时,在与光线前进方向相垂直的侧面可看到胶体溶液中有一道明亮光柱,这种现象叫做丁铎尔现象(图4-1)。

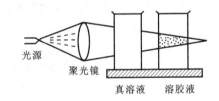

图4-1　丁铎尔现象

丁铎尔现象的本质是光的散射。当一束光线(可见光波长为400~700 nm)射向溶胶时,如果分散相粒子直径大于入射光的波长,则发生光的反射作用。而当胶粒直径小于入射光波长时,则发生光的散射,此时胶体粒子本身似乎成了一个个的小光源,向各个方向发射出光线而形成散射光(也称乳光)。溶胶胶粒直径在1~100 nm之间,可见光射向溶胶会发生明显的散射作用而产生丁铎尔现象。由于真溶液分散相粒子太小,其产生的散射光极弱以至于看不到。因此可以用丁铎尔现象来区别真溶液与溶胶。

2.电泳现象　在直流电场作用下,溶胶的分散相粒子在分散介质中的定向移动称为电泳。根据不同溶胶电泳方向的不同,可分为正溶胶和负溶胶。

如将红棕色的氢氧化铁溶胶置于U型管中,在管口插入两个电极,接通电源后,阴极附近红棕色变深,表明氢氧化铁胶粒带正电荷,在电场中向负极移动。如果用黄色的硫化砷做同样的实验,结果是阳极附近黄色变深,表明硫化砷溶胶带负电荷,在电场中向正极移动(图4-2)。

（二）溶胶的稳定和聚沉

1.溶胶的稳定性　胶体溶液能在较长时间内保持稳定而不

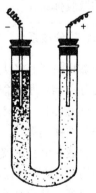

图4-2　电泳示意图

会相互聚集沉降下来。使溶胶稳定的主要原因有：①胶粒带电，胶体溶液内胶粒因带有同种电荷，它们互相排斥，从而阻止了胶粒互相接近与聚集；②胶粒的水化膜作用，由于吸附在胶粒表面的离子对水分子有吸附力，能将水分子吸附到胶粒表面形成水化膜从而阻止胶粒之间的聚集。

2.溶胶的聚沉　溶胶的稳定是相对的，有条件的，一旦削弱或消除其稳定因素，胶粒就会立即聚集成大的粒子而沉降。溶胶分散相粒子聚集成大的颗粒从分散介质中沉淀析出的现象叫聚沉。使溶胶聚沉的方法有：

(1)加入少量的电解质　加入少量的电解质能使溶胶聚沉，是因为加入电解质后，胶粒吸引了带相反电荷的离子，减少或中和了胶粒所带的电荷，同时水化膜也消失或变薄。

(2)加入胶粒带相反电荷的溶胶　将两种带相反电荷的溶胶混合，由于异性电荷相吸中和了电性而发生聚沉。可见，聚沉的程度与两溶胶的比例有关，如果两种溶胶的胶粒电荷完全被中和则沉淀最完全，否则沉淀不完全，甚至不聚沉。

二、高分子化合物溶液

分子量从几千到几万甚至几百万的化合物称为高分子化合物，简称高分子。如多糖、蛋白质、核酸及人工合成的高聚物等。

高分子化合物溶液简称为高分子溶液，是指高分子溶解在适当的溶剂中所形成的溶液。由于其分散相粒子的直径大小在胶体分散系的范围，又由于其分散相是单个的分子，因此高分子除具有胶体溶液的某些性质外，还具有自己的一些特性。

在无菌及溶剂不蒸发的情况下，高分子溶液可以长期放置而不沉淀析出。这是因为高分子化合物具有许多亲水基团，使得每个分子的周围形成了一层牢固的水化膜，这层水化膜比胶粒水化膜更厚、更紧密。因此，高分子溶液比胶体溶液更稳定，其稳定性与真溶液相似。在高分子溶液中加入大量的电解质可使高分子化合物从溶液中析出来，这种现象叫盐析。

在溶胶中加入适量的高分子溶液，能显著地提高溶胶对电解质的稳定性，这种现象称为高分子溶液对溶胶的保护作用。

高分子溶液对溶胶的保护作用在人体的生理过程中起着重要的作用，血中微溶性的无机盐如碳酸钙、磷酸钙等是以溶胶的形式存在于血液中，血液中的蛋白质使这些微溶盐稳定存在而不聚沉，防止其沉积在肾、胆囊等器官形成结石。

第三节　溶液的浓度

一、溶液浓度的表示方法

一定量的溶液或溶剂中所含溶质的量叫做溶液的浓度。在实际工作中，常用以下几种方法来表示溶液的浓度，即物质的量浓度、质量浓度、质量分数、体积分数等。

(一)物质的量浓度

溶质 B 物质的量(n_B)除以溶液的体积(V)称为物质 B 的物质的量浓度，用符号 c_B 表示。定义方程式为

$$c_B = \frac{n_B}{V}$$

物质的量浓度在医学上常用的单位是摩尔每升(mol/L)、毫摩尔每升(mmol/L)、微摩尔每升(μmol/L)等。

在使用物质的量浓度时,必须指明物质 B 的基本单元,例如 $c(HCl) = 0.10$ mol/L, $c(Na^+) = 0.010$ mol/L 等。

凡是已知相对分子质量的物质,在人体内的含量都要用物质的量浓度来表示。

在计算物质的量 n 时,一般需要知道质量 m 和摩尔质量 M,它们三者之间的关系:

$$n = \frac{m}{M}$$

例 4 - 1 正常人每 100 mL 血清中含有 10.0 mg Ca^{2+},100.0 mg 葡萄糖,计算血清中 Ca^{2+},葡萄糖的物质的量浓度。

解 因为 $c_B = \frac{n_B}{V} = \frac{m_B}{M_B \cdot V}$,$M_B$ 为物质 B 的摩尔质量(g/mol 或 mg/mmol),已知 Ca^{2+} 的摩尔质量为 40.0 g/mol,葡萄糖的摩尔质量为 180 g/mol,则

$$c(Ca^{2+}) = \frac{10.0}{40.0} \times \frac{1000}{100} = 2.50 \text{ mmol/L}$$

$$c(C_6H_{12}O_6) = \frac{100.0}{180} \times \frac{1000}{100} = 5.60 \text{ mmol/L}$$

(二)质量浓度

溶质 B 的质量(m_B)除以溶液的体积(V),称为物质 B 的质量浓度,用符号 ρ_B 表示。定义方程式为:

$$\rho_B = \frac{m_B}{V}$$

质量浓度在医学上常用的单位是克每升(g/L)、毫克每升(mg/L)和微克每升(μg/L)。

例 4 - 2 在 100mL 生理盐水中含有 0.90 g NaCl,计算生理盐水的质量浓度。

解 ∵ $m_B = 0.90$ g, $V = 100$ mL $= 0.1$ L

∴ $\rho_B = \frac{m_B}{V} = \frac{0.90 \text{ g}}{0.1 \text{ L}} = 9.0 \text{g/L}$

例 4 - 3 配制 $\rho[CuSO_4] = 2$ g/L 的硫酸铜溶液 2 L 作为治疗磷中毒的催吐剂,求需要 $CuSO_4 \cdot 5H_2O$ 多少克?

解 配制 $\rho(CuSO_4) = 2$ g/L 的 $CuSO_4$ 溶液 2 L,所需 $CuSO_4$ 的质量为

$$m(CuSO_4) = 2 \times 2 = 4 \text{ g}$$

∵ $M(CuSO_4) = 159.5$ g/mol

∴ $n(CuSO_4) = \frac{4 \text{ g}}{159.5 \text{ g/mol}} = 0.025$ mol

则 $n(CuSO_4 \cdot 5H_2O) = n(CuSO_4) = 0.025$mol

∵ $M(CuSO_4 \cdot 5H_2O) = 249.5$ g/mol

∴ $m(CuSO_4 \cdot 5H_2O) = 0.025$ mol $\times 249.5$ g/mol $= 6.2$ g

（三）质量分数

溶质 B 的质量（m_B）除以溶液的质量（m）称为物质 B 的质量分数，用符号 w_B 表示。定义方程式为：

$$w_B = \frac{m_B}{m}$$

质量分数无单位，其值可以用小数或百分数表示。如果浓硫酸的质量分数为 0.96，则可表示为 $w(H_2SO_4) = 0.96$。

例 4-4 将 10g NaCl 溶于 100 g 水中配成溶液，计算此溶液中 NaCl 的质量分数。

解 ∵ $m_B = 10g$，$m = 100 + 10 = 110$ g

∴ $w_B = \dfrac{m_B}{m} = \dfrac{10 \text{ g}}{110 \text{ g}} = 0.091$（或 9.1%）

例 4-5 已知浓盐酸密度为 1.19 g/mL，质量分数为 0.37，问 1000 mL 溶液中含有多少克纯 HCl？

解 1000 mL 浓 HCl 溶液的质量为

$$m = V \times \rho = 1000 \times 1.19 \text{ g} = 1190 \text{ g}$$

根据 $w_B = \dfrac{m_B}{m}$ 得 1000 ml 浓 HCl 溶液中纯 HCl 的质量为

$$m_B = m \times w_B = 1190 \times 0.37 = 440.3 \text{ g}$$

（四）体积分数

溶质 B 的体积（V_B）与同温、同压下溶液的体积（V）之比，称为物质的体积分数，用 φ_B 表示。定义方程式为

$$\varphi_B = \frac{V_B}{V}$$

体积分数也无单位，其值也可以用小数或百分数表示。如果某酒精溶液体积分数为 0.85，则可以表示为 $\varphi(C_2H_5OH) = 0.85$。

例 4-6 取 750 mL 无水酒精加水配成 1000 mL 医用消毒酒精，计算此酒精溶液的体积分数。

解 ∵ $V_B = 750$ mL，$V = 1000$ mL

∴ $\varphi_B = \dfrac{750 \text{ mL}}{1000 \text{ mL}} = 0.75$（或 75%）

二、溶液浓度的相互换算

（一）质量浓度（ρ_B）与物质的量浓度（c_B）的换算

此类换算十分简单。换算依据是：

$$c_B = \frac{n_B}{V} \qquad \rho_B = \frac{m_B}{V}$$

换算的关键是 m_B 和 n_B 之间的换算，溶质的摩尔质量是换算中的关键数据。由此推出 ρ_B 与 c_B 之间的换算公式为：

$$\rho_B = c_B \times M \qquad c_B = \frac{\rho_B}{M}$$

例 4 - 7　1 L 碳酸氢钠溶液中含有 50 g 碳酸氢钠($NaHCO_3$)，求该溶液的质量浓度和物质的量浓度。

解　∵　$m_B = 50$ g，$V = 1$L

∴　$\rho_B = \dfrac{m_B}{V} = \dfrac{50 \text{ g}}{1 \text{ L}} = 50$ g/L

又 ∵　$M_B = 84$ g/mol

∴　$c_B = \dfrac{\rho_B}{M} = \dfrac{50 \text{ g/L}}{84 \text{ g/mol}} = 0.60$ mol/L

(二)质量分数(w_B)与物质的量浓度(c_B)的换算

此类换算的依据是：

$$w_B = \frac{m_B}{m} \qquad c_B = \frac{n_B}{V}$$

因为物质的量浓度是以体积为基准的，而质量分数是以质量为基准的。因此 c_B 与 w_B 的换算需要知道溶液的密度 ρ。c_B 与 w_B 的换算公式为

$$c_B = w_B \times \rho \div M$$
$$w_B = c_B \times M \div \rho$$

例 4 - 8　市售浓 H_2SO_4 的质量分数为 0.96，密度 ρ 为 1.84 g/mL，求浓 H_2SO_4 的物质的量浓度。

解　∵　$w_B = 0.96$，$\rho = 1.84$ g/mL，$M = 98$ g/mol

∴　$c_B = w_B \times \rho \div M = \dfrac{0.96 \times 1.84 \text{ g/mL}}{98 \text{ g/mol}} \times 1000 \text{ mL/L} = 18.0$ mol/L

应该注意：①质量浓度 ρ_B 与密度 ρ 的概念区别；②密度的单位若为 g/L，则

$$c_B M_B = w_B \rho = \rho_B$$

三、溶液的稀释

稀释就是在溶液中加入溶剂使溶液的浓度变小的过程，因此，稀释的特点是溶液的量改变了，但溶质的量没有改变，即：

稀释前溶质的量 ＝ 稀释后溶质的量

或　稀释前的溶液浓度×稀释前溶液的体积 ＝ 稀释后的溶液浓度×稀释后溶液的体积

得出稀释公式：

$$C_1 V_1 = C_2 V_2$$

注意稀释前后的浓度及体积单位必须一致。式中的 C_1 和 C_2 泛指溶液浓度，可为 c_B，ρ_B 和 φ_B，但不能为 w_B。如为 w_B，则稀释公式应改为 $w_{B_1} m_1 = w_{B_2} m_2$

(一)用浓溶液稀释成稀溶液

例 4 - 9　100 g/L 市售 NaCl 溶液 50 mL 可配成生理盐水多少毫升？

解　设配成生理盐水体积为 V_2 毫升

已知 $\rho_1 = 100$ g/L　$V_1 = 50$ mL　$\rho_2 = 9$ g/L

根据　$C_1 V_1 = C_2 V_2$ 得

$$100 \times 50 = 9 \times V_2$$

$$V_2 = 555.6 \text{ mL}$$

例 4 – 10　配制 1/6 mol/L 乳酸钠($NaC_3H_5O_3$)溶液 480 mL, 需 112 g/L 乳酸钠溶液多少毫升?

解　设需 112 g/L 乳酸钠溶液体积为 V_1 mL

已知　$\rho_{B1} = 112$ g/L　$M(NaC_3H_5O_3) = 112$ g/mol　$c_{B2} = 1/6$ mol/L　$V_2 = 480$ mL

则　　$c_{B1} = \dfrac{\rho_{B1}}{M} = \dfrac{112 \text{ g/L}}{112 \text{ g/mol}} = 1 \text{mol/L}$

根据　$c_{B1} \cdot V_1 = c_{B2} \cdot V_2$

得到　$1 \times V_1 = 1/6 \times 480$　$V_1 = 80$ mL

(二)用两种不同浓度的同种溶质的溶液, 混合配制所需中间浓度的溶液

依据溶液混合前后, 溶质总量不变的原则进行有关计算。

设较浓溶液的浓度为 C_1, 所用体积为 V_1, 较稀溶液的浓度为 C_2, 所用体积为 V_2, 溶液混合后的浓度为 C, 假设总体积不变, 设为 $V_1 + V_2$, 则:

$$C_1V_1 + C_2V_2 = C(V_1 + V_2)$$

例 4 – 11　现有 $\varphi_B = 0.95$ 和 $\varphi_B = 0.05$ 的酒精溶液, 要配制 $\varphi_B = 0.75$ 的酒精溶液 500 mL, 应各取上述浓度的酒精溶液各多少毫升? (混合前后溶液体积改变不计)

解　设需要 $\varphi_B = 0.95$ 的酒精溶液 V_1 mL, 需要 $\varphi_B = 0.05$ 的酒精溶液 V_2 mL

已知　$c_1 = 0.95$　$c_2 = 0.05$　$c = 0.75$　$V_1 + V_2 = 500$ mL

根据　$c_1V_1 + c_2V_2 = c(V_1 + V_2)$ 得到

$0.95V_1 + 0.05(500 - V_1) = 0.75 \times 500$

$V_1 = 389$ mL

$V_2 = 500 - V_1 = 500 - 389 = 111$ mL

第四节　溶液的渗透压

一、渗透现象和渗透压

将一滴红墨水滴进一杯清水中, 不久整杯水会显红色; 在盛有浓糖水的杯子中, 向液面上小心加入一层清水, 不久会发现上面的液体也会有甜味, 最后得到均匀的糖水。上述现象叫做扩散。扩散是一种双向运动, 是溶质分子和溶剂分子相互运动的结果。只要两种不同浓度的溶液互相接触, 都会发生扩散现象。

有一种性质特殊的膜, 它只允许溶剂水分子自由通过而溶质分子很难通过, 这种膜叫做半透膜, 如生物体中的细胞膜、动物的膀胱膜等都是半透膜。

如果用火棉胶膜(一种半透膜)将蔗糖溶液和水分开, 如图 4 – 3 所示。火棉胶膜只允许水分子自由通过而不允许蔗糖分子通过, 即水分子可以从膜外透入膜内, 也可以从膜内透出到膜外。由于单位体积内, 由纯水进入蔗糖溶液的水分子数目多于由蔗糖溶液进入纯水的水分子数目, 其净结果是水分子扩散入蔗糖溶液中, 使蔗糖溶液的液面升高。这种溶剂分子通过半透膜由纯溶剂进入溶液或由稀溶液进入浓溶液的扩散现象, 称为渗透现象, 简称渗透。

可见产生渗透现象必须具备两个条件: 一是两溶液之间有半透膜隔开; 二是半透膜两侧

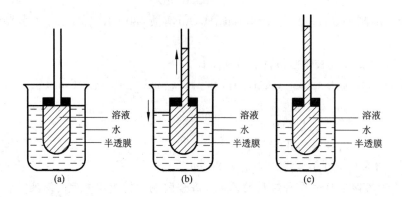

图 4 - 3 渗透现象与渗透压

(a)渗透现象发生前 (b)渗透现象发生时 (c)渗透平衡时

溶液的浓度不相等，即半透膜两侧的溶液要有浓度差。

渗透现象不会无止境地发生，随着玻璃管内液面的上升，开始产生静水压，并逐渐增大。当液面上升到一定高度时，溶剂分子进、出半透膜的速度相等，玻璃管内液面停止上升，达到渗透动态平衡。这种恰能阻止渗透现象继续发生而达到渗透平衡的压力，称为该溶液的渗透压。

二、渗透压与溶液浓度的关系

渗透压是溶液的重要性质。科学实验证明，在一定温度下，稀溶液渗透压的大小与单位体积溶液中所含溶质的粒子(分子或离子)数即溶质粒子浓度成正比，与粒子的大小和本性无关。

三、渗透压在医学上的意义

(一)医学中的渗透浓度

医学上常用渗透浓度来比较溶液渗透压的大小。溶液中能产生渗透现象的各种溶质粒子的总浓度称为渗透浓度。其计量单位是 mol/L 或 mmol/L。医学上常用 mmol/L。

正常血浆渗透浓度为 280 ~ 320 mmol/L，由此产生的血浆渗透压是 720 ~ 800 kPa。

值得指出的是渗透浓度与 c_B 的关系：前者是单位体积溶液中溶质总粒子的物质的量；而 c_B 为单位体积溶液中溶质 B 的物质的量，所以渗透浓度 $= ic_B$。i 是电解质的一个"分子"在溶液中能产生的颗粒数。

例如：0.1 mol/L 的葡萄糖溶液的渗透浓度为：$0.1 \times 1 \times 1000 = 100$ mmol/L

9 g/L 的 NaCl 溶液的渗透浓度为：$9/58.5 \times 2 \times 1000 = 308$ mmol/L

在同一温度下，比较渗透浓度的大小就可知道渗透压的大小。下列各组溶液渗透压大小的结果是：

0.1 mol/L NaCl 溶液 = 0.1 mol/L KCl 溶液   0.1 mol/L 葡萄糖溶液 = 0.1 mol/L 蔗糖溶液

0.1 mol/L NaCl 溶液 >0.1 mol/L 葡萄糖溶液　　0.1 mol/L NaCl 溶液 <0.1 mol/L CaCl$_2$ 溶液

（二）等渗、低渗和高渗溶液

在相同温度下，渗透压相等的两种溶液称为等渗溶液。若两种溶液的渗透压不相等，那么渗透压高的称为高渗溶液，渗透压低的称为低渗溶液。如 0.1 mmol/L 的 NaCl 溶液与 0.1 mmol/L 的葡萄糖溶液相比，0.1 mmol/L 的葡萄糖溶液是低渗溶液，0.1 mmol/L NaCl 溶液是高渗溶液。可见高渗或低渗是相比较而言的。

在医学中，等渗、低渗和高渗是以正常人体血浆渗透压作为比较标准。凡与血浆渗透压相同或接近的溶液就称为等渗溶液。也就是说渗透浓度在 280~320 mmol/L 范围或附近的溶液都是等渗溶液。临床上常用的等渗溶液有：生理盐水、50 g/L 葡萄糖溶液（0.278 mol/L）、1/6 mol/L 乳酸钠（NaC$_3$H$_5$O$_3$）溶液。

渗透压与医学的关系十分密切，若将红细胞分别置于 4 g/L、9 g/L 和 15 g/L NaCl 溶液中（图 4 - 4），只有在 9 g/L 溶液中的红细胞形态完好。在 4 g/L 溶液中的红细胞出现膨胀破裂，溶血。在 15 g/L 溶液中的红细胞出现脱水皱缩。因此，临床上给病人大量输液，必须使用等渗溶液。

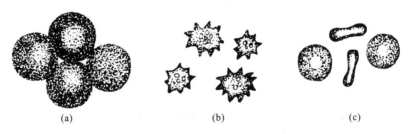

图 4 - 4　红细胞在不同浓度的 NaCl 溶液中的形态

（a）在 4 g/L NaCl 溶液中　　（b）在 15 g/L NaCl 溶液中　　（c）在生理盐水中

（三）晶体渗透压和胶体渗透压

血浆渗透压由两部分构成：一部分是由血浆中的 NaCl、NaHCO$_3$、葡萄糖、尿素等晶体物质所产生的渗透压叫做晶体渗透压，一部分是由血浆蛋白质所产生的渗透压叫做胶体渗透压。其中晶体渗透压占正常血浆总渗透压的 99.5%。血浆晶体渗透压能维持细胞内外水分的相对平衡，而胶体渗透压则维持血管内外水分的平衡从而维持血容量。因此渗透压对维持人体体内的水和电解质平衡起着重要的调节作用。

小　结

一种或几种物质的微粒分散在另一种物质中所形成的体系称为分散系。分散系按其分散相微粒的大小分为：离子或分子分散系（真溶液）、胶体分散系、粗分散系。

常用的溶液浓度的表示方法有 4 种，即：物质的量浓度、质量浓度、质量分数、体积分数。

溶液浓度的换算实际上是不同的浓度表示方法之间单位的变换。主要有两种类型，即质量浓度与物质的量浓度之间的换算。质量分数与物质的量浓度之间的换算。在充分理解各类溶液浓度的表示方法的含义基础上，便可顺利地进行有关换算。

溶液的稀释要掌握一个关键——稀释前后溶液中溶质的量不变。

渗透压是溶液吸引溶剂分子渗入的能力，其大小与溶液的温度、浓度有关，与溶质粒子的性质无关。渗透浓度是溶液中能产生渗透现象的各种溶质粒子的总浓度。渗透浓度越大，渗透压越大。

医学上以人体正常血浆渗透压为标准来确定等渗、低渗和高渗溶液。渗透浓度在 280 mmol/L ~ 320 mmol/L 范围或附近的溶液为等渗溶液。大于 320 mmol/L 的为高渗溶液，小于 280 mmol/L 的溶液为低渗溶液。两种渗透浓度不相等溶液间的渗透方向是：溶剂分子由稀溶液向浓溶液渗透，即低渗溶液向高渗溶液渗透。所以在临床治疗中，给患者大量补液的原则是，一般要用等渗溶液。

（韩剑岚）

习　题

一、填空题

1. 分子或离子分散系的主要特征是_____，_____，_____，分散相粒子能透过半透膜。

2. 与溶胶相比，高分子溶液具有_____和_____等特征。

3. 生理盐水的物质的量浓度是_____。

4. 渗透浓度是指溶液中_____浓度，用_____表示。

5. 胶体溶液比较稳定的主要原因是_____和_____。

6. 临床上使用乳酸钠注射液的规格是每支 20mL，每支含乳酸钠 2.24g。该乳酸钠溶液的质量浓度为_____，物质的量浓度为_____。

7. 1 mol/L $Fe_2(SO_4)_3$ 溶液中，SO_4^{2-} 的浓度是_____。

8. 100 ml 0.02mol/L $Al_2(SO_4)_3$ 溶液，其渗透浓度为_____。

9. 用 $w_B = 0.37$ 市售浓盐酸配制 0.1mol/L 盐酸，正确的操作顺序是_____、_____、_____、_____。

10. 将 50mL 6mol/L 盐酸稀释成 600mL 后的溶液浓度为_____。

二、名词解释

1. 分散系　　2. 渗透压　　3. 乳化剂　　4. 渗透浓度

三、问答题

1. 什么是高分子溶液对溶胶的保护作用？

2. 临床上给患者大量补液为何要输等渗溶液？

3. 渗透现象产生条件是什么？

第五章

化学反应速度和化学平衡

研究化学反应时，我们最关心的两个问题是：一是化学反应进行的快慢（即化学反应速度）；二是反应进行的程度（即化学平衡）。人们总希望有利于生产和生活的反应进行得更快，而对于不利的化学反应要尽可能抑制。化学反应速度和化学平衡基本理论，不仅是学习其他化学的基础，也是学习医学基础知识、认识人体的生理变化、生化反应及药物在人体内代谢的理论基础。

第一节　化学反应速度

一、化学反应速度

化学反应速度是指在一定条件下化学反应进行的快慢程度。

各种化学反应，有些进行得很快，例如炸药爆炸、中和反应等瞬时就能完成；有些进行得很慢，例如煤和石油的形成，需要经过几十万年的时间；铁的锈蚀、塑料老化等需要很长时间才能完成。另外，即使是同一反应，在不同的条件下反应速度也不同。

化学反应速度是用单位时间内某种反应物浓度的减少或某种生成物浓度的增加来表示的。浓度用 mol/L 表示，时间则按具体反应的快慢程度，用秒（s）、分（min）或小时（h）来表示。因此，化学反应速度的单位是 mol/（L·s）、mol/（L·min）或 mol/（L·h）。例如，在某一时刻，某一反应物的浓度为 3 mol/L，经过两分钟的反应后，反应物的浓度变为 2mol/L，该反应物浓度在两分钟内减少了 1 mol/L，那么，在两分钟内，该反应的反应速度就等于 0.5 mol/（L·min）。事实上在整个反应过程中，随着反应的进行，反应物的浓度和生成物的浓度都在不断地改变，反应速度也在不断地改变。因此，化学反应速度通常是指一定时间内的平均速度。

二、影响化学反应速度的因素

化学反应速度主要取决于参加反应的物质的性质。例如氢气与氟气在低温、黑暗处就能迅速反应而发生猛烈爆炸。而在同样条件下，氢气与氯气反应非常缓慢，需用强光照射或点燃才能迅速化合，这是因为氟气比氯气的性质活泼。此外，化学反应速度还受外界条件的影响。同一个化学反应，因反应条件的不同，反应速度也显示出差异。

对于一个化学反应，可用化学反应方程式来表示参加反应的反应物和反应后的生成物，反应通过什么步骤变成生成物，化学方程式就不能具体表示出来。

化学反应经历的具体途径称为反应机理（或反应历程）。根据反应机理不同，化学反应分为基元反应和非基元反应两大类。由反应物分子之间的碰撞，一步转化为生成物分子的化学反应，称为基元反应；由反应物分子之间经过两步或两步以上的变化才转化为生成物的化学反应称为非基元反应。外界条件的改变对非基元反应的速度影响较大，下面讨论影响基元反应速度的影响因素。

（一）浓度对化学反应速度的影响

浓度对化学反应速度的影响很大。我们知道，物质在氧气中燃烧比在空气中燃烧要快得多。例如，木炭、硫、磷等在纯氧中燃烧比在空气中燃烧剧烈得多，这都是因为纯氧中氧分子的浓度比空气中氧分子的浓度要大的缘故。

在温度不变的条件下，基元反应的反应速度与各反应物浓度指数（浓度的指数在数值上等于基元反应中各反应物化学式前的系数）的乘积成正比。这一规律称为质量作用定律。

对于基元反应：

$$a\mathrm{A} + b\mathrm{B} \longrightarrow c\mathrm{C} + d\mathrm{D}$$

反应速度：

$$\upsilon = kc_{\mathrm{A}}^{a} \cdot c_{\mathrm{B}}^{b}$$

式中，k 为反应速度常数，c_{A} 为反应物 A 的浓度，c_{B} 为反应物 B 的浓度。

从上式可以看出，反应物浓度越大，反应速度越大；反应物浓度越小，反应速度越小。

（二）温度对反应速度的影响

温度对化学反应速度影响很大。许多化学反应都是在加热的条件下进行的。例如，氢气和氧气在常温下几乎观察不到其反应在进行，如果加热到600℃以上，反应会迅速猛烈，甚至发生猛烈爆炸。大量实验事实证明：温度升高，反应速度加快；温度降低，反应速度减慢。对于一般反应来说，在反应物浓度相同的情况下，温度每升高10℃，反应速度约增加到原来的 2～4 倍。

温度的变化能显著地影响化学反应速度，在实践中经常用改变温度来控制反应速度。例如，在实验室和生产实践中，经常采用加热的方法来加快化学反应的进行；在生活中，为了防止易变质的食品和某些药物特别是生物制剂，通常把它们存放在冰箱或置于阴凉、低温处以减慢它们变质的反应速度。

（三）催化剂对化学反应速度的影响

催化剂是一种能够改变化学反应速度而其本身在化学反应前后的组成、数量和化学性质保持不变的物质。催化剂能改变化学反应速度的作用称为催化作用。其中能加快反应速度的催化剂称为正催化剂，例如，过氧化氢在室温下分解很慢，如果加入少量二氧化锰粉末，过氧化氢的分解速度会加快，即二氧化锰作为正催化剂加快了反应速度；能减慢化学反应速度的催化剂称为负催化剂，往往用于控制一些不利的反应。没有特别说明，催化剂均指正催化剂。

催化剂之所以能改变化学反应速度，是因为催化剂改变了反应的途径，降低了反应的活化能，从而使活化分子数增加，有效碰撞次数增加，导致反应速度加快。

催化剂能显著改变化学反应速度，且具有选择性。在化工生产中，常常加入催化剂加快化学反应的进行。生物体内的各种酶，是人体内不可缺少的一种特殊催化剂。如胃蛋白酶、脂肪酶等，它们对于生物体内的消化、吸收等过程，起着非常重要的催化作用。在药物和食品的保存中也往往使用负催化剂（即稳定剂）来减慢变质的速度。

浓度、温度、催化剂是影响化学反应速度的主要因素。还可用其他的方法来调节化学反应速度，例如扩大反应物之间的接触面积、加快反应物和产物的扩散、光照等都可以用来加快反应速度。一些新技术，如激光、超声波、磁场等，也可用来影响某些化学反应的速度。

第二节　化学平衡

一、可逆反应和化学平衡

（一）可逆反应

有些化学反应在一定条件下一旦发生，就能进行到底。例如酸碱中和反应、氯酸钾在二氧化锰催化作用下的分解反应等。这种只能向一个方向进行的反应称为不可逆反应。

但大多数化学反应，在同一条件下，既能向正方向进行，又能向反方向进行，这种反应称为可逆反应。例如，在一定条件下，氮气和氢气可以化合生成氨，同时，又有一部分氨分子分解成氮气和氢气。为了表示反应的可逆性，在化学方程式中，反应物和生成物之间常用下述反应式表示合成氨的反应：

$$N_2 + 3H_2 \rightleftharpoons 2NH_3$$

对于可逆反应，习惯上把从左向右进行的反应称为正反应；从右向左进行的反应称为逆反应。可逆反应的特点是：在密闭容器中反应不能进行到底。

（二）化学平衡

在可逆反应中，随着反应的进行，反应物浓度逐渐减少，而生成物浓度逐渐增大，当正向反应速度 $v_正$ 等于逆向反应速度 $v_逆$ 时，反应物浓度和生成物浓度不再随时间而改变的状态叫做化学平衡，如图 5-1 所示。

化学平衡状态是可逆反应所能达到的最大限度。在平衡状态下，反应物和生成物的浓度不再随时间而改变，但正逆反应仍在继续进行，只是由于 $v_正 = v_逆$，单位时间内每一种物质（生成物或反应物）的生成量与消耗量相等，总的结果是各物质的浓度都保持不变。这说明化学平衡是一种动态平衡。当反应体系所处的条件发生变化时，化学平衡就会被破坏而发生移动，所以说化学平衡是有条件的、相对的、暂时的平衡。

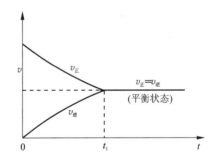

图 5-1　可逆反应中反应速度的变化

（三）化学平衡常数

在一定温度下可逆反应达到平衡状态时，反应体系中各物质的浓度保持不变，它们之间的关系是，生成物浓度幂指数的乘积跟反应物浓度幂指数乘积的比是一常数。这一常数称为该反应的化学平衡常数。对一般的可逆反应 $mA + nB \rightleftharpoons pC + qD$，在一定温度下的平衡常数 K 可表示为：

$$K = \frac{[C]^p [D]^q}{[A]^m [B]^n}$$

表达式中各物质的浓度必须是平衡状态下的值，不能用任一时刻的浓度值。所以平衡常

数 K 不随反应物或生成物的浓度而变,但随温度的改变而改变。对于有气体参加的反应,可用气体分压的幂指数表示,写成 K_p。有固体物质参加的反应,固体浓度可以不写,因为分子间碰撞只能发生在固体表面,固体浓度可视为常数。稀溶液中的水分子浓度也可以不写。因为水的摩尔浓度是 $1000/18 = 55.5$ mol/L(稀溶液的密度近似等于 1 g/cm³),也是一个常数。化学平衡常数表达式跟反应方程式的书写形式有关。平衡常数 K 值的大小,表示反应进行的程度。K 值越大,表示平衡时生成物浓度对反应物浓度的比值越大,即反应进行得越完全,反应物的转化率越高。

二、化学平衡的移动

化学平衡是在一定条件下建立和保持的。如果当一个可逆反应达到平衡状态后,如果外界条件如浓度、压强、温度等发生改变,平衡状态就会被破坏,可逆反应就从暂时的平衡变为不平衡。经过一段时间,在新的条件下又达到新的平衡。在新的平衡状态下,各物质的浓度都已不是原来平衡时的浓度了。

这种因反应条件的改变使可逆反应从一种平衡状态向另一种平衡状态转变的过程,叫做化学平衡的移动。影响化学平衡的外界因素主要有浓度、压强、温度。

(一)浓度对化学平衡的影响

当一个可逆反应到达平衡后,如果改变任何一种反应物或生成物的浓度,都会改变正向反应速度和逆向反应速度,使它们不再相等,从而引起化学平衡的移动。移动的结果使反应物和生成物的浓度都发生改变,并在新的条件下建立新的平衡,反之亦然。增大反应物浓度、正逆反应速度都加快,但 $v_{正} > v_{逆}$,因此,平衡向正反应方向移动,如图 5-2 所示。

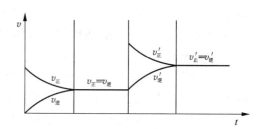

图 5-2 浓度对化学平衡的影响

据此,在平衡体系中,当其他条件不变时,增大反应物的浓度或减小生成物的浓度,有利于正向反应的进行,平衡向右移动;增加生成物的浓度或减小反应物的浓度,有利于逆向反应的进行,平衡向左移动。

(二)压强对化学平衡的影响

对于有气态物质(不管是反应物还是生成物)存在的化学平衡体系,改变平衡体系的压强,就等于改变了体系中各种气体物质的浓度。但压强的改变,同时会影响反应物和生成物,因此,压强对化学平衡的影响有以下几种情况:

(1)如反应前后气体分子数相等,改变压强对平衡无影响。例如:

$$CO(g) + H_2O(g) \rightleftharpoons CO_2(g) + H_2(g)$$

(2)如果反应前后气体的分子数(或气体体积)不相等,增大或减小压强,反应物和生成物的浓度都会发生改变,使得正向反应速度和逆向反应速度不再相等。即当其他条件不变时,增大压强,平衡向气体分子数减少即气体体积缩小的方向移动;减小压强,平衡向气体分子数增加即气体体积增大的方向移动。例如:

$$2NO_2 \rightleftharpoons N_2O_4$$

反应物中有 2 mol 气体分子，生成物中有 1 mol 气体分子，达到平衡时，增大压强，反应物、生成物压强都相应增大，正逆反应速度都加快，但 $v_正 > v_逆$，平衡向正反应方向移动，直至建立新的平衡，如图 5 – 3 所示。

（三）温度对化学平衡的影响

当可逆反应达到平衡后，若改变温度，对正逆反应速度都会有影响。化学反应总是伴随着放热或吸热现象的发生。放出热量的反应叫做放热反应，放出的热量常用"＋"号表示在化学方程式右边；吸收热量的反应叫做吸热反应，吸收的热量常用"－"号表示在化学方程式右边。对于可逆反应，如果正向反应是放热反应，逆向反应一定是吸热反应，而且放出的热量和吸收的热量相等。

当反应达到平衡时，改变温度，化学平衡将发生移动。升高温度，平衡向吸热反应方向移动；降低温度，平衡向放热反应方向移动。例如：

$$2NO_2 \rightleftharpoons N_2O_4 + 57 \text{ kJ}$$

在这个反应中，正反应为放热反应，逆反应为吸热反应。升高温度，正逆反应速度都加快，但 $v_逆 > v_正$，平衡向逆反应方向移动，直至建立新的平衡，如图 5 – 4 所示。

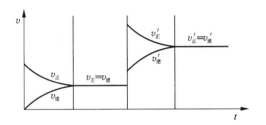

图 5 – 3　压强对化学平衡的影响

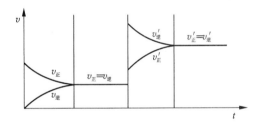

图 5 – 4　温度对化学平衡的影响

（四）化学平衡移动原理

综合上述各种因素对化学平衡的影响情况，勒夏特列（Le Chatelier）归纳出一条关于化学平衡移动的普遍规律：当体系达到平衡以后，如果改变平衡的外界条件（浓度、温度、压强）之一，平衡就向着能减弱这种改变的方向移动。这个规律叫做勒夏特列原理，又称平衡移动原理。值得注意的是，平衡移动原理只适用于已经达到平衡的体系，而不适用于非平衡体系。

例如，在平衡体系中增大反应物的浓度，平衡则向减小反应物浓度的方向即向转变为生成物的方向（正反应方向）移动；若减小压强，平衡则向增大压强的方向即增大气体体积的方向（增大气体分子数的方向）移动；若升高温度，平衡则向降低温度的方向即吸收热量的方向（吸热反应的方向）移动。

对一可逆反应来说，催化剂虽然能增大化学反应速度，但由于同一催化剂能同等程度增大正反应和逆反应的速度，因此，在加入催化剂的体系中，正反应速度和逆反应速度仍然相等，化学平衡不发生移动。所以催化剂对化学平衡没有影响。在还没有达到平衡状态的反应体系中加入催化剂，可以加快反应速度，缩短反应达到平衡状态的时间，但对平衡体系中各物质的浓度和平衡转化率没有影响。

例题　反应 $2CO(g) + O_2(g) \rightleftharpoons 2CO_2 + 566 \text{ kJ/mol}$，体系达到平衡后，如果①增加压

强；②增加 CO 的浓度；③增加 CO_2 的浓度；④升高温度；⑤加入催化剂。问平衡是否移动？若平衡发生移动，指出移动的方向。

答：(1)由反应方程式可知，正反应方向的气体分子数要大于逆反应方向的气体分子数。增加压强，平衡向正反应方向移动。

(2)增加 CO 的浓度即增加反应物的浓度，平衡向正反应方向移动。

(3)增加 CO_2 的浓度即增加生成物的浓度，平衡向逆反应方向移动。

(4)由热反应方程式可知，该可逆反应的正反应为放热反应，逆反应为吸热反应，升高温度，平衡向逆反应方向移动。

(5)加入催化剂，能够同等倍数地影响正反应速度和逆反应速度，所以平衡不移动。

小　结

化学反应速度是用来衡量化学反应进行的快慢程度，用单位时间里反应物浓度的减少或生成物浓度的增加来表示，单位常用 mol/(L·s) 或 mol/(L·min)。参加化学反应的物质的性质是决定化学反应速度的主要因素，不同的物质参加的化学反应，具有不同的反应速度。此外，温度、浓度、压强和催化剂等也能影响化学反应速度。

一定温度下，在一个密闭容器里进行的可逆反应，当正反应和逆反应的化学反应速度相等时，即达到了化学平衡。

化学平衡是动态平衡，可以从正反应达到，也可以从逆反应达到。在平衡状态时，平衡混合物中各组分的浓度保持不变。当浓度、温度等条件改变时，化学平衡即被破坏，并将在新的条件下建立新的平衡状态，这就是化学平衡的移动。

影响化学平衡的主要因素有：

(1)浓度：增大反应物浓度或减小生成物浓度都会使平衡向正反应方向移动。

(2)温度：升高温度平衡向吸热反应方向移动，降低温度平衡向放热反应方向移动。

(3)压强：对于有气体参加的反应，增大压强平衡向气体体积减小的反应方向移动，减小压强平衡向气体体积增大的反应方向移动。

(4)对一可逆反应来说，催化剂虽然能增大化学反应速度，但由于同一催化剂能同等程度增大正反应和逆反应的速度，因此，在加入催化剂的体系中，正反应速度和逆反应速度仍然相等，化学平衡不发生移动，所以催化剂对化学平衡没有影响。但可以缩短达到平衡的时间。

（吴梅青）

习　题

一、填空题

1. 影响化学反应速率的外界因素主要有_____、_____和_____等。

2. 下列反应达到平衡：

$$2NO_2 \Longleftrightarrow N_2O_4 + 57\ kJ$$

(1)升高温度，平衡向_____移动；

（2）增大压强，平衡向＿＿＿＿＿＿移动；

（3）减小 N_2O_4 的浓度，平衡向＿＿＿＿＿＿移动。

3. 催化剂只影响＿＿＿＿＿＿，不影响＿＿＿＿＿＿，但可缩短达到平衡的时间。

二、名词解释

1. 化学反应速率　　2. 化学平衡　　3. 催化剂　　4. 质量守恒定律

三、问答题

1. 什么叫做化学平衡状态？什么叫做化学平衡移动？浓度、温度和压强对化学平衡各有什么影响？

2. 什么是催化作用？什么是催化剂？

3. 请用化学知识解释下列做法：

（1）将容易变质的食品放入冰箱中保存。

（2）尿糖的测定、尿蛋白的检查需要在加热条件下进行。

（3）某些药物要用棕色瓶盛放，并贮存在阴暗、低温处。

第六章

电解质溶液与水、盐代谢

　　根据化合物在水溶液中或熔融状态下能否导电，可将化合物分为电解质和非电解质。通常将它们的水溶液分为电解质溶液和非电解质溶液。按照电解质溶液导电性的强弱，电解质大体上可分为强电解质和弱电解质。

　　人体的体液中除了含有糖类、脂肪、蛋白质等物质外，还存在许多电解质离子，如 Na^+、K^+、Ca^{2+}、Mg^{2+}、Cl^-、HCO_3^-、CO_3^{2-}、$H_2PO_4^-$、HPO_4^{2-}、SO_4^{2-} 等。这些离子是维持人体的渗透平衡、酸碱平衡、水盐平衡等不可缺少的成分，同时这些离子的含量和状态与人体的许多生理现象和病理现象有着密切的联系。

第一节　弱电解质的电离平衡

一、强电解质和弱电解质

　　电解质可分为强电解质和弱电解质两类。在水溶液中能完全解离成离子的化合物就是强电解质。强酸、强碱和大部分的盐类是强电解质。强电解质的电离是不可逆的。某些强电解质的电离方程式如下：

$$HCl = H^+ + Cl^-$$
$$NaOH = Na^+ + OH^-$$
$$Na_2SO_4 = 2Na^+ + SO_4^{2-}$$

　　弱电解质在水溶液中只有少部分分子离解成离子，大部分仍以分子的形式存在。离解了的离子又相互吸引，一部分重新结合成分子，因而离解过程是可逆的，在溶液中建立起动态的离解平衡。电离方程式用"$\rightleftharpoons$"表示，例如：

醋酸的电离：　　　　　　　　　　$HAc \rightleftharpoons H^+ + Ac^-$

氨水的电离：　　　　　　　　　　$NH_3 \cdot H_2O \rightleftharpoons NH_4^+ + OH^-$

如果弱电解质是多元弱酸，则它们的电离是分步进行的，如碳酸的电离：

第一步　　　　　　　　　　　　　$H_2CO_3 \rightleftharpoons H^+ + HCO_3^-$

第二步　　　　　　　　　　　　　$HCO_3^- \rightleftharpoons H^+ + CO_3^{2-}$

　　碳酸的酸性主要由第一步电离出的 H^+ 所决定的。多元酸的电离以第一步电离程度最大，第二步电离程度较小。它的酸性强弱取决于第一步电离程度的大小。

二、弱电解质的电离平衡

（一）电离平衡

弱电解质的电离平衡是可逆过程。醋酸、氨水等弱电解质溶于水时，电离成离子的倾向较小，受到水分子的作用后，只有一部分的分子电离成离子，离子在水中相互碰撞吸引，重新结合成分子。在一定的条件下，当弱电解质的分子电离成离子的速度和离子重新结合成分子的速度相等时的状态称为电离平衡。例如：

$$CH_3COOH \rightleftharpoons H^+ + CH_3COO^-$$

电离平衡和化学平衡一样，是动态平衡。达到平衡时，由于正过程和逆过程速率相等，使溶液中电解质分子、离子的浓度保持不变。当外界条件改变时，电离平衡会发生移动，直至建立新的平衡。

（二）电离度

电解质的电离程度可以定量地用电离度来表示。所谓电离度就是弱电解质在溶液中达到电离平衡时，溶液中已电离的电解质分子占电解质分子总数（包括已电离的和未电离的）的百分数，常用符号 α 表示。

$$\alpha = \frac{已电离的弱电解质分子数}{电解质分子总数} \times 100\%$$

例如 25℃ 时，在 0.10 mol/L 的醋酸溶液中，每 10000 个醋酸分子中只有 132 个分子电离，则醋酸的电离度是：

$$\alpha = \frac{132}{10000} \times 100\% = 1.32\%$$

常见的弱电解质的电离度见表 6-1。

表 6-1　常见弱电解质的电离度（25℃, 0.1mol/L）

电解质	化学式	电离度（%）	电解质	化学式	电离度（%）
氢氟酸	HF	8.5	碳酸	H_2CO_3	0.17
醋酸	CH_3COOH	1.32	磷酸	H_3PO_4	27
氨水	$NH_3 \cdot H_2O$	1.33	氢硫酸	H_2S	0.07
氢氰酸	HCN	0.01	硼酸	H_3BO_4	0.01

不同的弱电解质由于其本性不同，电离度也有差别。电解质越弱，电离度越小。因此电离度可以定量地表示弱电解质的相对强弱。在 0.1 mol/L 的溶液中，电离度小于 5% 的电解质称为弱电解质。

弱电解质电离度的大小，主要取决于电解质的本性，同时也与弱电解质的浓度和温度有关。同一种弱电解质，溶液浓度越稀，电离度越大。这是因为加水稀释后，减少了离子间碰撞结合成分子的机会。弱电解质的电离度随溶液温度的升高而增大。这是因为电离过程是一吸热过程，升高温度平衡向吸热反应的方向移动，有利于电解质的电离。所以表示弱电解质的电离度时，必须指出溶液的浓度和温度。例如，不同浓度醋酸的电离度（25℃）见表 6-2。

表 6 - 2　不同浓度醋酸的电离度(25℃)

浓度(mol/L)	0.2	0.1	0.02	0.01	0.001
电离度(%)	0.934	1.32	2.96	4.20	12.40

(三)电离常数

弱电解质的电离平衡符合一般的化学平衡原理。

一定温度下,弱电解质在一定条件下电离达到平衡时,溶液中电离所生成的各种离子浓度的乘积,跟溶液中未电离分子的浓度的比值是一个常数,这个常数叫电离平衡常数,简称电离常数,用 K_i 表示。

弱电解质 AB 在水溶液中达到电离平衡时:

$$AB \Longrightarrow A^+ + B^-$$

则

$$K_i = \frac{[A^+][B^-]}{[AB]}$$

式中[A^+]、[B^-]、[AB]分别表示 A^+、B^- 和 AB 在电离平衡时的物质的量浓度。

电离平衡常数 K_i 的大小反映弱电解质的电离程度,K_i 值越大,则弱电解质 AB 电离程度越大。弱酸的电离常数用 K_a 表示,弱碱的电离常数用 K_b 表示。

在醋酸溶液中存在着下列平衡:

$$CH_3COOH \Longrightarrow H^+ + CH_3COO^-$$

电离常数表达式为:

$$K_a = \frac{[H^+][CH_3COO^-]}{[CH_3COOH]}$$

在氨水溶液中存在着下列平衡:

$$NH_3 \cdot H_2O \Longrightarrow NH_4^+ + OH^-$$

电离常数表达式为:

$$K_b = \frac{[NH_4^+][OH^-]}{[NH_3 \cdot H_2O]}$$

与化学平衡常数一样,电离常数与温度有关,与浓度无关。一些弱电解质的电离常数如表 6 - 3 所示(表中 K_{a_1}、K_{a_2}、K_{a_3} 分别是多元弱酸的一级、二级、三级电离平衡常数)。

表 6 - 3　一些弱电解质的电离常数(25℃)

名称	K_i	名称	K_i
氨水($NH_3 \cdot H_2O$)	1.76×10^{-5}	甲酸(HCOOH)	1.77×10^{-5}
氢氰酸(HCN)	4.93×10^{-10}	醋酸(HAc)	1.76×10^{-5}
氢硫酸(H_2S)	$9.1 \times 10^{-8}(K_{a_1},18℃)$	草酸($H_2C_2O_4$)	$5.9 \times 10^{-2}(K_{a_1})$
	$1.1 \times 10^{-12}(K_{a_1},18℃)$		$6.4 \times 10^{-5}(K_{a_2})$
碳酸(H_2CO_3)	$4.9 \times 10^{-7}(K_{a_1})$	磷酸(H_3PO_4)	$7.52 \times 10^{-3}(K_{a_1})$
	$5.61 \times 10^{-11}(K_{a_2})$		$6.23 \times 10^{-8}(K_{a_2})$
苯胺($C_6H_5NH_2$)	4.67×10^{-10}		$2.2 \times 10^{-13}(K_{a_3})$

三、同离子效应

在适量的氨水溶液中，加 1 滴酚酞试液，溶液因呈碱性而显红色，摇匀后再加入少量氯化铵固体，摇匀后溶液红色变浅，说明碱性减弱，即 OH^- 浓度减小。这是因为加入氯化铵后，因氯化铵是强电解质，在溶液里全部电离成 NH_4^+ 和 Cl^-，则溶液中 NH_4^+ 浓度显著增大，破坏了氨水的电离平衡，平衡向左移动。达到新的平衡时，溶液里 OH^- 浓度减小，$NH_3 \cdot H_2O$ 浓度增大，电离度减小，故溶液的红色变浅。这一过程可表示为：

$$NH_3 \cdot H_2O \Longrightarrow NH_4^+ + OH^-$$
$$NH_4Cl \Longrightarrow NH_4^+ + Cl^-$$

同理，如在醋酸溶液中加入强电解质 NaAc，则 HAc 的电离平衡向左移动，醋酸的电离度减小。表示式如下：

$$HAc \Longrightarrow H^+ + Ac^-$$
$$NaAc \Longrightarrow Na^+ + Ac^-$$

在弱电解质溶液里，加入与弱电解质具有相同离子的易溶强电解质，导致弱电解质电离度降低，这种效应称为同离子效应。

同离子效应实际上是一种电离平衡的移动。

同离子效应在药物分析中可用来控制溶液中某种离子的浓度，也可用于缓冲溶液的配制。缓冲溶液将在后面的内容中介绍。

第二节　离子反应

一、离子反应和离子方程式

电解质溶于水后全部或部分电离成离子，所以电解质在溶液里的反应实质上是离子间的反应。有离子参加的化学反应称为离子反应。如氯化钠溶液与硝酸银溶液之间的反应如下：

$$NaCl + AgNO_3 \Longrightarrow AgCl \downarrow + NaNO_3$$

$NaCl$、$AgNO_3$ 和 $NaNO_3$ 都是易溶于水的强电解质，在溶液中都以离子形式存在；氯化银是难溶性物质，不能写成离子，故化学方程式为：

$$Na^+ + Cl^- + Ag^+ + NO_3^- \Longrightarrow AgCl \downarrow + Na^+ + NO_3^-$$

可以看出，反应前后 Na^+、NO_3^- 没有变化，把它们从化学方程式中消去，可写成：

$$Ag^+ + Cl^- \Longrightarrow AgCl \downarrow$$

用实际参加化学反应的离子的符号来表示离子反应的式子称为离子方程式。离子方程式与一般的化学方程式不同，它不仅表示一个化学反应的实质，而且还能表示同一类型反应的规律。

实际上，任何可溶性的氯化盐和可溶性的银盐之间的反应，都是 Ag^+ 和 Cl^- 结合生成 AgCl 沉淀的反应，因此都可用上述离子方程式表示。

书写离子方程式的步骤是：

（1）写出反应的方程式并配平；

（2）将易溶于水的电解质写成离子形式，而难溶于水的物质、弱电解质、单质、气体和水仍写成化学式；

（3）去掉方程式两边不参加反应的相同的离子，即得离子方程式。

二、离子反应发生的条件

溶液中的复分解反应实质上是两种电解质在溶液中的离子反应。这类离子反应发生的条件是生成沉淀、气体和难电离的电解质。

（一）生成沉淀

例如氯化钠和硝酸银溶液的反应，实质上是 Ag^+ 跟 Cl^- 结合生成 $AgCl$ 的反应。

$$NaCl + AgNO_3 =\!=\!= AgCl\downarrow + NaNO_3$$

离子方程式为：
$$Ag^+ + Cl^- =\!=\!= AgCl\downarrow$$

该离子方程式适用于所有可溶性银盐和含有 Cl^- 的可溶性物质之间的反应。

又如，三氯化铁溶液与氢氧化钠溶液的反应：

$$FeCl_3 + 3NaOH =\!=\!= Fe(OH)_3\downarrow + 3NaCl$$

离子方程式为：
$$Fe^{3+} + 3OH^- =\!=\!= Fe(OH)_3\downarrow$$

可溶性铁盐与强碱溶液反应都可以用上述离子方程式表示。

（二）生成气体

例如，盐酸和碳酸氢钠溶液的反应，实质上是 HCO_3^- 跟 H^+ 结合生成 H_2CO_3，H_2CO_3 不稳定易分解成水和二氧化碳气体，

$$NaHCO_3 + HCl =\!=\!= NaCl + H_2O + CO_2\uparrow$$

离子方程式为：
$$HCO_3^- + 2H^+ =\!=\!= H_2O + CO_2\uparrow$$

该离子方程式适用于所有碳酸氢盐和强酸的反应。

（三）生成难电离的物质

难电离的物质指的是弱酸、弱碱、水和其他弱电解质。

例如醋酸和氢氧化钠溶液的反应：

$$HAc + NaOH =\!=\!= NaAc + H_2O$$

离子方程式为：
$$HAc + OH^- =\!=\!= Ac^- + H_2O$$

离子反应除了以离子互换形式所进行的复分解反应外，还有其他类型的反应。有离子参加的置换反应也是离子反应。

例1
$$Zn + 2HCl =\!=\!= ZnCl_2 + H_2\uparrow$$

离子方程式：
$$Zn + 2H^+ =\!=\!= Zn^{2+} + H_2\uparrow$$

例2
$$Fe + CuSO_4 =\!=\!= FeSO_4 + Cu$$

离子方程式：
$$Fe + Cu^{2+} =\!=\!= Fe^{2+} + Cu$$

例3
$$Cl_2 + 2KI =\!=\!= 2KCl + I_2$$

离子方程式：
$$Cl_2 + 2I^- =\!=\!= 2Cl^- + I_2$$

从上述例子可看出，离子方程式比分子方程式更简单、明了，体现出反应的实质，并且一个离子方程式能代表一类反应。缺点是它局限于电解质在溶液中的反应。

第三节 溶液的酸碱性和溶液的 pH 值

一、水的电离

水是极弱的电解质,电离出的$[H^+]$和$[OH^-]$相等,其电离方程式为:

$$H_2O \Longleftrightarrow H^+ + OH^-$$

在一定温度下,水的电离达到平衡时其K_i可表示为:

$$K_i = \frac{[H^+][OH^-]}{[H_2O]}$$

$$K_i[H_2O] = [H^+][OH^-]$$

式中$[H_2O]$可以近似看作是一常数,将它与K_i合并,用K_w表示,则

$$K_w = [H^+][OH^-]$$

K_w称为水的离子积常数,简称水的离子积。它指的是在一定的温度下,水中的氢离子浓度和氢氧根离子的浓度之积是一常数。在常温时,K_w等于1×10^{-14},$[H^+]$和$[OH^-]$的值均等于1×10^{-7} mol/L。

任何一种稀溶液(不论是中性、酸性还是碱性)中$[H^+]$与$[OH^-]$的乘积在常温下都是1×10^{-14}。例如:已知某盐酸的$[H^+] = 0.01$ mol/L,则:

$$[OH^-] = \frac{K_w}{[H^+]} = \frac{1 \times 10^{-14}}{0.01} = 1 \times 10^{-12} \text{ mol/L}$$

二、溶液的酸碱性

常温时,纯水中的H^+和OH^-浓度相等,都是1×10^{-7} mol/L,所以纯水是中性的。

如果往纯水中加入碱,OH^-浓度增大,破坏了水的电离平衡,平衡向左移动,达到新的平衡时,$[OH^-] > [H^+]$,溶液呈碱性。

如果往纯水中加入酸,H^+的浓度增大,水的电离平衡向左移动,达到新的平衡时,$[H^+] > [OH^-]$,溶液呈酸性。

常温下溶液的酸碱性与$[OH^-]$和$[H^+]$的关系可表示为:

中性溶液 $[H^+] = 1 \times 10^{-7}$mol/L,$[H^+] = [OH^-]$

碱性溶液 $[H^+] < 1 \times 10^{-7}$mol/L,$[H^+] < [OH^-]$

酸性溶液 $[H^+] > 1 \times 10^{-7}$mol/L,$[H^+ > [OH^-]$

无论是中性、酸性还是碱性溶液,由于存在水的电离平衡,故溶液中同时含有H^+和OH^-,只是两种离子浓度的大小不同而已。溶液中H^+浓度越大,酸性越强;溶液中OH^-浓度越大,碱性越强。

三、溶液的 pH 值

溶液的酸碱度习惯上用$[H^+]$来表示。在生产和科研中,经常使用一些H^+浓度很小的溶液,如血清中$[H^+]$为3.98×10^{-3}mol/L,书写极不方便,于是采用 pH 值来表示溶液的酸碱性。所谓 pH 值就是氢离子浓度的负对数。

$$pH = -\lg[H^+]$$

例如：$[H^+] = 1 \times 10^{-7}$mol/L，则 $pH = -\lg 1 \times 10^{-7} = 7$

$\quad\quad [H^+] = 1 \times 10^{-2}$mol/L，则 $pH = -\lg 1 \times 10^{-2} = 2$

$\quad\quad [H^+] = 1 \times 10^{-10}$mol/L，则 $pH = -\lg 1 \times 10^{-10} = 10$

溶液的酸碱性与 pH 值的关系是：

中性溶液　　　pH = 7

酸性溶液　　　pH < 7

碱性溶液　　　pH > 7

从上可以看出，$[H^+]$ 越大，酸性越强，pH 值越小；$[OH^-]$ 越大，碱性越强，pH 值越大。当溶液中 H^+ 浓度在 1×10^{-1}mol/L ~ 1×10^{-14}mol/L 之间，pH 值范围在 0 ~ 14 之间。但应注意，当溶液的 $[H^+]$ 或 $[OH^-]$ 大于 1 mol/L 时，用 pH 值表示溶液的酸碱度并不简便，此时可直接用 H^+ 或 OH^- 的浓度来示溶液的酸碱性。准确测定水溶液的 pH 值可用不同型号的酸度计，pH 试纸和酸碱指示剂可粗略地测出溶液的 pH 值或 pH 值范围。

pH 值在医学上很重要。例如正常人体血液的 pH 值总是维持在 7.35 ~ 7.45 之间。临床上把血液的 pH 值小于 7.35 时叫做酸中毒，pH 值大于 7.45 时叫做碱中毒。无论是酸中毒还是碱中毒，都会引起严重的后果，pH 偏离正常范围 0.4 个单位以上就有生命危险，必须采取适当的措施纠正血液的 pH 值。人体的各种体液都有各自的 pH 值范围，生物体内的一些生物化学变化，只能在一定的 pH 范围内才能正常进行。表 6 - 4 列出了正常人各种体液的 pH 值范围。

表 6 - 4　人体各种体液的 pH 值

体液	pH 值	体液	pH 值
血清	7.35 ~ 7.45	大肠液	8.3 ~ 8.4
成人胃液	0.9 ~ 1.5	乳汁	6.0 ~ 6.9
唾液	6.6 ~ 7.1	泪水	约 7.4
胰液	7.4 ~ 8.4	脑脊液	7.35 ~ 7.45
小肠液	约 7.6		

四、酸碱指示剂

通常利用酸碱指示剂的颜色变化来指示溶液的酸碱性。所谓酸碱指示剂是指在不同 pH 值溶液中能显示出不同颜色的化合物，指示剂多为有机弱酸或有机弱碱，其分子和电离出的离子因结构不同而具有不同的颜色。

例如，甲基橙是一种有机弱酸，在水溶液中存在下列电离平衡：

$$HIn \rightleftharpoons H^+ + In^-$$

甲基橙分子　甲基橙离子

红色(酸色)　黄色(碱色)

向溶液中加入甲基橙指示剂时，溶液中同时存在着甲基橙分子和甲基橙离子，所以看到的是红色和黄色的混合色—橙色。向此溶液中加酸，增大了 H^+ 的浓度，平衡向左移动，HIn 的浓度增大，In^- 减小，当 H^+ 增大到一定的时候，溶液以 HIn 的颜色为主，显示红色($pH \leqslant$ 3.1）。反之向此溶液中加碱，OH^- 中和了 H^+，使平衡向右移动，In^- 的浓度增大，HIn 减小，溶液以 In^- 的颜色为主，显示黄色($pH \geqslant 4.4$）。可见甲基橙由红色变为黄色时，溶液的 pH 值是从 3.1 变为 4.4。通常将指示剂由一种颜色过渡到另一种颜色时溶液的 pH 值变化范围称为指示剂的变色范围。一般来说，指示剂的变色范围越窄越好。常用的指示剂及变色范围见表 6 – 5。

表 6 – 5 常用的指示剂及变色范围

指示剂名称	变色范围(pH)	颜色变化
甲基橙	3.1 ~ 4.4	红色 ~ 黄色
甲基红	4.4 ~ 6.2	红色 ~ 黄色
酚酞	8.0 ~ 10.0	无色 ~ 红色
石蕊	5.0 ~ 8.0	红色 ~ 蓝色

利用酸碱指示剂可以粗略地测出溶液的 pH 值。例如在某溶液中滴入石蕊指示剂后，溶液显红色，可知该溶液 pH < 5.0，如果显示蓝色，则该溶液的 pH > 8.0。

在实际工作中，经常使用广泛通用指示剂，它是由几种指示剂的混合液配制而成的，可在不同的 pH 值溶液中显示出不同的颜色。浸过广泛通用指示剂的试纸称为广泛 pH 试纸。使用时，把待测溶液滴在试纸上，将试纸显示的颜色与标准比色卡相对照，即可测出溶液的近似 pH 值。

第四节 盐类的水解

大多数盐类是强电解质，在溶液中能全部电离出组成它的正离子和负离子。其中强酸强碱所生成的正盐其溶液呈中性，而其他类型的盐溶液一般不呈中性。例如，醋酸钠溶液的 pH 值约为 9，呈碱性；氯化铵溶液的 pH 值约为 5，呈酸性。其原因是由于其中的阳离子或阴离子与水所电离出来的 OH^- 或 H^+ 结合生成了弱电解质（弱酸或弱碱），破坏了水的电离平衡，导致溶液中 H^+ 或 OH^- 的相对浓度发生改变，使溶液呈现酸性或碱性。

在水溶液中，盐的离子与水中的 H^+ 或 OH^- 结合生成弱电解质的反应叫做盐类的水解。

一、各种类型盐的水解

盐类的水解跟生成这种盐的酸碱的强弱有密切的关系，不同类型盐的水解情况不同。

（一）强酸弱碱盐的水解

由强酸和弱碱所生成的盐很多，如 NH_4Cl、$CuSO_4$、$FeCl_3$ 等。下面以 NH_4Cl 为例说明这类盐的水解情况。

氯化铵是由强酸盐酸和弱碱氨水生成的盐，水解后显酸性。水解过程如下：

$$NH_4Cl \Longrightarrow NH_4^+ \quad + \quad Cl^-$$
$$+$$
$$H_2O \Longrightarrow OH^- \quad + \quad H^+$$
$$\Downarrow$$
$$NH_3 \cdot H_2O$$

氯化铵在水中全部电离成 NH_4^+ 与 Cl^-。水能电离出极少量的 OH^- 和 H^+。溶液中的 NH_4^+ 和 OH^- 能结合生成弱电解质 $NH_3 \cdot H_2O$。由于 $NH_3 \cdot H_2O$ 的生成,使 $[OH^-]$ 减小,破坏了水的电离平衡,平衡向右移动。水解的离子方程式为:

$$NH_4^+ + H_2O \Longrightarrow NH_3 \cdot H_2O + H^+$$

由此可知,当达到平衡时,溶液中 $[H^+] > [OH^-]$,即 pH 值小于 7,溶液显酸性。其他如 $CuSO_4$、$FeCl_3$ 等盐的水解也属于这种类型。

强酸弱碱盐水解的实质是组成盐的正离子能与水电离出的 OH^- 结合生成弱碱,使水的电离平衡发生移动,使溶液中 H^+ 浓度增加而显示酸性。

(二)强碱弱酸盐的水解

由强碱和弱酸组成的盐较多,例如 CH_3COONa、Na_2CO_3、$NaHCO_3$、Na_2S 等。下面以 CH_3COONa 为例来说明这类盐的水解情况。

CH_3COONa 是由强碱 NaOH 和弱酸 CH_3COOH 所生成的盐,水解后显碱性。水解过程如下:

$$CH_3COONa \Longrightarrow Na^+ \quad + \quad CH_3COO^-$$
$$+$$
$$H_2O \Longrightarrow OH^- \quad + \quad H^+$$
$$\Downarrow$$
$$CH_3COOH$$

醋酸钠在水中全部电离成 Na^+ 和 CH_3COO^-。水能电离出极少量的 OH^- 和 H^+,溶液中的 CH_3COO^- 和 H^+ 结合生成 CH_3COOH,破坏了水的电离平衡,溶液中 H^+ 不断减小,而 OH^- 不断增大,直到建立新的平衡。水解的离子方程式为:

$$CH_3COO^- + H_2O \Longrightarrow CH_3COOH + OH^-$$

由此可知,当达到平衡时,溶液中 $[H^+] < [OH^-]$,即 pH 值大于 7,溶液显碱性。

强碱弱酸盐水解的实质是组成盐的负离子能与水电离出的 H^+ 结合生成弱酸,使水的电离平衡发生移动,导致溶液中 OH^- 浓度增加而显示碱性。

(三)弱酸弱碱盐的水解

由弱酸和弱碱所组成的盐也有很多。这类盐的水解情况比较复杂,原因是正离子和负离子都会水解。下面以 NH_4CN 为例来说明。NH_4CN 的水解过程可表示为:

$$NH_4CN \Longrightarrow NH_4^+ \quad + \quad CN^-$$
$$+ \qquad\qquad +$$
$$H_2O \Longrightarrow OH^- \quad + \quad H^+$$
$$\Downarrow \qquad\qquad \Downarrow$$
$$NH_3 \cdot H_2O \qquad HCN$$

由 NH_4CN 完全电离生成的 NH_4^+ 和 CN^- 分别和水电离出来的 OH^- 和 H^+ 结合生成弱电解质 $NH_3 \cdot H_2O$ 和 HCN，破坏了水的电离，使水继续电离出 OH^- 和 H^+，直至建立新的电离平衡。当水解平衡建立以后，该溶液的酸碱性如何呢？主要决定于水解后生成的弱酸和弱碱的相对强弱。若弱碱的电离常数大于弱酸就显碱性；若弱酸的电离常数大于弱碱，则显酸性；若弱酸和弱碱的电离常数相等或相似，则显中性。由于 HCN 的 K_a（等于 4.93×10^{-10}）比 $NH_3 \cdot H_2O$ 的 K_b（等于 1.79×10^{-5}）要小，所以溶液显碱性。

由此可见，弱酸弱碱盐水解结果溶液是呈酸性、中性还是呈碱性，主要由水解所生成的弱酸和弱碱的相对强弱决定的。

$$K_a > K_b \quad 溶液呈酸性$$
$$K_b > K_a \quad 溶液呈碱性$$
$$K_a \approx K_b \quad 溶液（基本上）呈中性$$

例如 $NH_3 \cdot H_2O$ 和 HAc 的电离常数都近似于 1.8×10^{-5}，所以 NH_4Ac 溶液近似呈中性。

根据以上叙述不难理解，强酸强碱盐（NaCl）在水中不发生水解，是由于它们电离出来的离子没有与水电离出来的 OH^- 和 H^+ 结合生成弱电解质的倾向。这类盐大部分是由碱金属、部分碱土金属与盐酸、硝酸、硫酸等所生成的盐，其水溶液基本呈中性。

总之，盐的水解是中和反应的逆反应，盐类水解后生成酸和碱，即盐类的水解反应可看作是酸碱中和反应的逆反应。

$$酸 + 碱 \underset{水解}{\overset{中和}{\rightleftharpoons}} 盐 + 水$$

盐类水解的实质是组成盐的离子与水电离出来的 OH^- 和 H^+ 结合生成难电离的弱电解质，破坏了水的电离平衡，使溶液呈酸性、碱性或近似于中性。

二、影响盐类水解的因素及盐类水解的应用

（一）影响盐类水解的因素

盐类水解程度的大小主要由盐的本性所决定的，不同盐类的水解程度是不同的，组成盐的酸或碱越弱，水解程度越大。另外，水解产物的难溶性也是增大水解程度的重要因素之一。如果水解产物是很弱的电解质又是难溶物质或挥发性气体，在这种情况下，水解反应可以进行到底。影响盐类水解的因素还有温度、浓度和 pH 值。

温度越高，水解程度越大。盐类水解是中和反应的逆反应，中和反应是放热反应，则盐类的水解必然是吸热反应，升高温度有利于水解反应的进行。

浓度越小，水解程度越大，故稀释可促进水解。例如 $Ac^- + H_2O \rightleftharpoons HAc + OH^-$，在加水稀释时，生成物 HAc 和 OH^- 的浓度都减小，而反应物只有 Ac^- 的浓度减小，所以平衡向右移动。

盐类水解能使溶液的 pH 发生改变，反过来，调节溶液的 pH 值也能影响盐类的水解。如何通过控制溶液的酸碱性来控制盐类水解程度，这要由盐的组成来决定。降低溶液的 pH 值，能抑制正离子的水解；升高溶液的 pH 值，能抑制负离子的水解。

（二）盐类水解的应用

盐类的水解在日常生活和医药卫生方面有着重要的意义。临床上用碳酸氢钠来治疗酸中毒，就是利用其水解后显碱性；用氯化铵来治疗碱中毒，也是因其水解后显示酸性。明矾净

水的原理是利用其水解后生成氢氧化铝胶体，胶体能吸附水中的悬浮杂质，从而使水澄清。

盐的水解也会带来不利的影响。某些药物如青霉素钠盐和钾盐、巴比妥类药物等，因水解会变质，所以必须密闭保存在干燥阴凉处，以防止水解的发生。实验室配制 $FeCl_3$ 溶液时，由于 $FeCl_3$ 是强酸弱碱组成的盐，易发生水解。为了抑制 $FeCl_3$ 的水解，常向溶液中加入一定的盐酸，这样配制的 $FeCl_3$ 溶液才澄清透明。

第五节　人体内的水、盐代谢

人体内的水和溶解于水中的无机盐、小分子有机物、蛋白质共同构成体液。体液是机体物质代谢过程所必须的环境。无机盐、一些小分子有机物和蛋白质在体液中以离子形式存在，又称为电解质，因此，水、无机盐代谢内容就是水、电解质平衡。这种平衡是保证细胞正常代谢和维持各组织器官正常功能所不可缺少的。很多情况下，如胃肠道疾病、严重创伤、环境变化等都可引起水、电解质平衡紊乱，使体液的分布、容量、电解质浓度及渗透压发生改变，如果得不到及时纠正会使人产生疾病，甚至会危及生命。

一、体　液

（一）体液的分布

以细胞膜为界，将体液分为细胞内液和细胞外液两大部分。正常成人体液总量约占体重的 60%，其中细胞内液约占体重的 40%，细胞外液约占体重的 20%（组织液占 15%，血浆占 5%）。细胞外液是组织细胞直接生存的环境，被称为细胞的内环境，是细胞与外界环境进行物质交换的中介场所。

$$体液（占体重60\%）\begin{cases} 细胞内液（40\%） \\ 细胞外液（20\%）\begin{cases} 组织液（15\%） \\ 血浆（5\%） \end{cases} \end{cases}$$

体液含量随人的年龄、性别和胖瘦会有一定的差异。年龄越小，体液所占体重比例越大，新生儿、婴幼儿、学龄儿童的体液分别占体重的 80%，70% 和 65%。男性体液略多于女性，瘦者体液多于胖者，这是因为肌肉含水量远多于脂肪。

（二）体液中电解质的含量

人体中各部分体液中的电解质含量有所不同（表 6-6），其组成特点为：

（1）细胞内液与细胞外液中电解质分布差异很大。细胞内液中主要阳离子是 K^+，主要阴离子是 HPO_4^{2-} 和蛋白质阴离子；细胞外液中的主要阳离子是 Na^+，主要阴离子是 Cl^- 和 HCO_3^-。

（2）细胞内液与细胞外液的渗透压相等。虽然细胞内液的电荷总浓度高于细胞外液，但细胞内、外液产生渗透压的粒子浓度却相近，这是由于细胞内液中多价离子如蛋白质阴离子、Mg^{2+} 等含量较多的缘故。

（3）同属细胞外液的血浆和组织液，各电解质含量近似，唯有血浆蛋白质含量高于组织液，因而血浆胶体渗透压较高，这种差别有利于血浆与组织液之间的液体交换。

表6-6 细胞内、外液中电解质含量

电解质	血浆（mmol/L）	组织液（mmol/L）	细胞内液（mmol/L）
Na^+	142	147	15
K^+	5	4	150
Ca^{2+}	2.5	1.25	1
Mg^{2+}	1	1	13.5
阳离子总量	150.5	153.25	179.5
HCO_3^-	27	30	10
Cl^-	103	114	1
HPO_4^{2-}	1	1	50
SO_4^{2-}	0.5	0.5	10
有机酸根	5	7.5	—
蛋白质阴离子	2	0.125	7.88
阴离子总量	138.5	153.125	78.88

二、水代谢

水是机体中含量最多的组成成分，是维持人体正常生理活动所必需的营养物质。人若不吃食物只饮水可生存数十日，若没有水供给只能生存数日。体内水大部分以结合水形式存在，即与蛋白质、多糖等结合；少部分以自由水形式存在。

（一）水的生理功用

1. 促进和参与物质代谢　水是良好的溶剂，许多营养物质及代谢产物都能溶解于水中，有利于物质代谢；水流动性好，通过血液循环完成对营养物质及代谢产物的运输。水还能直接参加代谢反应，如加水反应、加水脱氢反应及水解反应等。

2. 调节体温　水的比热大，与等量的其他固体或液体物质相比，1 g 水的温度升高一度所需要的热量较多，因此，水能吸收较多的热量而本身温度升高不多。水的蒸发热大，1 g 水完全蒸发时能吸收较多的热量，因而蒸发少量的汗就能散发大量的热。由于水的比热大，所以当环境温度过高时，对机体体温影响不大；由于水的蒸发热大，当机体温度升高时，可通过发汗来降低体温；水的流动性大，身体内部产生的热量可通过血液循环运到体表散发，从而维持体温的正常。

3. 润滑作用　关节腔中的滑液能减少关节活动时的摩擦；唾液有利于食物的吞咽；泪液可防止眼球的干燥。

（二）水的来源与去路

1. 水的来源

（1）饮水　每天饮水的多少与气温、工作性质、生活习惯等有关，成人每天饮水量约1200 mL。

（2）食物水　每天从食物中摄入的水约1000 mL。

（3）代谢水　指糖、脂肪、蛋白质在体内代谢过程中产生的水，每天产生代谢水约300 mL。

2. 水的去路

（1）呼吸蒸发　每天呼出的气体中以水蒸气形式排出的水约350 mL。

（2）皮肤蒸发　水分从皮肤蒸发分为不感蒸发（非显性汗）和可感蒸发（显性汗）两种形式。不感蒸发是指体内水分直接透出皮肤粘膜被蒸发掉，不为人们所感觉，这种蒸发排水每天约500 mL。可感蒸发是汗腺分泌汗液在皮肤上并再被蒸发掉的过程，这种汗液是低渗液体，含有 Na^+、Cl^-、K^+ 等少量电解质。出汗的多少与环境温度、运动强度等有关，出汗过多时应注意水和电解质的补充。

（3）粪便排出　每天随粪便排出水分约150 mL。病理情况下随粪便排水可增多，如腹泻、胃肠减压、肠瘘等会引起消化液大量丢失，同时伴有电解质的丢失。

（4）肾脏排出　肾脏是调节水、电解质平衡的主要脏器。成人每天排尿量约为1500 mL，并且排尿量受饮水量及其他排水途径的影响。每天随尿排出的固体代谢废物（尿素、尿酸、肌酐等非蛋白含氮物）约35 g，溶解1 g代谢废物至少需15 mL水，因此，正常成人每天通过肾脏排出体内代谢废物的最低尿量约为500 mL。在临床上，尿量少于400 mL/日称为少尿，少于50 mL/日称为无尿。

正常的成年人每天水的出入量相等，分别约为2500 mL（表6-7）。水的生理需要量为2500 mL。当人体不进水时，每日仍通过呼吸、皮肤、肠道及肾脏（500 mL）排出约1500 mL的水分，这是人体每天必然丢失的水量，也是每天的最低需水量及临床上每天输液量的依据。

表6-7　正常成人每日水的出入量

入 量 （mL/日）		出 量 （mL/日）	
饮水	1200	呼吸蒸发	350
食物水	1000	皮肤蒸发	500
代谢水	300	粪便排出	150
		肾排出	1500
合 计	2500	合 计	2500

三、无机盐代谢

（一）无机盐的生理功能

1. 维持体液的酸碱平衡和渗透压　K^+、Na^+、HCO_3^-、HPO_4^{2-} 等构成了体液中缓冲系统，参与酸碱平衡的调节（见第六章）。K^+、HPO_4^{2-}、Na^+、Cl^- 还是维持细胞内外液渗透压和容量的主要离子，当这些离子浓度改变时会引起细胞内外液渗透压及容量的变化。

2. 维持神经肌肉的兴奋性　神经肌肉的兴奋性与下列离子的浓度及比例有关，可表示为：

$$神经肌肉细胞的兴奋性 \propto \frac{[Na^+] + [K^+]}{[Ca^{2+}] + [Mg^{2+}] + [H^+]}$$

可见，Na^+、K^+ 浓度升高时，神经肌肉的兴奋性增高；Ca^{2+}、Mg^{2+}、H^+ 浓度升高时则神经肌肉的兴奋性降低。临床上常见的低钾血症，病人神经肌肉的兴奋性降低，出现四肢无力、肠麻痹、甚至呼吸肌麻痹；低钙血症时，病人神经肌肉的兴奋性升高，出现手足搐搦。

心肌细胞的兴奋性也与这些离子有关：

$$心肌细胞的兴奋性 \propto \frac{[Na^+] + [Ca^{2+}]}{[K^+] + [Mg^{2+}]}$$

要强调的是 K^+ 和 Ca^{2+} 对心肌的作用不同于对神经肌肉的作用：K^+ 对心肌有抑制作用，高血钾可使心肌兴奋性降低，出现传导阻滞，甚至心跳骤停于舒张期。低血钾时心肌兴奋性增强，可出现室性早搏，甚至心跳骤停于收缩期。Ca^{2+} 和 Na^+ 对心肌的作用与 K^+ 的作用是相拮抗的，临床上可用含钙和含钠的制剂来缓解 K^+ 对心肌的抑制作用。

3. 其他功能　无机离子还是多种酶的辅酶成分或酶的激活剂，无机离子还直接参与物质代谢。如 Cl^- 是唾液淀粉酶的激活剂，K^+ 参与糖原及蛋白质的合成。

（二）钠和氯的代谢

1. 含量与分布　正常成人体内钠的含量为 $45 \sim 50$ mmol/kg 体重，其中约50%的钠分布在细胞外液，约10%分布在细胞内液，约40%存在于骨骼中。血清钠浓度为 $135 \sim 145$ mmol/L。氯主要分布在细胞外液，为细胞外液中的主要阴离子。血清氯浓度为 $98 \sim 106$ mmol/L。

2. 来源与排泄　每日饮食中的食盐是体内钠与氯的主要来源，正常的饮食能使机体得到足够的钠与氯。钠与氯主要经肾随尿排出，少量随汗液及粪便排出。肾对钠的排出有很强的控制能力，其排钠特点为：多吃多排，少吃少排，不吃不排。当机体不摄入钠时，肾的排钠量可接近于零。氯伴随钠而排出。

（三）钾的代谢

1. 含量与分布　正常成人体内钾的含量为 $50 \sim 55$ mmol/kg 体重，其中约98%分布在细胞内液，其余分布在细胞外液。血清钾浓度为 $4.1 \sim 5.6$ mmol/L，而细胞内液钾的浓度却很高，如红细胞内钾浓度为 $110 \sim 125$ mmol/L。因此测定血清钾时，要避免血标本溶血。

2. 来源与排泄　钾主要来自水果、蔬菜、谷物、肉类等食物，正常饮食能满足人体对钾的需要。体内钾主要经肾随尿排出，肾脏对排钾的控制能力没有对钠那么强，肾排钾的特点是：多吃多排，少吃少排，不吃也排。在不进食钾的情况下，每天仍从尿中排出一定数量的钾。所以在临床上，对禁食者、大量输液者要注意补钾。鉴于钾对心肌的特殊作用及肾脏为排钾的主要途径，静脉补钾时要做到四不宜：不宜过浓，不宜过多，不宜过快，不宜过早。不宜过早是指要了解病人肾功能情况后再补钾，即"见尿补钾"。

（四）钙磷代谢

钙和磷是体内含量最多的无机元素。它们在体内主要是参与骨和牙的构成，游离于体液中的钙和磷还具有许多其他的重要生理功能：钙能降低毛细血管及细胞膜通透性；参与血液凝固过程；作为激素作用中的第二信使等。磷主要以磷酸根的形式参与物质代谢和能量代谢，并构成磷脂、核酸和多种辅酶的成分。

1. 含量与分布　正常成人体内钙含量为 $700 \sim 1400$ g，磷含量为 $400 \sim 800$ g，其中约99%的钙和约86%的磷以羟磷灰石 $[Ca \cdot (PO_4) \cdot Ca(OH)_2]$ 的形式存在于骨和牙中。其余部分分布于体液和其他组织中。

2. 吸收与排泄

（1）钙的吸收与排泄　正常成人对钙的需要量每天为 $0.6 \sim 1.0$ g，儿童、孕妇、乳母对钙的需要量较大，每天为 $1.0 \sim 1.5$ g。钙的吸收部位主要在酸度较大的小肠上段，在酸性条件下钙的溶解度大，易被吸收。因此，维生素 C、氨基酸、乳酸等酸性物质能降低肠道 pH 值而有利于钙的吸收。食物中的植酸、草酸盐及碱性磷酸盐等则不利于钙的吸收，因为它们可与钙结合成不溶性物质。影响钙吸收的最主要因素是维生素 D，当维生素 D 供给充足时，一般不会发生缺钙。此外，机体对钙的需要量也影响钙的吸收，儿童、孕妇、乳母对钙的需要量大，钙的吸收也加强。钙主要由肠道及肾排出，其中 80% 的钙由肠道排出，20% 经肾脏随尿排出，尿钙量受激素的调节。

（2）磷的吸收与排泄　正常成人对磷的需要量每天为 $1.0 \sim 1.5$ g。食物中的磷多以磷脂、磷蛋白及酸性磷酸盐的形式存在，磷吸收的部位主要在空肠。影响钙吸收的因素也影响磷的吸收。30% 的磷由肠道排出，70% 的磷经肾脏排出，尿磷量也受激素的调节。

3. 血钙与血磷

（1）血钙　血钙是指血浆中钙。正常成人血钙浓度为 $2.25 \sim 2.75$ mmol/L（$9 \sim 11$ mg/dL）。血钙有离子钙和结合钙两种存在形式，约各占 50%。结合钙主要是 Ca^{2+} 与血浆清蛋白结合形成的蛋白结合钙，约占 45%；还有少量钙与柠檬酸等有机酸结合。蛋白质结合钙它不能透过毛细血管壁，故又称为不扩散钙。离子钙、柠檬酸结合钙等能透过毛细血管壁，称为可扩散钙。只有离子钙能直接发挥生理作用，当血浆离子钙浓度降低时才会出现低钙症状。但血浆蛋白结合钙和离子钙可相互转变，这种转变受血液 pH 值的影响。

$$\text{血浆蛋白结合钙} \underset{HCO_3^-}{\overset{H^+}{\rightleftharpoons}} \text{血浆蛋白质} + Ca^{2+}$$

当血液 pH 值降低时，会促使结合钙解离，血浆离子钙浓度升高，结合钙浓度降低；而血液 pH 值升高时，促使离子钙形成结合钙，而导致血浆离子钙浓度降低。所以，碱中毒患者常伴有手足搐搦的低钙表现。

（2）血磷　血磷是指血浆中无机磷酸盐所含的磷。正常成人血磷浓度为 $0.97 \sim 1.61$ mmol/L（$3 \sim 5$ mg/dL），儿童为 $1.29 \sim 1.94$ mmol/L（$4 \sim 6$ mg/dL）。血浆钙和磷的浓度若以 mg/dL 表示，两者乘积应在 $35 \sim 40$ 的范围内。

$$[Ca] \times [P] = 35 \sim 40$$

乘积 >40，表示钙和磷能以骨盐形式沉积在骨组织中，有利于骨骼的钙化；乘积 <35，则骨盐溶解，成骨作用受阻，是佝偻病与骨软化症血液生化指标的特点。

4. 钙磷代谢的调节　在神经体液的调节下，血钙和血磷浓度能维持在正常范围内。调节钙磷代谢的体液因素主要是甲状旁腺素、$1,25 - (OH)_2 - D_3$ 和降钙素，它们是通过影响肠道对钙磷的吸收、成骨与溶骨作用以及肾脏对钙磷的重吸收来发挥其调节作用的。

（1）$1,25 - (OH)_2 - D_3$　$1,25 - (OH)_2 - D_3$ 主要通过以下几个方面调节钙磷代谢，使血钙升高、血磷升高。①促进肠道对钙磷的吸收。②促进成骨作用及溶骨作用。当钙磷供给充足时，以成骨作用为主，促进骨组织的生长和钙化。当钙磷供给不足血钙降低时，以溶骨为主，使血钙升高。$1,25 - (OH)_2 - D_3$ 的这种溶骨作用有利于骨质的更新和改造。③促进肾小管对钙磷的重吸收，使尿钙、尿磷的排出减少。

（2）甲状旁腺素（PTH）　PTH 是由甲状旁腺素主细胞分泌的多肽类激素，当血钙浓度降低时 PTH 分泌增加，具有升高血钙及降低血磷的作用。PTH 主要的靶器官是骨和肾，对小肠的作用是通过维生素 D_3 间接发挥的。①PTH 可增加肾脏 1α - 羟化酶的活性,促进 $25 - OH - D_3$ 转变为 $1,25 - (OH)_2 - D_3$,从而间接增加小肠对钙磷的吸收。②PTH 对骨的作用是抑制成骨作用,促进溶骨作用,使骨盐溶解,血钙升高。③PTH 可促进肾小管对钙的重吸收,抑制对磷的重吸收,尿磷排出增多,血磷降低。

(3)降钙素(CT) CT 是由甲状腺滤泡旁细胞(又称 C 细胞)分泌的多肽类激素,当血钙浓度升高时 CT 分泌增加,具有降低血钙及血磷的作用。CT 的主要靶器官也是骨和肾。①CT 对骨的作用是抑制溶骨作用,促进成骨作用。②CT 抑制肾小管对钙和磷的重吸收,使尿钙、尿磷排出增加。

$1,25 - (OH)_2 - D_3$,PTH,CT 对钙磷代谢的调节作用见表 6-8。

表6-8 三种体液因素对钙磷代谢的调节作用

调节因素	肠道	骨骼		肾脏		血浆浓度	
	钙磷吸收	成骨	溶骨	尿钙	尿磷	血钙	血磷
$1,25 - (OH)_2 - D_3$	↑↑	↑	↑	↓	↓	↑	↑
PTH	↑	↓	↑↑	↓	↑	↑	↓
CT	↓(生理剂量)	↑	↓	↑	↑	↓	↓

四、微量元素

人体每日需要量小于 100mg 的元素称为微量元素。人类营养必需的微量元素主要有铁、碘、锌、硒、铜、钴、氟、锰等。

(一)铁

1. 铁的生理功能及分布 铁在体内的主要功能是参与血红蛋白的合成,Fe^{2+} 能与氧结合,从而赋予血红蛋白的运氧功能。铁的供给不足或失血过多,可引起缺铁性贫血。其次,铁还参与肌红蛋白、细胞色素、过氧化物酶及过氧化氢酶等物质的合成。体内的铁约 70% 存在血红蛋白中,约 25% 以铁蛋白、含铁血黄素的形式储存在肝、脾及骨髓中,约 5% 存在于肌红蛋白、细胞色素及过氧化物酶等含铁酶中。

2. 铁的来源及需要量 铁的来源有两个:一是食物铁,含铁较多的食物有动物血、动物肝脏、瘦肉、蛋黄、紫菜、海带、黑木耳等。二是体内衰老红细胞破坏后释放出来的血红蛋白铁可再利用。成年男性及绝经期女性每日需铁约 1 mg,儿童、妇女月经期、妊娠期对铁需要量较大。

3. 铁的吸收 铁主要在十二指肠及空肠上段吸收。食物中的维生素 C 及蛋白质有利于铁的吸收。因为 Fe^{2+} 比 Fe^{3+} 溶解度大,Fe^{2+} 容易被吸收,维生素 C 能使 Fe^{3+} 还原为 Fe^{2+} 而促进铁的吸收。蛋白质在肠道中水解生成的氨基酸可与铁形成可溶性的螯合物也有利于铁的吸收。食物中的鞣酸、草酸及植酸等可与铁结合成难溶性沉淀而妨碍铁的吸收。

4. 铁的运输及储存 被小肠粘膜细胞吸收入血的 Fe^{2+} 在铜蓝蛋白的催化下氧化成 Fe^{3+},再与运铁蛋白结合而运输。其中大部分铁运到骨髓用于合成血红蛋白,其余的运到肝脾储存、运到各组织细胞合成含铁的蛋白质。

（二）碘

成人每日需碘 100 ~ 300 mg，儿童按每日每 kg 体重需碘 1 μg 计算。体内的碘主要集中在甲状腺内，用于合成甲状腺激素。甲状腺激素有促进物质代谢与能量代谢、促进生长发育的作用。碘缺乏病在我国分布广，发病率高，主要是由于自然环境中的水、土壤缺乏碘而造成植物、粮食中碘含量偏低，使机体碘的摄入不足所致。缺碘时可引起甲状腺组织代偿性增生肿大，称为地方性甲状腺肿。胚胎期缺碘可引起呆小病，表现为智力迟钝，身材矮小。缺碘地区可通过食用加碘盐或多食用海带、紫菜等富含碘的海产品来预防碘缺乏病。

（三）锌

成人每日需锌 15 ~ 25 mg。锌在体内参与多种酶的组成，如 DNA 聚合酶、RNA 聚合酶、碳酸酐酶等。锌缺乏时可出现味觉迟钝、食欲减退，可引起儿童生长发育迟缓，生殖器官发育受损，伤口不易愈合等。锌的来源广泛，动物性食物及植物性食物都含有锌，更以动物性食物含量丰富。

（四）硒

成人每日需硒 30 ~ 50 μg。硒在体内主要参与谷胱甘肽过氧化物酶的组成，该酶具有抗氧化作用，可保护细胞膜，维持其正常的结构和功能。大骨节病及克山病可能与缺硒有关。

小　结

强酸、强碱和大多数盐类属于强电解质，强电解质在水溶液中全部电离。弱酸、弱碱等属于弱电解质。弱电解质的电离是一个可逆过程，溶液中未电离的电解质分子和已电离的离子处于平衡状态。这种在一定条件下，电解质分子电离成离子的速率和离子重新结合成分子的速率相等时的状态，叫做电离平衡。电离平衡是动态平衡，当浓度、温度等条件发生变化时，平衡就向能够使这种变化减弱的方向移动。

水是极弱的电解质，能微弱地电离出 H^+ 和 OH^-，在 25℃ 时，水中 $[H^+]$ 和 $[OH^-]$ 的乘积为 1×10^{-14}。

当 $[H^+] > 1 \times 10^{-7} mol/L$ 时，其 pH < 7，溶液呈酸性；

当 $[H^+] = 1 \times 10^{-7} mol/L$ 时，其 pH = 7，溶液呈中性；

当 $[H^+] < 1 \times 10^{-7} mol/L$ 时，其 pH > 7，溶液呈碱性。

pH 值就是氢离子浓度的负对数，$[H^+]$ 越大，酸性越强，pH 值越小；$[OH^-]$ 越大，碱性越强，pH 值越大。

酸碱指示剂是指在 pH 改变时，其颜色也随之改变的物质，通常是弱的有机酸或有机碱。

盐类的离子与水电离出来的 H^+ 或 OH^- 相结合生成弱电解质的反应，叫做盐类的水解反应。水解反应是中和反应的逆反应。水解反应的实质：盐电离出的阳离子（或阴离子）结合水电离出的 OH^-（或 H^+）生成弱碱（或弱酸），从而促进了水的电离。

水解反应的规律：

强酸强碱盐：不水解，pH = 7，如 NaCl；

强酸弱碱盐：水解，pH < 7，如 NH_4Cl；

弱酸强碱盐：水解，pH > 7，如 CH_3COONa；

弱酸弱碱盐：水解，pH 不定，如 NH_4CN，pH > 7。

　　水和溶解于水中的无机盐、小分子有机物、蛋白质共同构成体液。以细胞膜为界，将体液分为细胞内液和细胞外液两大部分。体液是机体物质代谢过程所必须的环境。水和无机盐在体内的正常分布、含量是保证细胞正常代谢和维持各组织器官正常功能所不可缺少的。水是体内含量最多的成分，具有促进和参与物质代谢、调节体温、润滑等功能。水有三个来源：饮水、食物水及代谢水；四条去路：呼吸蒸发、皮肤蒸发、粪便排出及肾脏排出。正常成人的生理需水量为 2500 mL，最低需水量为 1500 mL。无机盐具有维持体液的酸碱平衡和渗透压、维持神经肌肉的兴奋性等功能。要强调的是 K^+ 对心肌的作用，高血钾可使心肌兴奋性降低，低血钾则使心肌兴奋性增强，二者严重时都可导致心跳停搏。钙和磷是体内含量最多的无机元素，在体内主要是参与骨和牙的构成，游离于体液中的钙和磷也有许多重要的生理功能。影响肠道钙吸收的最主要因素是维生素 D，儿童缺钙往往是由于缺乏维生素 D 所引起的。在神经体液的调节下，血钙和血磷浓度能维持在正常范围内。调节钙磷代谢的体液因素有 $1,25-(OH)_2-D_3$、PTH、CT，它们是通过影响肠道对钙磷的吸收、成骨与溶骨作用以及肾脏对钙磷的重吸收来发挥其调节作用的。铁在体内的主要功能是参与血红蛋白的合成，铁的供给不足或失血过多，可引起缺铁性贫血。儿童、妇女月经期、妊娠期对铁需要量较大，应注意铁的补充。

（吴梅青　余庆皋）

习　题

一、填空题

1. 强电解质和弱电解质的区别在于：前者在水溶液中＿＿＿＿＿＿＿＿＿＿＿＿；而后者在水溶液中＿＿＿＿＿＿＿＿＿＿＿＿＿＿。

2. 离子反应发生的条件是＿＿＿＿＿＿、＿＿＿＿＿＿、＿＿＿＿＿＿。书写离子方程式时，＿＿＿＿、＿＿＿＿、＿＿＿＿、＿＿＿＿和其他难电离的物质都不能写成离子。

3. 水解反应的实质是＿＿＿＿＿＿＿＿＿＿＿＿＿＿＿＿＿＿。

4. pH 与氢离子的关系是＿＿＿＿＿＿，一般 pH 的常用范围是＿＿＿＿＿＿，相对应的氢离子浓度范围是＿＿＿＿＿＿＿＿ mol/L。正常情况下人体血液的 pH 在＿＿＿＿＿＿之间。

5. 现有 KCN、KNO_3、$FeCl_3$、CH_3COONH_4、$KHCO_3$、Na_2S、KCl 溶液，显酸性的有＿＿＿＿＿＿＿＿，显碱性的有＿＿＿＿＿＿＿＿，显中性的有＿＿＿＿＿＿＿＿。

6. 弱电解质的电离程度可用＿＿＿＿＿＿＿表示，其表达式为＿＿＿＿＿＿＿＿。

7. 正常成人体液含量约占体重的＿＿＿＿＿＿＿＿，体液可分为＿＿＿＿＿＿＿＿ 和＿＿＿＿＿＿＿两大部分。

8. 细胞内液的阳离子主要是＿＿＿＿＿＿＿＿，细胞外液的主要阳离子是＿＿＿＿＿＿＿＿。

9. 血浆与组织液都是细胞外液，大部分电解质含量都很接近，其中含量差别最大的成分是＿＿＿＿＿＿＿＿。

10. 正常成人每天水的生理需要量为＿＿＿＿＿＿＿＿，最低需要量为＿＿＿＿＿＿＿＿。

11. 正常成人每天通过肾脏排出体内代谢废物的最低尿量约为＿＿＿＿＿＿＿＿。

12. 钙磷乘积应＿＿＿＿＿＿＿＿，才有利于骨组织钙化。

13. 铁在体内的主要功能是＿＿＿＿＿＿＿＿，缺铁可引起＿＿＿＿＿＿＿＿。

二、名词解释

1. 强电解质　　2. 弱电解质　　3. 同离子效应　　4. 盐类水解

三、问答题

1. 什么叫指示剂的变色范围? 如果某溶液的 pH 是 6, 分别滴入(1)甲基橙 (2)石蕊(3)酚酞试液时各显什么颜色?

2. 什么是同离子效应? 在醋酸溶液中加入(1)醋酸钠晶体 (2)盐酸 (3)氢氧化钠时, 醋酸的电离平衡如何移动?

3. $NaHCO_3$、$NaHSO_4$ 都是酸式盐, 为什么 $NaHCO_3$ 的水溶液显碱性, 而 $NaHSO_4$ 的水溶液显酸性?

4. 临床上给病人输钾时为什么要强调"见尿补钾"?

5. 用表格列出正常成人每天水的来源与去路及出入水量。

第七章

缓冲溶液与酸碱平衡

人体内的物质代谢过程是由一系列的化学反应组成的,并且体液 pH 值必须维持在一定的范围内才能保证代谢的正常进行。但是在生命活动过程中,体内会经常生成一些酸性及碱性的代谢产物,并且还有些酸、碱性物质随食物摄入体内,势必会使体液的 pH 值有很大的波动。而实际上体液 pH 值变化并不大,正常人动脉血 pH 值在 7.35 ~ 7.45 之间(平均为 7.4)。这是因为人体内的体液是一种缓冲溶液,可以缓冲体内多余的酸、碱性物质,此外还有肺和肾的调节作用,从而使体液 pH 值能维持在正常范围内。

第一节　缓冲溶液

一、缓冲溶液的概念

在纯水或某些溶液中加少量酸或少量碱时,它们的 pH 值会发生明显的变化。但有些溶液却能抵御外来的少量酸或碱,如在由 HAc(醋酸)和 NaAc(醋酸钠)组成的溶液中加入少量的酸或碱并不能明显改变其 pH 值。这种能对抗外来的少量酸或少量碱而保持溶液 pH 值几乎不变的作用称为缓冲作用,具有缓冲作用的溶液称为缓冲溶液。

二、缓冲溶液的组成

缓冲溶液之所以能对抗外来的少量酸和碱,是因为溶液中含有抗酸成分和抗碱成分,并且这两种成分之间存在着化学平衡。

缓冲溶液中的抗酸和抗碱两种成分称为缓冲系统或缓冲对。弱酸及其对应的盐、弱碱及其对应的盐、多元酸的酸式盐及其对应的次级盐都能构成缓冲系统。

(一)弱酸及其对应的盐

弱酸(抗碱成分)　　对应的盐(抗酸成分)

HAc(醋酸)——NaAc(醋酸钠)

H_2CO_3(碳酸)——$NaHCO_3$(碳酸氢钠)

(二)弱碱及其对应的盐

弱碱(抗酸成分)　　　对应的盐(抗碱成分)

$NH_3 \cdot H_2O$(氨水) —— NH_4Cl(氯化铵)

(三)多元酸的酸式盐及其对应的次级盐

多元酸的酸式盐(抗碱成分)　　　对应的次级盐(抗酸成分)

$$NaH_2PO_4(磷酸二氢钠) \longrightarrow Na_2HPO_4(磷酸氢二钠)$$

三、缓冲作用的原理

缓冲溶液中的抗酸成分能缓冲外来的酸,抗碱成分能缓冲外来的碱,从而维持溶液的 pH 值几乎不变。现以人体血液中最主要的缓冲系统 $H_2CO_3 - NaHCO_3$ 为例来说明缓冲作用的原理。

在 $H_2CO_3 - NaHCO_3$ 构成的缓冲溶液中,$NaHCO_3$ 是强电解质,在溶液中可全部电离成 Na^+ 和 HCO_3^-。H_2CO_3 是弱电解质,仅有少量分子电离成 H^+ 和 HCO_3^-,由于有来自 $NaHCO_3$ 的 HCO_3^- 引起的同离子效应,使 H_2CO_3 电离度更小,主要以分子形式存在。由此可知,在这种缓冲液中存在大量的 H_2CO_3 和大量的 HCO_3^-,即弱酸及弱酸根离子浓度都很大,这就是弱酸及其盐构成的缓冲溶液的组成特点。其中弱酸是抗碱成分,弱酸根是抗酸成分。

溶液中 H_2CO_3 及 $NaHCO_3$ 的电离过程如下:

$$H_2CO_3 \Longrightarrow H^+ + HCO_3^-$$
$$NaHCO_3 \Longrightarrow Na^+ + HCO_3^-$$

当有少量酸(H^+)进入溶液时,HCO_3^- 与外来的 H^+ 结合成 H_2CO_3,使 H_2CO_3 的电离平衡向左移,当达到平衡时,只有 $[HCO_3^-]$ 略有降低,$[H_2CO_3]$ 略有升高,$[H^+]$ 则没有发生明显改变,即维持溶液的 pH 值几乎不发生改变。抗酸的离子方程式为:

$$HCO_3^- + H^+ \Longrightarrow H_2CO_3$$

反之,当有少量碱(OH^-)进入溶液时,H_2CO_3 解离出的 H^+ 与 OH^- 结合成 H_2O,H_2CO_3 的电离平衡向右移以补充被消耗的 H^+,只有 $[H_2CO_3]$ 略有降低,$[HCO_3^-]$ 略有升高,$[H^+]$ 不会发生明显改变,即能维持溶液的 pH 值几乎不发生改变。抗碱的离子方程式为:

$$H_2CO_3 + OH^- \Longrightarrow HCO_3^- + H_2O$$

弱碱及其对应的盐、多元酸的酸式盐及其对应的次级盐所构成的缓冲溶液,其缓冲原理也基本相同。

缓冲溶液虽然能对抗外来的酸或碱,但其缓冲能力也是有限的。当外来的酸性或碱性物质过多,缓冲溶液中的抗酸成分或抗碱成分将被耗尽而失去缓冲作用。

第二节 酸碱平衡

人体内的物质代谢过程必须在一定的 pH 环境下才能正常进行。但组织细胞在代谢过程中会不断地产生一些酸性和碱性物质,另外还有一定数量的酸、碱性物质随食物进入体内。机体通过一系列调节作用,将体内多余的酸性或碱性物质排至体外,使体液 pH 值维持在相对恒定的范围内,机体这一调节过程称为酸碱平衡。

酸碱平衡包括三个方面的调节作用:①血液的缓冲作用;②肺的调节作用;③肾的调节作用。通过这三方面的协调作用,使体液 pH 值维持正常。任何一方面出现失调,或体内酸、碱性物质产生或丢失过多,超过机体的调节能力,都会导致酸中毒或碱中毒。

由于血浆与其他各部分体液相互沟通,因此血浆 pH 值可以反映机体的酸碱平衡状态。正常情况下,动脉血 pH 值在 7.35 ~ 7.45 之间(平均为 7.4)。

一、体内酸、碱性物质的来源

（一）酸性物质的来源

1. 内源性酸 这是体内酸性物质的主要来源。主要来自于糖、脂肪、蛋白质及核酸在体内的代谢产物，根据这些酸性代谢产物在体内排出的方式不同，可分为挥发酸和固定酸两类。

挥发酸是指碳酸（H_2CO_3）。糖、脂肪、蛋白质在体内彻底氧化生成的 CO_2 和 H_2O 可以化合成 H_2CO_3，H_2CO_3 被运输到肺部又重新分解成 CO_2 由呼吸道排出，所以将碳酸称为挥发酸。

$$CO_2 + H_2O \underset{肺部}{\overset{组织}{\rightleftharpoons}} H_2CO_3$$

固定酸是指物质代谢过程中产生的乳酸、丙酮酸、乙酰乙酸、β-羟丁酸、硫酸及磷酸等多种有机酸和无机酸，这些酸过量时不能像碳酸那样分解成气体由肺呼出，而只能通过肾脏随尿排出。

2. 外源性酸 是指饮食及药物中的酸性物质，如柠檬酸、醋酸、阿司匹林、氯化铵等，随食物进入体内成为体内酸性物质的又一来源。

（二）碱性物质的来源

1. 外源性碱 这是体内碱性物质的主要来源。主要来自于蔬菜、水果和碱性药物。蔬菜、水果中含有有机酸钠盐或钾盐（如柠檬酸盐、苹果酸盐等）。这些盐的有机酸根在体内可被氧化成 CO_2 和 H_2O，剩下的 Na^+ 和 K^+ 与体液中的 HCO_3^- 结合成碱性的碳酸氢钠或碳酸氢钾。

2. 内源性碱 体内物质代谢中也可产生为数不多的碱性代谢产物，如氨基酸分解代谢中产生的氨。

由此可见，在正常饮食情况下，体内各种来源的酸性物质远多于各种来源的碱性物质。因此，机体对酸碱平衡的调节作用主要是对酸的调节。

二、酸碱平衡的调节

（一）血液的缓冲作用

血液中的缓冲系统是由弱酸及其对应的盐所组成的，主要有 5 种，分布在血浆及红细胞中，包括碳酸氢盐缓冲系统、磷酸氢盐缓冲系统、血浆蛋白质缓冲系统、血红蛋白缓冲系统以及氧合血红蛋白缓冲系统（表 7–1）。

表 7–1 血液中的 5 种缓冲系统

弱酸 对应的盐	缓冲机制	分布部位
H_2CO_3——（K）$NaHCO_3$[①]	$H_2CO_3 \rightleftharpoons HCO_3^- + H^+$	血浆、红细胞
（K）NaH_2PO_4——（K_2）Na_2HPO_4	$H_2PO_4^- \rightleftharpoons HPO_4^{2-} + H^+$	血浆、红细胞
HPr —— NaPr[②]	$HPr \rightleftharpoons Pr^- + H^+$	血浆
HHb —— KHb[③]	$HHb \rightleftharpoons Hb^- + H^+$	红细胞
$HHbO_2$ —— $KHbO_2$[④]	$HHbO_2 \rightleftharpoons HbO_2^- + H^+$	红细胞

注：①在血浆中为 Na 盐，红细胞中为 K 盐；②Pr 表示蛋白质；③Hb 表示血红蛋白；④HbO_2 表示氧合血红蛋白。

各种来源的酸性或碱性物质进入血液后，受到血液中各种缓冲系统的缓冲作用，从而使血液的 pH 值不致于发生明显的改变。

血浆中以碳酸氢盐缓冲系统（$NaHCO_3$/H_2CO_3）的缓冲能力最强，而红细胞中则以血红蛋白缓冲系统（$K-Hb$/$H-Hb$，$K-HbO_2$/$H-HbO_2$）的缓冲能力最强。血浆的 pH 值又与血浆中 $NaHCO_3$ 和 H_2CO_3 的浓度及两者的浓度之比密切相关。正常人血浆的 $[NaHCO_3]$ 约为 24 mmol/L，$[H_2CO_3]$ 约为 1.2 mmol/L，根据亨德森－哈塞巴赫（Henderson-Hasselbalch）方程式可计算出血浆 pH 值：

$$pH = pK_a + lg \frac{[NaHCO_3]}{[H_2CO_3]}$$

方程式中 pK_a 为 H_2CO_3 解离常数的负对数，在 37℃时为 6.10，故

$$pH = 6.10 + lg \frac{20}{1} = 6.10 + 1.30 = 7.40$$

可见，血浆中 $NaHCO_3$ 和 H_2CO_3 为正常浓度时，两者比值为 20/1，血浆 pH 值为 7.4。如果在酸碱平衡过程中，一方的浓度发生改变，只要另一方也作出相应的改变以维持它们的比值为 20/1，血浆的 pH 值就可维持正常。肺和肾在酸碱平衡中的作用就是通过调节血浆 $NaHCO_3$ 与 H_2CO_3 的浓度来维持它们的正常比值。

1. 对固定酸的缓冲作用　进入血液的固定酸受到弱酸对应盐的缓冲，其中 $NaHCO_3$ 电离出的 HCO_3^- 起主要作用，电离平衡向左移（表 7-1），结果 $[NaHCO_3]$ 降低，$[H_2CO_3]$ 升高，使酸性较强的固定酸变成酸性较弱的 H_2CO_3，H_2CO_3 可再分解成 CO_2 和 H_2O，CO_2 由肺呼出。

2. 对挥发酸的缓冲作用　对 H_2CO_3 的缓冲主要靠红细胞中的血红蛋白及氧合血红蛋白缓冲系统。

当血液流经组织的时候，组织细胞代谢产生的 CO_2 大量扩散入血并进入红细胞中，在碳酸酐酶（CA）的催化下与 H_2O 化合成 H_2CO_3。H_2CO_3 解离释放出 H^+ 正好被释放了 O_2 的 $K-Hb$ 所接受生成 $H-Hb$，这样，就没有因为 H_2CO_3 的生成而明显改变红细胞中 H^+ 浓度，起到了缓冲作用。而留下的 HCO_3^- 浓度越来越高则向血浆中扩散，为了维持电平衡，必须有等量的阴离子由血浆移入红细胞，因此 Cl^- 进入红细胞，此过程称为氯离子转移。经过上述反应过程，使进入红细胞中的 CO_2 又以 HCO_3^- 形式进入血浆，然后被运到肺部（图 7-1）。

当血液流经肺部的时候，反应过程与上述过程正好相反。血液中的 CO_2 向肺泡中扩散并不断被呼出。与此同时，肺泡中的 O_2 向血液中扩散，进入红细胞后与 $H-Hb$ 结合成酸性较强的 $H-HbO_2$，$H-HbO_2$ 释出 H^+，H^+ 与 HCO_3^- 结合成 H_2CO_3，并在 CA 的作用下分解成 CO_2 和 H_2O。由于 CO_2 被呼出，红细胞内 HCO_3^- 浓度降低，这时，血浆中的 HCO_3^- 又向红细胞中扩散来补充，促使 Cl^- 移出，再进行一次氯离子转移，转移的方向与组织中相反（图 7-2）。

由此可见，对挥发酸的缓冲实际上就是将组织细胞代谢中产生的 CO_2，通过血液循环运到肺部再排至体外的过程。

3. 对碱的缓冲作用　进入血液的碱性物质由缓冲系统中的弱酸部分来缓冲，其中，H_2CO_3 起着主要作用。碱性物质（OH^-）与 H^+ 结合成 H_2O，使电离平衡右移（表 7-1），所消耗的 H^+ 由 H_2CO_3 补充，结果 $[H_2CO_3]$ 降低，$[NaHCO_3]$ 升高，使较强的碱变成较弱的碱 $NaHCO_3$，过多的 $NaHCO_3$ 再由肾脏排出。

血液缓冲系统对酸、碱性物质缓冲以后，往往会改变血浆 $NaHCO_3$ 及 H_2CO_3 的浓度及浓

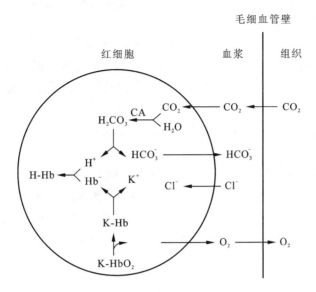

图 7 - 1　Hb 对挥发酸的缓冲作用(血液流经组织时)

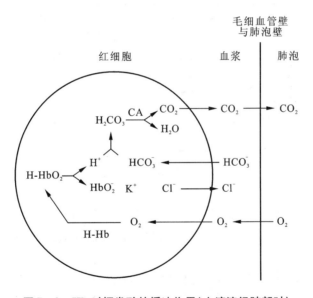

图 7 - 2　Hb 对挥发酸的缓冲作用(血液流经肺部时)

度之比,因此还需肺和肾来调节 H_2CO_3 及 $NaHCO_3$ 的浓度,以维持其正常的比值。

(二)肺对酸碱平衡的调节作用

肺在酸碱平衡中的作用是通过改变呼吸的频率和深度来控制 CO_2 排出量的,进而调节血浆 H_2CO_3 的浓度。

呼吸的频率和深度受延髓呼吸中枢控制着,而呼吸中枢的兴奋性又受到血浆 CO_2 分压(P_{CO_2})和 pH 值的影响。当血浆 P_{CO_2} 升高或 pH 值降低时,呼吸中枢兴奋性增强,呼吸加深加快,CO_2 排出增多,使血浆中 H_2CO_3 浓度降低;反之,当血浆中 P_{CO_2} 降低或 pH 值升高时,呼吸中枢兴奋性降低，呼吸变浅变慢，CO_2 排出减少，使血浆 H_2CO_3 浓度升高。

（三）肾对酸碱平衡的调节作用

肾在酸碱平衡中的作用是通过改变酸、碱性物质的排出量来调节血浆 $NaHCO_3$ 的浓度。

正常情况下，体内产生的酸性物质比碱性物质多，并且缓冲固定酸时又要消耗大量的 $NaHCO_3$。因此，肾脏的调节作用主要就是排出过多的酸性物质及重吸收 $NaHCO_3$，以维持血浆中 $NaHCO_3$ 的正常浓度以及与 H_2CO_3 的正常比值。肾脏对 $NaHCO_3$ 的重吸收是通过 $H^+ - Na^+$ 交换、$NH_4^+ - Na^+$ 交换及 $K^+ - Na^+$ 交换来完成的。

1. $H^+ - Na^+$ 交换

肾小管上皮细胞内的 CA 可催化 CO_2 和 H_2O 化合成为 H_2CO_3，H_2CO_3 再解离成 HCO_3^- 和 H^+。H^+ 被分泌到肾小管腔中，与该处由 $NaHCO_3$ 解离出的 Na^+ 交换。Na^+ 进入肾小管上皮细胞内，与 HCO_3^- 结合成 $NaHCO_3$ 转运至血液。分泌到管腔中的 H^+ 则与 HCO_3^- 结合成 H_2CO_3，在细胞刷状缘 CA 的催化下又分解成 CO_2 和 H_2O，CO_2 扩散到细胞中再被利用，也即 HCO_3^- 以 CO_2 的形式被重吸收（图 7 - 3）。

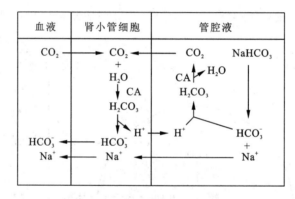

图 7 - 3 $NaHCO_3$ 的重吸收

此外，肾小管上皮细胞分泌的 H^+ 还可与管腔液中从 Na_2HPO_4 解离出的 Na^+ 交换，使 Na_2HPO_4 转变成 NaH_2PO_4 随尿排出，其结果使终尿的 pH 值降低（图 7 - 4）。

2. $NH_4^+ - Na^+$ 交换

肾远曲小管细胞富含谷氨酰胺酶，能催化谷氨酰胺脱氨基产生 NH_3。此外，还有一部分氨来自氨基酸的脱氨基作用。这两条途径产生的 NH_3 由肾小管细胞分泌到管腔中，与经 $H^+ - Na^+$ 交换进入管腔中的 H^+ 结合成 NH_4^+（故此过程也可看做是 $NH_4^+ - Na^+$ 交换）。NH_4^+ 再与管腔内强酸盐（如 $NaCl$，Na_2SO_4 等）的酸根部分结合成铵盐随尿排出。NH_4^+ 的生成可使管腔液中的 H^+ 浓度降低，有利于 $H^+ - Na^+$ 交换和较强酸的排泄（图 7 - 5）。

分泌到管腔中的 NH_3，只有以 NH_4^+ 的形式才容易随尿排出，故酸性尿有利于 NH_3 的排泄。所以，临床上对高血氨病人不宜使用碱性利尿剂，以免使尿液碱化导致 NH_3 排出减少而加重氨中毒。

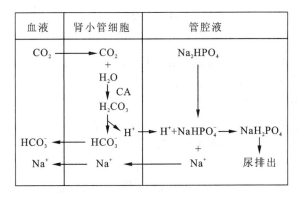

图 7-4 尿的酸化

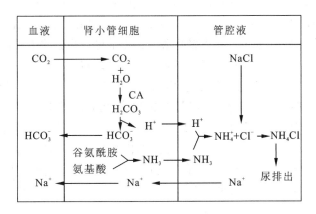

图 7-5 NH$_3$ 的分泌

3. K$^+$-Na$^+$ 交换

肾远曲小管细胞还可向管腔中分泌 K$^+$，重吸收 Na$^+$，这种 K$^+$-Na$^+$ 交换与 H$^+$-Na$^+$ 交换可相互竞争，即 K$^+$-Na$^+$ 交换增强时，H$^+$-Na$^+$ 交换减弱；而 H$^+$-Na$^+$ 交换增强时，则 K$^+$-Na$^+$ 交换减弱。

综上所述，机体对酸碱平衡的调节，首先是血液缓冲系统发挥作用。但是，缓冲系统发挥作用以后，会使血浆 NaHCO$_3$ 及 H$_2$CO$_3$ 的浓度及比值发生改变，进而影响血浆 pH 值。然而，在正常情况下这种改变是轻微的，因为还有肺与肾参与酸碱平衡的调节。肺通过控制 CO$_2$ 的呼出量来调节血浆 H$_2$CO$_3$ 的浓度，肾通过控制 NaHCO$_3$ 的排出量来调节血浆 NaHCO$_3$ 的浓度，从而使 NaHCO$_3$ 与 H$_2$CO$_3$ 的浓度以及比值能维持在正常范围。但是，机体对酸碱平衡的调节能力是有一定限度的。如果体内酸、碱性物质产生或丢失过多，超出缓冲系统的调节能力，或肺、肾出现功能障碍，均可导致酸碱平衡紊乱，出现酸中毒或碱中毒。

小 结

能对抗外来的少量酸或少量碱而保持溶液 pH 值几乎不变的作用称为缓冲作用，具有缓冲作用的溶液称为缓冲溶液。缓冲溶液中存在有抗酸成分和抗碱成分构成的缓冲系统，因而具有缓冲作用。人体内的体液就是一种缓冲溶液。

体内物质代谢过程依赖于体液 pH 值的相对恒定才能正常进行。但在物质代谢过程中会产生大量的酸碱性物质，还会有一些酸碱性物质随食物进入体内。机体通过血液的缓冲、肺的调节及肾的调节三个方面的协调作用，排出体内多余的酸或多余的碱，使体液 pH 值维持在正常范围内，这个过程称为酸碱平衡。正常情况下，动脉血 pH 值在 7.35 ~ 7.45 之间（平均为 7.4）。由于细胞是物质代谢的场所，因此细胞内的 pH 值略低于血浆。血浆与其他各部分体液相互沟通，因此血浆 pH 值可以反映机体的酸碱平衡状态。

血液中的缓冲系统是由弱酸及其对应的盐组成，主要有 5 种，分布在血浆及红细胞中。最重要的是碳酸氢盐缓冲系统，因为血浆 pH 值与血浆中 $NaHCO_3$ 及 H_2CO_3 的浓度及比值密切相关，只有当 $[NaHCO_3]/[H_2CO_3] = 20/1$ 时，血浆 pH 值就能维持在 7.4。对固定酸和碱的缓冲作用主要依赖血浆中的碳酸氢盐缓冲系统；对挥发酸的缓冲主要依赖红细胞中的血红蛋白缓冲系统及氧合血红蛋白缓冲系统。当血液缓冲系统对固定酸或对碱缓冲后，往往会改变 $NaHCO_3$ 及 H_2CO_3 的浓度及浓度的比值。而肺可通过改变呼吸的频率和深度调节 CO_2 的排出量，调节血浆中 H_2CO_3 的浓度；肾可通过控制酸碱性物质的排出，调节血浆中 $NaHCO_3$ 的浓度，从而使血浆中 $[NaHCO_3]/[H_2CO_3]$ 能维持在 20/1，血浆 pH 值就能维持正常。但是，机体对酸碱平衡的调节能力是有一定限度的，如果体内酸、碱性物质产生或丢失过多，超出缓冲系统的调节能力，或肺、肾功能出现障碍，均可导致血浆 pH 降低或升高，引起酸中毒或碱中毒。在后续课程中将继续学习酸碱平衡紊乱。

（黄德麒）

习 题

一、填空题

1. 在弱酸及其盐构成的缓冲溶液中，与其缓冲作用密切相关的两个成分是_____ 和_____，其中起抗酸作用的是_____，起抗碱作用的是_____。

2. 体内酸碱平衡包括三个方面的调节作用，即 _____ _____ _____，_____和_____。

3. 血浆中缓冲能力最强的缓冲系统是_____，红细胞中缓冲能力最强的缓冲系统是_____和_____。

4. 血浆中 $NaHCO_3$ 和 H_2CO_3 的浓度之比为_____，血浆 pH 值就可维持在 7.4。

5. 肺在酸碱平衡中的作用是通过改变_____来控制_____的排出量，进而调节血浆中的_____浓度。

二、名词解释

1. 缓冲作用与缓冲溶液　　2. 酸碱平衡

三、问答题

1. 在由 H_2CO_3 和 $NaHCO_3$ 构成的缓冲溶液中，哪种物质是抗酸成分？哪种物质是抗碱成分？写出抗酸方程式和抗碱方程式。

2. 肾脏在酸碱平衡调节中的主要作用是什么？通过哪几种形式完成这种作用？

有机化学篇

　　有机化学是医用化学的重要内容，更是学习生物化学的基础。有机化合物是组成人体、病原和药物等的主要物质，人体内的大多数反应属于有机化学反应。通过本篇的学习，应掌握有机化学的基本知识和各类有机化合物的结构特点、命名、主要化学性质及典型有机化合物的鉴别方法。对糖类、脂类、核酸、蛋白质及酶等内容的学习，还要注重它们在人体内的存在形式、功能以及结构与功能的关系。

第八章

烃

第一节　有机化合物概述

有机化合物与人的衣食住行、生老病死密切相关。如人体的三大营养物质——糖、脂肪和蛋白质都是有机物。疾病的发生、发展、诊断、治疗和预防过程均与有机化合物有关。人体内的化学变化,也多为有机化合物之间的反应。

根据对有机化合物的研究,知道有机化合物在组成上大多含有碳元素,还往往含有氢元素。由于有机化合物分子中的氢原子可以被其他原子或原子团所取代,从而衍生出许许多多其他的有机化合物,所以有机化合物实际上是指碳氢化合物及其衍生物,通常简称有机物。研究碳氢化合物及其衍生物的性质及其变化的科学叫做有机化学。

一、有机化合物的特性

由于有机化合物分子中都含有碳元素,碳原子的特殊结构导致了有机物与无机物相比具有以下一些特性:

表 8 – 1　有机物和无机物的比较

性质和反应	有机化合物	无机化合物
1. 可燃性	大多可燃烧,生成 CO_2 和 H_2O	一般不能燃烧
2. 耐热性	耐热性差,受热易分解,熔点低,一般在300℃以下	耐热性好,受热不易分解,熔点一般较高
3. 溶解性	难溶于水,易溶于有机溶剂	易溶于水,难溶于有机溶剂
4. 导电性	水溶液不能导电	水溶液能导电
5. 反应速度	反应速度慢	反应速度快,常在瞬间完成
6. 反应产物	除主要反应外,常有副反应,副产物较多	一般无副反应和副产物,产率高

产生上述的差别,是因为无机物分子间存在着较强的静电吸引力,因而熔点高,其水溶液由于存在大量的离子,故能导电。有机物分子之间吸引力弱,因而熔点低,其水溶液中不存在离子,不能导电。溶解性,遵守"相似相溶"经验规则。水是极性溶剂,非极性或弱极性的有机物分子在水中难溶,而溶于非极性或弱极性的有机溶剂。

二、有机化合物的结构

物质的结构决定物质的性质。学习和探索有机物的结构特点，对于深入了解有机物的性质及其反应规律有着极其重要的作用。

（一）碳原子的特性

有机物是以碳原子为主体的化合物，碳原子的特性决定了有机物的结构特点。在元素周期表中，碳原子位于第二周期第ⅣA族，最外层有4个电子，它有如下特性：

1. 碳原子总是四价，并且四价相同。在有机化合物分子中，碳原子总是与碳原子或其他原子形成4个共价键。例如：

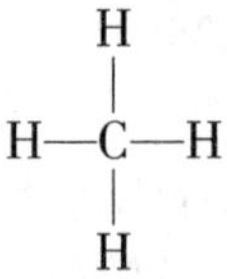

$$
\begin{array}{ccc}
\mathrm{H} & \mathrm{H\ \ H} & \mathrm{Cl} \\
| & |\ \ \ \ | & | \\
\mathrm{H{-}C{-}H} & \mathrm{H{-}C{-}C{-}H} & \mathrm{H{-}C{-}Cl} \\
| & |\ \ \ \ | & | \\
\mathrm{H} & \mathrm{H\ \ H} & \mathrm{Cl}
\end{array}
$$

甲烷 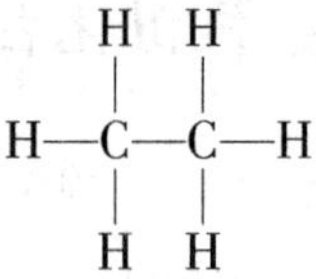　　　　　　乙烷 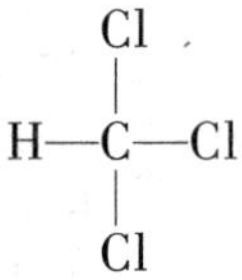　　　　　　氯仿

有机物分子中所含原子的种类、数目及其排列次序叫化学结构，上述表示分子化学结构的式子，称为结构式。

有机化合物中其他元素的原子正常成键时，氢原子形成1个共价键，氧原子形成2个共价键，氮原子形成3个共价键。

2. 碳原子自相结合成链，也可以结合成环，可形成单键（共用1对电子）、双键（共用2对电子）和叁键（共用3对电子）。

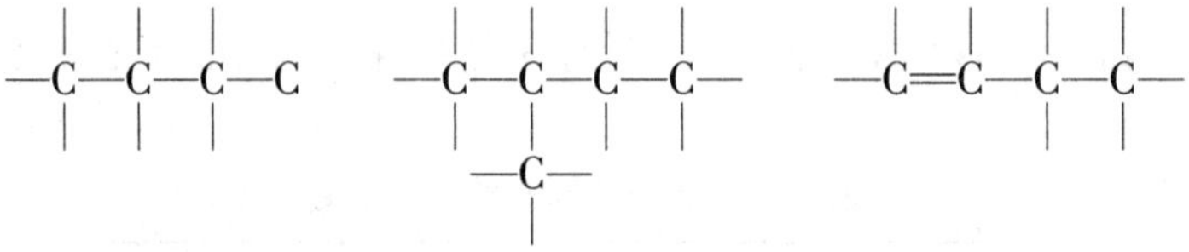

链状结构

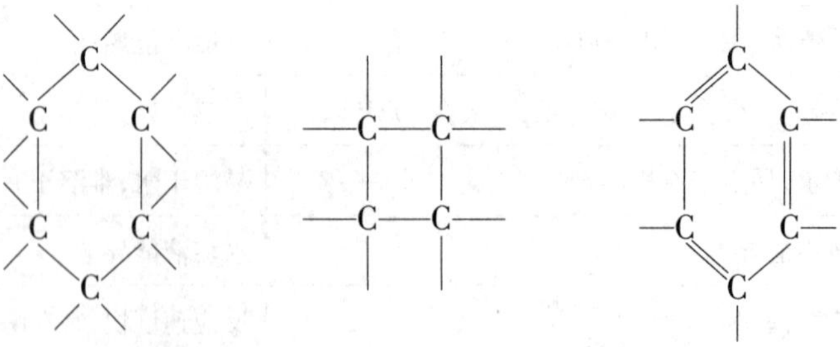

环状结构

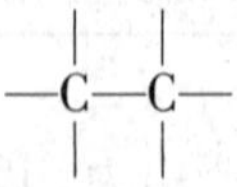

单键 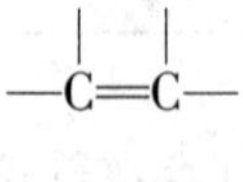　　　　　　双键 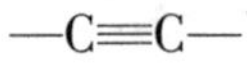　　　　　　叁键

（二）同分异构现象

目前已知的有机化合物种类远远超过无机物，其中一个重要的原因是有机化合物中普遍存在同分异构现象。例如乙醇和二甲醚，它们的分子式都是 C_2H_6O，两者的结构却不相同，性质各异。

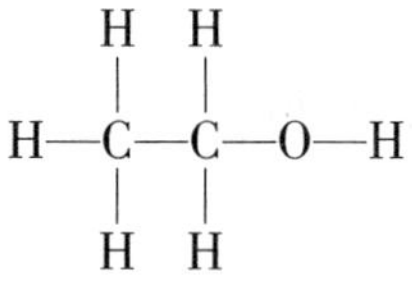

$$
\begin{array}{ccc}
& H & H \\
| & | \\
H-C-&C-&O-H \\
| & | \\
& H & H
\end{array}
\qquad
\begin{array}{ccc}
H & & H \\
| & | \\
H-C-&O-&C-H \\
| & | \\
H & & H
\end{array}
$$

乙醇 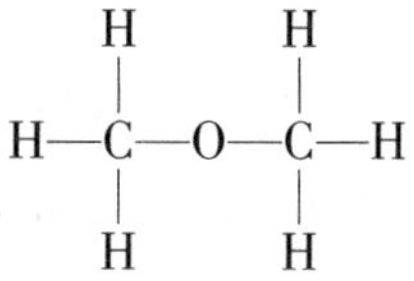　　　　　　　　　　　　　二甲醚

这种分子式相同，结构不同的现象叫做同分异构现象。分子式相同，结构不同的物质互称为同分异构体。每一种同分异构体都有一定的结构，为了方便起见，常用结构简式表示。如乙醇和二甲醚的结构简式为：

$$CH_3—CH_2—OH \qquad\qquad CH_3—O—CH_3$$

乙醇　　　　　　　　　　　二甲醚

三、有机化合物的分类

有机化合物一般的分类方法有两种：一种是按碳链骨架分类，另一种是按官能团分类。决定一类有机物的化学特性的原子或原子团，称为官能团。

（一）按碳链骨架分类

1. 开链化合物　　　是指碳与碳或其他原子之间结合成开放的链状结构。因这类化合物最初在油脂中发现，所以又称脂肪族化合物。例如：

$$CH_3—CH_2—CH_2—CH_3 \quad CH_3—CH_2—OH \quad CH_3—O—CH_3$$

丁烷　　　　　　　　　乙醇　　　　　　　二甲醚

2. 闭链化合物　　　是指碳与碳或碳与其他原子之间结合成闭合的链状结构。按成环的原子种类不同，又分为碳环化合物和杂环化合物。

（1）碳环化合物　　　是指成环的原子全部都是碳原子的化合物。根据碳环结构不同，又分为脂环族化合物和芳香族化合物。

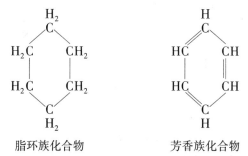

脂环族化合物　　　　　　芳香族化合物

（2）杂环化合物　　　是指成环的原子除碳原子外，还含有其他元素的原子（如 O、S、N 等）的化合物。例如：

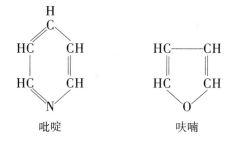

吡啶　　　　　　　　　呋喃

（二）按官能团分类

官能团使有机化合物表现出某种特有的性质。含有相同官能团的化合物，其主要化学性质基本相同。根据分子中所含官能团的不同，可将有机化合物分为若干类。

表 8 - 2　常见有机化合物的分类及官能团

官能团		物质分类	官能团		物质分类
结 构	名 称		结 构	名 称	
$\diagup C=C\diagdown$	碳碳双键	烯	$\diagup C=O$	酮基	酮
$—C≡C—$	碳碳叁键	炔	$—COOH$	羧基	羧酸
$—OH$	羟基	醇、酚	$—NH_2$	氨基	胺
$—CHO$	醛基	醛	$\overset{O}{\underset{}{—C—NH_2}}$	酰胺键	酰胺

第二节　饱和链烃

由碳和氢两种元素组成的化合物叫做碳氢化合物，简称为烃。烃是一类非常重要的有机化合物。因为烃分子中的氢原子可被其他原子或基团取代而衍生为其他种类的有机化合物，所以烃可看作是有机化合物的母体。

根据烃的结构和性质的不同，可将烃分成以下几类：

$$烃\begin{cases}开链烃(脂肪烃)\begin{cases}饱和链烃(烷烃)\\不饱和链烃\begin{cases}烯烃\\炔烃\end{cases}\end{cases}\\闭链烃\begin{cases}脂环烃\\芳香烃\end{cases}\end{cases}$$

一、烷烃的结构

饱和链烃又叫做烷烃，其分子结构有以下两个特点：一是碳架为开链状；二是碳原子之间均以单键相连，碳的其余价键都被氢原子所饱和。最简单的烷烃是甲烷。

甲烷是天然气和沼气的主要成分。甲烷为无色、无臭的气体，难溶于水。

（一）甲烷的分子结构

甲烷的分子式为 CH_4，结构式为

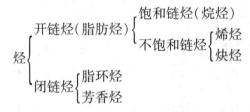

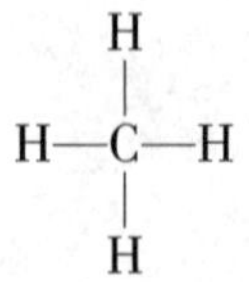

甲烷分子中的 5 个原子不在同一个平面上，而是形成一种正四面体的立体结构。图 8 - 1

是甲烷分子结构的示意图,它表示出分子中各原子的相对位置。在此结构中,碳原子位于正四面体的中心,4 个氢原子分别位于正四面体的 4 个顶点上,每两个相邻的 C—H 键之间的夹角(键角)均为 109°28′。4 个 C—H 键的键长(两个成键原子间的距离)相等,都是 1.09×10^{-10} m。每个 C—H 键的键能(形成某一共价键时所放出的能量)都是 413 kJ/mol。

为了形象地表示甲烷分子中各原子的结合状态,可采用分子模型。图 8-2(a)是甲烷分子的球棒模型;图 8-2(b)是甲烷分子的比例模型。为了方便起见,书写时一般采用平面结构式。

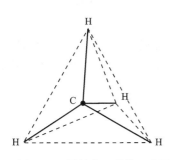

图 8-1　甲烷分子结构示意图

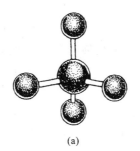

(a)

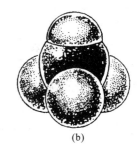

(b)

图 8-2　甲烷的分子模型

其他烷烃的分子结构均与甲烷相似。

(二)烷烃的同系物和通式

烷烃除甲烷外,还有乙烷、丙烷、丁烷、戊烷等一系列的化合物。

甲烷　CH_4

乙烷　$CH_3—CH_3$

丙烷　$CH_3—CH_2—CH_3$

丁烷　$CH_3—CH_2—CH_2—CH_3$

戊烷　$CH_3—CH_2—CH_2—CH_2—CH_3$

它们的分子结构相似,在分子组成上相差一个或若干个 CH_2 原子团。在有机化合物中,将结构相似而在分子组成上相差一个或数个 CH_2 原子团的一系列化合物称为同系列。同系列中的化合物互称同系物。所有的烷烃彼此都是同系物,同属于烷烃系列。CH_2 叫做同系差。

在烷烃的分子组成中,可以找出碳原子和氢原子在数目上的变化规律。如果分子中有 n 个碳原子,则必定有 $(2n+2)$ 个氢原子,所以烷烃分子的通式为 C_nH_{2n+2}。

同系物的结构相似,化学性质也相似。因此只要通过学习同系列一、两个典型物质的化学性质就可推导出同系列中其他化合物的化学性质,找到其规律。

烷烃分子中去掉一个氢原子而剩余的部分叫做烷基。烷基的通式为 $—C_nH_{2n+1}$,常用 —R 表示。烷基的命名是把和它相对应的烷烃名称中的"烷"字改为"基"字。例如:

—CH_3　甲基　　　　　　　　　　—CH_2—CH_3　乙基(也可写作—C_2H_5)

—CH_2—CH_2—CH_3　丙基　　　—$\underset{\overset{|}{CH_3}}{CH}$—$CH_3$　异丙基

(三)烷烃的同分异构现象

除甲烷、乙烷和丙烷外,其余烷烃都存在着同分异构现象。例如,C_4H_{10} 有 2 种同分异构体，C_5H_{12} 有 3 种同分异构体。

$$CH_3-CH_2-CH_2-CH_3$$

正丁烷

$$CH_3-\overset{\overset{\displaystyle CH_3}{|}}{CH}-CH_3$$

异丁烷

$$CH_3-CH_2-CH_2-CH_2-CH_3$$

正戊烷

$$CH_3-\overset{\overset{\displaystyle CH_3}{|}}{CH}-CH_2-CH_3$$

异戊烷

$$CH_3-\overset{\overset{\displaystyle CH_3}{|}}{\underset{\underset{\displaystyle CH_3}{|}}{C}}-CH_3$$

新戊烷

分子中碳原子数目越多，同分异构体的数目也就越多。例如己烷有 5 种同分异构体，庚烷有 9 种，辛烷有 18 种，壬烷有 35 种等等。烷烃的同分异构现象是由于碳链的结构不同而产生的，因此称为碳链异构。

在有机化合物分子中，按照碳原子所连接的其他碳原子数目的不同，可把碳原子分为伯、仲、叔、季碳原子四种类型。例如：

$$C_1-C_2-C_3-\overset{\overset{\displaystyle C_8}{|}}{\underset{\underset{\displaystyle C_9}{|}}{\overset{}{C_7}\,C_4}}-C_5-C_6$$

伯碳原子：与 1 个碳原子相连的碳原子，如上式中的 C_1、C_6、C_7、C_8、C_9；
仲碳原子：与 2 个碳原子相连的碳原子，如上式中的 C_2、C_5；
叔碳原子：与 3 个碳原子相连的碳原子，如上式中的 C_3；
季碳原子：与 4 个碳原子相连的碳原子，如上式中的 C_4。

二、烷烃的命名

（一）普通命名法

也叫习惯命名法，适用于结构比较简单的烷烃。其命名方法是：

1. 按分子中碳原子的数目称为"某烷"。对含有 1~10 个碳原子的烷烃，用十个天干字的名称即甲、乙、丙、丁、戊、己、庚、辛、壬、癸分别表示碳原子数目；含有 10 个以上碳原子的烷烃，用汉字十一、十二、十三……表示碳原子的数目。例如：

  CH_4　甲烷　　C_2H_6　　乙烷　　C_3H_8　　　丙烷

C_7H_{16}　庚烷　$C_{11}H_{24}$　十一烷　$C_{24}H_{50}$　二十四烷

2. 简单的异构体的命名有"正"、"异"、"新"之分。"正某烷"是指直链烷烃；"异某烷"是指在碳链一端第 2 位碳上连有 1 个甲基，此外再无别的支链的结构，按分子中碳原子总数而命名。"新某烷"是指在碳链一端第 2 位碳上连有 2 个甲基，此外再无别的支链的结构，按分子中碳原子总数而命名。

$$CH_3-CH_2-CH_2-CH_3$$

正丁烷

$$CH_3-\overset{\overset{\displaystyle CH_3}{|}}{CH}-CH_2-CH_3$$

异戊烷

$$CH_3-\overset{\overset{\displaystyle CH_3}{|}}{\underset{\underset{\displaystyle CH_3}{|}}{C}}-CH_2-CH_3$$

新己烷

（二）系统命名法

直链烷烃的命名与普通命名法相同，但不加"正"字，直接称为"某烷"。

带支链烷烃的命名规则如下：

（1）选择分子中最长的碳链作为主链，按主链碳原子数称为"某烷"。

（2）将支链作为取代基，从靠近取代基的一端开始，用阿拉伯数字给主链碳原子依次编号，确定取代基的位置。

（3）将取代基的位置、数目和名称一一写在"某烷"的前面，位置用阿拉伯数字表示，数目用中文汉字表示，中间用短线隔开。例如：

$$CH_3-CH_2-CH-CH_3 \quad (CH_3) \qquad CH_3-CH_2-CH-CH_2-CH_2-CH_3 \quad (CH_2-CH_3)$$

2 - 甲基丁烷　　　　　　　3 - 乙基己烷

（4）若有几个不同的取代基，应把简单的写在前面，复杂的写在后面。取代基由简单到复杂的顺序是甲基、乙基、丙基、异丙基、叔丁基等。例如：

3,5 - 二甲基庚烷　　　　2,2,3,3 - 四甲基丁烷　　　　2,4 - 二甲基 - 3,4 - 二乙基己烷

从上述命名规则可以看出，烷烃的命名步骤是"一选"、"二编"、"三命名"。

用系统命名法来给有机物命名，优点是名称和结构之间一一对应，既可以由物质的结构写出物质的名称，也可以由物质的名称推导出物质的结构。但对于某些有机物，结构越复杂，名称也越繁琐，使用起来很不方便，所以往往根据其来源或性质使用俗名，如 3 - 羟基 -

3 - 羧基戊二酸（ $HO-C-COOH$，其中连有 CH_2-COOH 和 CH_2-COOH ），俗称柠檬酸。

三、烷烃的性质

（一）物理性质

随着分子中碳原子数的增加，直链烷烃的物理性质呈现出一定的规律性变化。一些直链烷烃的物理性质见表 8 - 2。

（二）化学性质

烷烃分子中各原子间都以比较牢固的 σ 键相结合，因而烷烃的化学性质比较稳定，一般不与强酸、强碱、强氧化剂作用，但在一定条件下仍可发生某些反应。

1. 燃烧反应　烷烃在空气中燃烧，生成二氧化碳和水，并放出大量的热，此燃烧反应可用以下反应式表示：

$$C_nH_{2n+2} + \left(\frac{3n+1}{2}\right)O_2 \xrightarrow{\text{点燃}} nCO_2 + (n+1)H_2O + Q$$

表8-2　一些直链烷烃的物理性质

名　称	分子式	熔点(℃)	沸点(℃)	状态
甲　烷	CH_4	-182.0	-164	气态
乙　烷	C_2H_6	-183.3	-88.6	气态
丙　烷	C_3H_8	-189.7	-42.7	气态
丁　烷	C_4H_{10}	-138.4	-0.5	气态
戊　烷	C_5H_{12}	-130	36.1	液态
庚　烷	C_7H_{16}	-90.6	98.4	液态
癸　烷	$C_{10}H_{22}$	-29.7	174.1	液态
十六烷	$C_{16}H_{34}$	-18.1	280	液态
十七烷	$C_{17}H_{36}$	22	301	固态

2.取代反应　在光照、高温或催化剂作用下,烷烃的氢原子可被卤素原子取代生成卤代烃,并放出卤化氢。例如,甲烷与氯气的反应:

$$CH_4 + Cl_2 \xrightarrow{\text{日光}} CH_3Cl + HCl$$
一氯甲烷

$$CH_3Cl + Cl_2 \xrightarrow{\text{光照}} CH_2Cl_2 + HCl$$
二氯甲烷

$$CH_2Cl_2 + Cl_2 \xrightarrow{\text{光照}} CHCl_3 + HCl$$
三氯甲烷

$$CHCl_3 + Cl_2 \xrightarrow{\text{光照}} CCl_4 + HCl$$
四氯甲烷

这种有机化合物分子中的某些原子或原子团被其他的原子或原子团所代替的反应,叫做取代反应。被卤素原子取代的反应称为卤代反应。生成的产物称为卤代烃。卤代烃属于烃的衍生物,也是一类重要的有机物。一些卤代烃在医药上有重要用途,如氟烷($CF_3 - CHClBr$)是一种优良的全身和局部麻醉剂,其麻醉的诱导时间短,苏醒快,副作用也较小。

四、重要的烷烃

烷烃主要来源于石油、天然气和煤的加工产物。天然气的主要成分是甲烷,也有少量的乙烷和丙烷。石油是具有特别臭味的淡黄色或棕色甚至黑色的黏稠液体。分馏石油可得到不同沸点的产物。

表 8 – 3　石油的分馏产物及用途

馏　分	主要成分	分馏区间	主要用途
石油气	$C_1 \sim C_4$	20℃以下	燃料
石油醚	$C_5 \sim C_8$	20℃～60℃	溶剂
汽　油	$C_5 \sim C_{15}$	40℃～200℃	溶剂、内燃机燃料
煤　油	$C_{11} \sim C_{16}$	170℃～275℃	燃料、工业洗涤剂
柴　油	$C_{15} \sim C_{18}$	250℃～400℃	柴油机燃料
润滑油	$C_{16} \sim C_{20}$	300℃以上	润滑剂、防锈剂
凡士林	$C_{20} \sim C_{24}$	360℃以上	润滑剂、制药膏
石　蜡	$C_{20} \sim C_{24}$	360℃以上	制蜡烛、蜡纸、医用
沥　青	$C_{30} \sim C_{40}$	不挥发	防腐绝缘材料、铺路

下面介绍几种医药中常见的烷烃。

1. 液体石蜡　液体石蜡的主要成分是 $C_{18} \sim C_{24}$ 的烷烃混合物，为无色透明液体，不溶于水。它在人体内不被吸收，可促进排便反射，常用作泻药。医药上用作配制软膏、滴鼻剂或喷雾剂。

2. 凡士林　凡士林是从石油中得到的由多种烃组成的半固态混合物，白色或棕黄色。其化学性质稳定，不易与药物起反应，与皮肤接触有滑腻感，医药上常用作软膏的基质。

第三节　不饱和链烃

分子中含有碳碳双键或碳碳叁键的链烃属于不饱和链烃。不饱和是指分子中所含氢原子数目比相同碳原子数的烷烃所含的氢原子数目少。不饱和烃又可分为烯烃和炔烃。

一、不饱和链烃的结构

(一) 烯烃的结构

1. 结构特点　烯烃是指分子中含有一个碳碳双键($\diagdown C {=\!=} C \diagup$)的不饱和链烃。碳碳双键是烯烃的官能团。其分子结构有以下两个特点：碳架为开链状；分子中含有一个碳碳双键。

在烯烃中，碳碳双键包含一个 σ 键和一个 π 键。其中 σ 键结合得比较牢固，不容易断裂；而 π 键不如 σ 键那么稳定，在一定条件下容易断裂，所以烯烃化学性质比较活泼，容易发生化学反应。

最简单的烯烃是乙烯，图 8 –3 是乙烯分子的两种模型。

2. 烯烃的同系物和通式　烯烃中也存在着一系列的同系物，如丙烯、丁烯、戊烯和己烯等，它们在分子组成上相差一个或若干个 CH_2 原子团，组成了烯烃的同系列。

由于碳碳双键的存在，使得烯烃在分子组成上比相同碳原子数目的烷烃少 2 个氢原子，所以，烯烃的通式是 C_nH_{2n}。

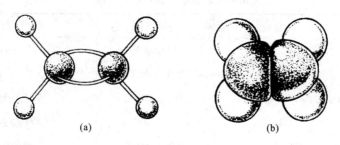

(a)　　　　　　　　　　(b)

图 8 – 3　乙烯的分子模型

3.烯烃的同分异构现象　烯烃也有同分异构现象,且比烷烃要复杂得多。烯烃除了有碳链异构外,还有因碳碳双键在碳链中的位置不同所引起的位置异构,以及由于双键两侧的基团在空间的排列方式不同而引起的顺反异构。

(1)碳链异构和位置异构

以丁烯 C_4H_8 为例,其同分异构体有以下三种:

A: $CH_2\!=\!CH\!-\!CH_2\!-\!CH_3$ 　　　B: $CH_2\!=\!\underset{\underset{CH_3}{|}}{C}\!-\!CH_3$ 　　　C: $CH_3\!-\!CH\!=\!CH\!-\!CH_3$

1 – 丁烯　　　　　　　　甲基丙烯　　　　　　　　　2 – 丁烯

其中 A 和 B 之间、B 和 C 之间互为碳链异构,而 A 和 C 之间则是位置异构关系。这是由于双键在碳链中的位置不同所引起的同分异构现象。

(2)顺反异构

例如 2 – 丁烯有以下两种结构:

$$H\!-\!\overset{\displaystyle ||}{\underset{\displaystyle}{C}}\!-\!CH_3 \qquad\qquad H\!-\!\overset{\displaystyle ||}{\underset{\displaystyle}{C}}\!-\!CH_3$$
$$H\!-\!C\!-\!CH_3 \qquad\qquad H_3C\!-\!C\!-\!H$$

顺 – 2 – 丁烯　　　　　　　　　反 – 2 – 丁烯

沸点 3.5℃　熔点 – 139.3℃　　　　沸点 0.5℃　熔点 – 105.5℃

从上面两个结构可以看出,将两个氢原子在双键同侧的称为顺 – 2 – 丁烯(顺式),两个氢原子在双键异侧的称为反 – 2 – 丁烯(反式),它们具有不同的熔、沸点,实验证明这是两种不同的物质,属于同分异构现象中的一种。这是由于双键上连接的原子或基团在空间的排列方式不同而引起的异构现象,我们称它为顺反异构。顺 – 2 – 丁烯和反 – 2 – 丁烯就互为顺反异构体。一般把相同原子或基团在双键同侧的称为顺式,相同原子或基团在双键异侧的称为反式。

(二)炔烃的结构

1.结构特点　分子中含有一个碳碳叁键(—C≡C—)的不饱和链烃称为炔烃。碳碳叁键(—C≡C—)是炔烃的官能团。炔烃的结构特点是碳架为开链状;分子中含有一个碳碳叁键。

科学实验证明,炔烃分子中的碳碳叁键中一个是比较牢固的 σ 键;其他两个是不稳定的 π 键,在一定条件下容易断裂。所以,炔烃的化学性质与烯烃相似,比较活泼,容易发生化学反应。

最简单的炔烃是乙炔，分子模型如图8-4。

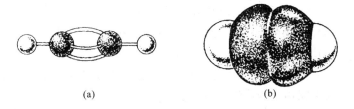

(a)   (b)

图8-4 乙炔的分子模型

2. 炔烃的同系物和通式　炔烃中也存在着如丙炔、丁炔、戊炔和己炔等一系列的同系物，它们在分子组成上相差一个或若干个 CH_2 原子团，组成了炔烃的同系列。

由于碳碳叁键的存在，使得炔烃在分子组成上比相同碳原子数目的烯烃少两个氢原子，所以，炔烃的通式是 C_nH_{2n-2}。

二、不饱和链烃的命名

不饱和链烃的命名方法类似于烷烃。具体步骤如下：

1. 选择含碳碳双键(或叁键)最长碳链为主链，称为"某烯"(或"某炔")。

2. 从靠近双键(或叁键)的一端开始，给主链碳原子依次编号。双键(或叁键)的编号位次用阿拉伯数字写在某烯(或某炔)之前，中间用半字线隔开。

3. 按先简单后复杂的顺序，将支链位次、数目和名称依次写在碳碳双键(或叁键)位次之前。

例如：

$$CH_3-\overset{\overset{\displaystyle CH_3CH_3}{|}}{C}=\overset{}{C}-\overset{\overset{\displaystyle}{|}}{\underset{\underset{\displaystyle CH_3}{|}}{CH}}-CH_3$$

2,3,4-三甲基-2-戊烯

$$CH\equiv C-\overset{\overset{\displaystyle CH_2-CH_3}{|}}{C}H-\overset{\overset{\displaystyle}{}}{\underset{\underset{\displaystyle CH_3}{|}}{CH}}-CH_3$$

4-甲基-3-乙基-1-戊炔

当主链碳原子数超过10个(即用中文数字表示)时加"碳"字，称为"碳烯"或"碳炔"。

$$CH_2=CH-(CH_2)_{12}-CH_3$$

1-十五碳烯

三、不饱和链烃的性质

(一)物理性质

常温下，$C_2 \sim C_4$ 的烯烃为气体，$C_5 \sim C_{18}$ 的烯烃为液体，C_{19} 以上的为固体。烯烃均无色，不溶于水，易溶于有机溶剂。其熔、沸点和密度都随碳原子数目的增多而增大。液态烯烃都有汽油的气味，乙烯略带甜味。

常温下，$C_2 \sim C_4$ 的炔烃为气体，$C_5 \sim C_{15}$ 的炔烃为液体，C_{16} 以上的为固体。炔烃的熔、沸点和密度都比相应的烷烃和烯烃要高一些。炔烃难溶于水，易溶于有机溶剂。

（二）化学性质

由于烯烃和炔烃中的碳碳双键和碳碳叁键中均含有不稳定、易断裂的 π 键，因此其化学性质较烷烃要活泼得多，能发生加成、氧化等化学反应。

1. 加成反应　有机化合物分子中双键或叁键的 π 键断裂，加入其他原子或原子团的反应叫做加成反应。加成反应是不饱和烃的典型反应。

（1）催化加氢　在镍、铂等催化剂的作用下，不饱和烃可以和氢气发生加成反应，烯烃生成相应的烷烃，炔烃生成相应的烯烃或烷烃。

$$CH_2\!\!=\!\!CH\!-\!CH_3 \ + H_2 \ \xrightarrow[\triangle]{Pt} CH_3\!-\!CH_2\!-\!CH_3$$
$$\text{丙烯} \qquad\qquad\qquad\qquad \text{丙烷}$$

$$CH\!\!\equiv\!\!CH \ + H_2 \ \xrightarrow[\triangle]{Ni} CH_3\!-\!CH_3$$
$$\text{乙炔} \qquad\qquad\qquad \text{乙烷}$$

（2）加卤素　烯烃或炔烃也可以与卤素（氯、溴等）发生加成反应生成卤代烃。

$$CH\!\!\equiv\!\!CH \ + Br_2 \ \longrightarrow \ CHBr_2\!-\!CHBr_2$$
$$\text{1,1,2,2 - 四溴乙烷}$$

随着反应的进行，溴的红棕色逐渐消失，因此可用溴的四氯化碳溶液或溴水来鉴别不饱和链烃，也可将它们与烷烃区分开来。

（3）加卤化氢　烯烃或炔烃能跟卤化氢发生加成反应生成卤代烷。例如：

$$CH_2\!\!=\!\!CH_2 \ + HCl \ \longrightarrow CH_3\!-\!CH_2Cl$$
$$\text{氯乙烷}$$

当烯烃的两个双键碳原子上所含氢原子数不同时为不对称烯烃，如丙烯、2 - 甲基 - 2 - 丁烯等。根据大量的实验结果，马尔可夫尼可夫总结出不对称烯烃加卤化氢的规则（简称马氏加成规则）：卤化氢中的卤原子总是加在含氢较少的双键碳原子上，氢原子则加在含氢较多的双键碳原子上。例如：

$$\underset{\qquad\quad\overset{|}{CH_3}}{CH_3\!-\!C\!\!=\!\!CH\!-\!CH_3} \ + HBr \ \longrightarrow \ \underset{\qquad\quad\overset{|}{\underset{Br}{CH_3\!-\!C\!-\!CH_2\!-\!CH_3}}}{\overset{CH_3}{\overset{|}{}}}$$
$$\text{2 - 甲基 - 2 - 溴丁烷}$$

（4）加水　烯烃在催化剂存在下，能与水发生加成反应，例如：

$$CH_2\!\!=\!\!CH_2 \ + H\!-\!OH \ \xrightarrow{H_2SO_4} CH_3\!-\!CH_2\!-\!OH$$
$$\text{乙醇}$$

不对称烯烃与水加成时，也遵守马氏加成规则。

$$CH_3\!-\!CH\!\!=\!\!CH_2 \ + H_2O \ \xrightarrow{H_2SO_4} \ \underset{\overset{|}{OH}}{CH_3\!-\!CH\!-\!CH_3}$$
$$\text{2 - 丙醇}$$

炔烃与水加成时，先生成烯醇式中间体，再经历分子重排而生成醛或酮。

$$HC\equiv CH + H-OH \xrightarrow[\text{稀 } H_2SO_4]{HgSO_4} \left[\begin{array}{c} H_2C=CH \\ | \\ OH \end{array} \right] \xrightarrow{\text{重排}} \begin{array}{c} CH_3-CH \\ \parallel \\ O \end{array}$$
乙醛

$$CH_3C\equiv CH + H-OH \xrightarrow[\text{稀 } H_2SO_4]{HgSO_4} \left[\begin{array}{c} CH_3C=CH_2 \\ | \\ OH \end{array} \right] \xrightarrow{\text{重排}} \begin{array}{c} CH_3-C-CH_3 \\ \parallel \\ O \end{array}$$
丙酮

2. 氧化反应　由于烯、炔烃分子中均含有易断裂的 π 键，所以烯、炔烃均能被酸性高锰酸钾溶液等强氧化剂氧化而使高锰酸钾的紫红色很快褪去。由于该反应方法简单，现象明显，因而也可用来区别烷和烯（或炔）。烯烃或炔烃也能在空气中燃烧，完全氧化生成二氧化碳和水。

3. 聚合反应　在一定条件下，烯、炔烃能彼此发生加成反应，生成相对分子质量很大的高分子化合物。例如，乙烯在高温、高压和催化剂的存在下，可以聚合生成聚乙烯：

$$n CH_2=CH_2 \xrightarrow{TiCl_4 - Al(C_2H_5)_3} \mkern-5mu\text{—}(CH_2\text{—}CH_2\text{—})_n$$
乙烯　　　　　　　　　　　　聚乙烯

这种由小分子化合物结合成大分子化合物的反应称为聚合反应。其中，参加聚合反应的小分子叫单体，聚合后得到的大分子叫聚合物（如聚乙烯），式中的 n 叫聚合度。

聚乙烯无色无味无毒，是一种透明柔韧的塑料，可用来制造医用材料，如输液容器、各种医用导管和整形材料等。

4. 生成金属炔化物的反应　凡是具有 $-C\equiv C-H$ 结构的炔烃，叁键碳上的氢原子性质较为活泼，可被金属原子取代生成金属炔化物。例如，将乙炔通入银盐或亚铜盐的氨溶液中，可生成白色的乙炔银或棕红色的乙炔亚铜沉淀。

$$HC\equiv CH + Cu_2Cl_2 + 2NH_3 \cdot H_2O \longrightarrow \underset{\text{（棕色）}}{CuC\equiv CCu\downarrow} + 2NH_4Cl + 2H_2O$$

$$HC\equiv CH + 2AgNO_3 + 2NH_3 \cdot H_2O \longrightarrow \underset{\text{（白色）}}{AgC\equiv CAg\downarrow} + 2NH_4NO_3 + 2H_2O$$

除乙炔外，其他 1 - 炔烃也有同样反应。

$$2R-C\equiv CH + Cu_2Cl_2 + 2NH_3 \cdot H_2O \longrightarrow \underset{\text{（棕色）}}{2R-C\equiv CCu\downarrow} + 2NH_4Cl + 2H_2O$$

$$R-C\equiv CH + AgNO_3 + NH_3 \cdot H_2O \longrightarrow \underset{\text{（白色）}}{R-C\equiv CAg\downarrow} + NH_4NO_3 + H_2O$$

利用此反应可鉴别乙炔和其他 1 - 炔烃。

四、重要的不饱和链烃

(一) 乙烯

乙烯是最简单的烯烃。沸点为 103.7℃，是一种无色、稍带有甜香味的气体。几乎不溶于水、略溶于乙醇，易溶于乙醚、丙酮和苯等有机溶剂。

乙烯是石油化工的基本原料，用于大规模生产塑料、纤维、橡胶及精细化工产品的中间体。

少量乙烯存在于植物体内，是植物的代谢产物，它能使植物生长减慢、促进叶落和果实成熟，可用作水果的催熟剂。

（二）乙炔

乙炔是最简单的炔烃。纯净的乙炔是有芳香气味的无色气体，微溶于水，易溶于丙酮。在一定压力下，液态、固态或气态乙炔都可因热、震动、电火花而发生强烈爆炸。因此，工业上将乙炔压入装满吸收了丙酮的多孔石棉的钢瓶中，以便运输。

乙炔由碳化钙（电石）与水反应制得，其反应式为：

$$CaC_2 + 2H_2O \stackrel{}{=\!=\!=} Ca(OH)_2 + C_2H_2 \uparrow$$

电石中由于含有 S，P 等杂质，使制得的乙炔中含有微量的 H_2S 和 PH_3 而具有特殊难闻的气味。乙炔在氧气中燃烧（氧炔焰）的温度可达 3500℃，可用来切割或焊接金属。

乙炔是重要的工业原料。

第四节 闭链烃

分子中含有由碳原子组成的环状结构的烃，称为闭链烃，简称环烃。闭链烃可分为脂环烃和芳香烃两大类。

一、脂环烃

具有类似于脂肪烃的化学性质的环烃，称为脂环烃。

（一）脂环烃的分类

脂环烃可分为环烷、环烯和环炔三种。环上碳原子之间以单键相互结合而成的脂环烃，称为环烷烃，环烷烃的通式为 C_nH_{2n}，与碳原子数目相同的开链烯烃互为同分异构体。环上含有双键结构的脂环烃，称为环烯烃，环烯烃的通式为 C_nH_{2n-2}，与碳原子数相同的开链炔烃互为同分异构体。环上含有碳碳叁键结构的脂环烃，称为环炔烃，这里不作介绍。

（二）脂环烃的命名

命名脂环烃时，按成环碳原子数称为"环某烷"或"环某烯"，环上碳原子的编号应使双键或取代基的位置尽可能小。其结构简式常用多边形表示。具体命名见表 8 - 5。

表 8 - 5 几种脂环烃的简写式及命名

结构式	简写式	名称	结构式	简写式	名称
$H_2C \overset{CH_2}{\diagdown\diagup} CH_2$	△	环丙烷	$H_2C \overset{CH_2}{\diagup\diagdown} CH_2$ $H_2C \diagdown CH_2$	⬠	环戊烷
$H_2C - CH_2$ $H_2C - CH_2$	□	环丁烷	$H_2C \overset{CH_2}{\diagup\diagdown} CH_2$ $H_2C \diagdown CH_2$ CH_2	⬡	环己烷

续上表

结构式	简写式	名称	结构式	简写式	名称
$\begin{array}{c} CH_2 \\ HC \quad CH \\ HC \quad CH \end{array}$	⬠	1,3-环戊二烯	$\begin{array}{c} CH_2 \\ H_2C \quad CH \\ H_2C \quad CH_2 \\ CH_2 \end{array}$	⬡	环己烯
$\begin{array}{c} CH_2 \\ H_2C \quad CH-CH_3 \\ H_2C \quad CH_2 \\ CH_2 \end{array}$	⬡—	甲基环己烷	$\begin{array}{c} CH_2-CH_3 \\ CH \\ H_2C \quad CH \\ H_2C \quad CH \\ CH_2 \end{array}$		3-乙基环己烯

　　自然界中的脂环烃主要以稳定的五元环或六元环存在，例如环烷烃中的环戊烷和环己烷等等，其性质与烷烃类似。环烯的性质则一般与烯烃相似。

　　脂环烃主要存在于香精油、挥发油和石油中。

二、芳香烃

　　分子中含有苯环结构的烃，称为芳香烃，简称为芳烃。分子中含有一个苯环结构的芳烃称为单环芳烃；含 2 个或 2 个以上苯环并共用两个相邻的碳原子的芳烃称为稠环芳烃。苯是最简单、最基本的芳烃。

（一）苯的结构和苯的同系物

1. 苯的分子结构　苯的分子式为 C_6H_6。其结构式如下：

$$\begin{array}{c} H \\ | \\ C \\ H-C \quad\quad C-H \\ H-C \quad\quad C-H \\ C \\ | \\ H \end{array} \qquad 简写为 \qquad ⬡$$

　　从分子组成上看，苯分子中碳、氢数目之比与乙炔的相同，都为 1:1，苯是不饱和烃。但苯并没有表现出不饱和烃应有的性质。例如，苯不能使高锰酸钾褪色，也不能使溴水褪色。这表明苯跟一般的不饱和烃在性质上有较大的差别。

　　科学实验证明，苯分子中的六个碳原子以 σ 键互相结合形成正六边形的平面结构，苯环上碳碳之间应是一种介于单键和双键间的独特的键，称为闭合大 π 键，因此苯环上六个碳碳键完全相同。因此，苯的结构简式也可表示为 ⬡ 。由于习惯使然，现在仍用凯库勒的键线式表示苯的结构。但在使用时，绝不能认为苯是由单、双键交替结合形成的。

2. 苯的同系物及命名　苯环上的氢原子被烷基取代所生成的化合物，称为烷基苯，属于苯的同系物，其通式可表示为 $C_nH_{2n-6}(n \geq 6)$。

比较简单的苯的同系物在命名时以苯为母体，把烷基作为取代基。例如：

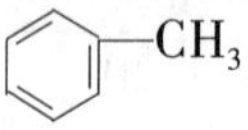

甲苯

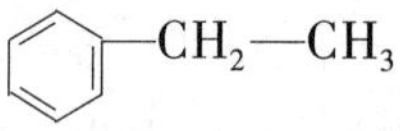

乙苯

当苯环上有两个取代基时，有3种同分异构体，烷基的相对位置可用阿拉伯数字或用邻（o－）、间（m－）、对（p－）来表示。

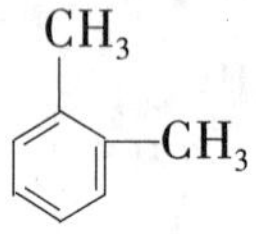

邻二甲苯（1,2－二甲苯）

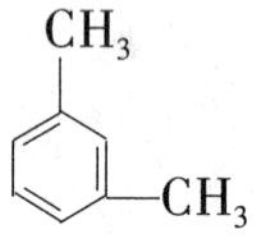

间二甲苯（1,3－二甲苯）

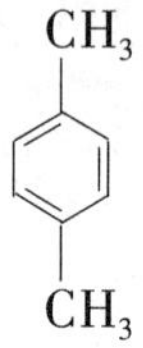

对二甲苯（1,4－二甲苯）

当苯环上有三个取代基时，也可形成3种同分异构体，取代烷基的相对位置可用阿拉伯数字或用连、偏、均来表示。

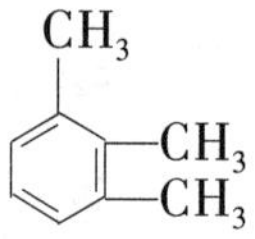

连三甲苯（1,2,3－三甲苯）

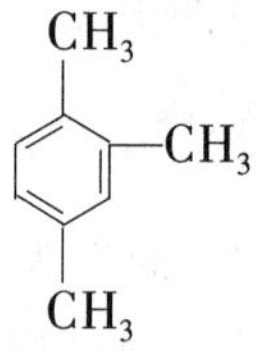

偏三甲苯（1,2,4－三甲苯）

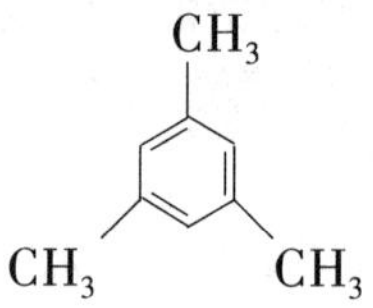

均三甲苯（1,3,5－三甲苯）

芳香烃分子中去掉一个氢原子后剩下的基团，称为芳香烃基，简称芳基。用符号 Ar—表示。例如：

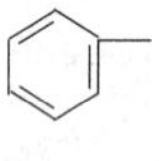 或 C_6H_5—

苯基

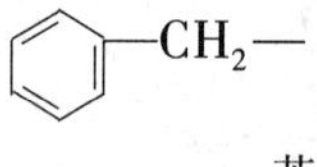 或 C_6H_5—CH_2—

苯甲基或苄基

（二）苯的性质

苯是无色有特殊气味的易燃液体，比水轻，不溶于水，易溶于有机溶剂，易挥发。

苯有毒，长时间吸入其蒸气，可引起慢性中毒，损害造血器官与神经系统。苯易被皮肤吸收引起中毒。

苯的化学反应主要发生在苯环上，通常表现为难氧化、难加成、易取代等，即表现出芳香性。

1. 取代反应　苯在催化剂存在下，容易发生取代反应。

（1）卤代反应：在卤化铁或铁粉的催化下，苯与卤素作用，苯环上的氢原子被卤素原子取代，生成卤代苯。例如：

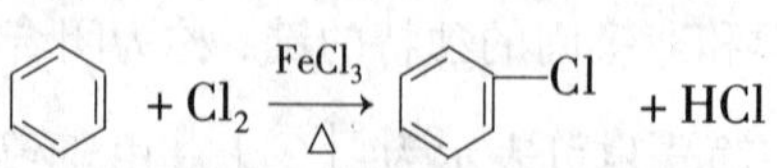

氯苯

（2）硝化反应：在浓硫酸存在下，苯与浓硝酸作用，苯环上的氢原子被硝基取代，生成硝基苯,此反应称为硝化反应。

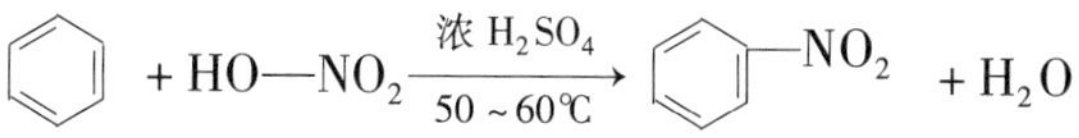

$$\text{⬡} + HO{-}NO_2 \xrightarrow[50\sim60℃]{\text{浓 }H_2SO_4} \text{⬡}{-}NO_2 + H_2O$$

浓硝酸   硝基苯

(3)磺化反应:苯与浓硫酸共热,苯环上的氢原子被磺酸基取代,生成苯磺酸,此反应称为磺化反应。

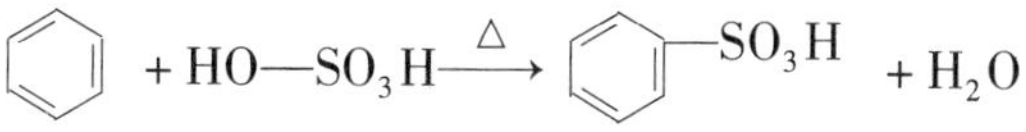

$$\text{⬡} + HO{-}SO_3H \xrightarrow{\triangle} \text{⬡}{-}SO_3H + H_2O$$

浓硫酸   苯磺酸

在磺化反应中,浓硫酸既是反应物,又是催化剂。

2.加成反应 苯的性质比较稳定,不易发生加成反应。但在特殊情况下,苯也能与氢或氯发生加成反应。

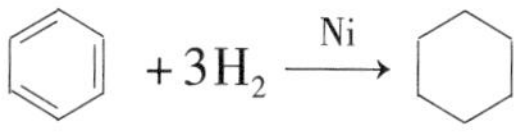

$$\text{⬡} + 3H_2 \xrightarrow{Ni} \text{⬡}$$

3.氧化反应 苯环本身对氧化剂非常稳定。但烷基苯与强氧化剂作用时,情况则大不相同。含α氢原子的烷基苯(甲苯、乙苯等)能被氧化,同时使酸性高锰酸钾溶液紫红色褪去。利用这一性质可将含α氢原子的烷基苯与苯区别开。

(三)稠环芳香烃

稠环芳香烃是指两个或两个以上的苯环,共用两个相邻的碳原子相互稠合而成的多环芳香烃。重要的稠环芳香烃有萘、蒽、菲、芘等。

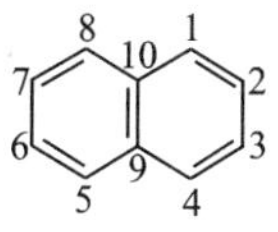

萘 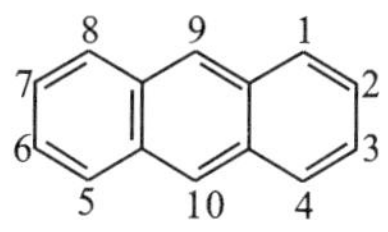   蒽 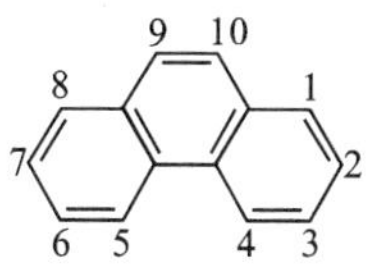   菲 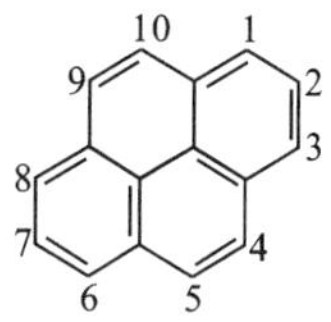   芘

稠环芳烃中,菲的结构较为重要。人体内有一类甾体化合物,其分子结构中就含有一个完全氢化的菲的骨架和环戊烷相稠合,称为环戊烷多氢菲,结构式如下:

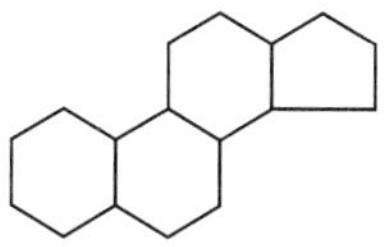

芘是致癌的稠环芳烃中的一种。这些致癌的稠环芳烃存在于煤焦油、沥青及有机物燃烧的烟中,它们本身并不具致癌性,而是在进入机体后作用于细胞中的生物大分子(核酸、脱氧核酸、蛋白质等)而引起癌症。

小 结

有机化合物是指碳氢化合物及其衍生物。有机化合物的结构特点分为碳原子的特性和同分异构现象几个方面。有机化合物可按碳链骨架和官能团进行分类。

烃是碳氢化合物的简称,是有机化合物的母体。

烃的系统命名法是有机化合物命名的基础,其命名步骤为"一选"、"二编"、"三命名";其名称形式:取代基位置—取代基数目及名称—官能团位置—母体名称。

现将烃的知识小结如下：

烃的分类			通式	结构特点	化学性质
开链烃	饱和链烃	烷烃	C_nH_{2n+2}	都是稳定的 σ 键	相对稳定，能燃烧，能发生取代反应
	不饱和链烃	烯烃	C_nH_{2n}	双键中含有 1 个不稳定的 π 键	双键较活泼，发生加成反应、氧化反应
		炔烃	C_nH_{2n-2}	叁键中含有 2 个不稳定的 π 键	叁键较活泼，发生加成反应、氧化反应
环烃	脂环烃	环烷烃	C_nH_{2n}	闭合碳环	五、六元环稳定
	芳香烃	烷基苯	C_nH_{2n-6}	苯环中含有 1 个闭合大 π 键	苯环上的取代反应、侧链上的氧化反应

烃的鉴别方法如下：

试剂＼物质	烷烃	烯、炔烃	苯	烷基苯
溴水或溴的四氯化碳溶液	无变化	红棕色消失	无变化	无变化
高锰酸钾酸性溶液	无变化	紫红色消失	无变化	紫红色消失

（刘捷频）

习　题

一、填空题

1. 写出下列化合物的分子式：

乙烷_____丁烯_____己炔_____苯_____

2. 写出下列基团的结构简式：

甲基_____　乙基_____　苯基_____　苄基_____

硝基_____　磺酸基_____

3. 烷烃的化学性质比较稳定，通常不与_____、_____和_____作用。

4. 烯、炔烃分子中因含有易断裂的_____键，化学性质较为活泼，能发生_____反应、_____反应和_____反应。

5. 在烷烃 C_nH_{12} 中，n 是_____，它有_____种同分异构体，其中含有叔碳原子的异构体的结构简式为_____，其系统命名是_____，习惯命名是_____。

6. 最常见的稠环芳烃有_____、_____、_____。

7. 苯及其同系物所具有的"芳香性"是指_____、_____和_____等性质。

二、命名或写出结构式

1. 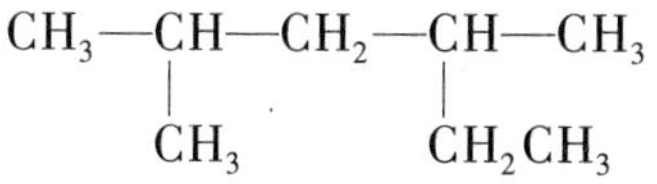 $CH_3-CH-CH_2-CH-CH_3$
   $\quad\quad\;\; |\quad\quad\quad\quad\;\; |$
   $\quad\quad CH_3\quad\quad\; CH_2CH_3$

2. $CH_3-CH-CH=CH-CH_2-CH_3$
   $\quad\quad\quad |$
   $\quad\quad\quad CH_3$

3. $CH_3-CH-CH_2-CH_2-CH-CH_3$
   $\quad\quad\;\; |\quad\quad\quad\quad\quad\;\; |$
   $\quad\quad C\equiv CH\quad\quad\quad CH_3$

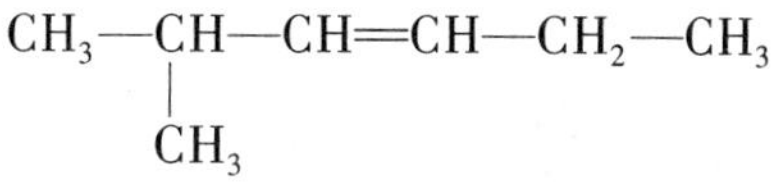

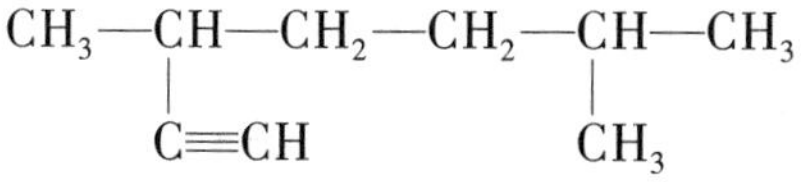

4. 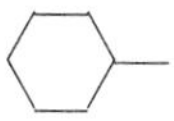 ⬡—

5. 2，4 – 二甲基 – 3 – 乙基庚烷

6. 3，3 – 二甲基戊烷

7. 2，3 – 二甲基 – 1 – 戊烯

8. 3 – 甲基环己烯

9. 连 – 三甲苯

10. 萘

三、用化学方法区别下列各组化合物

1. 乙烷、乙烯和乙炔

2. 1 – 丁炔和 2 – 丁炔

3. 苯、甲苯和己烯

四、问答题

1. 写出烷烃 C_6H_{14} 的各个同分异构体的结构式及名称（按系统命名法）。

2. 写出烯烃 C_6H_{12} 的各个同分异构体的结构式及名称（按系统命名法）。

3. 写出炔烃 C_6H_{10} 的各个同分异构体的结构式及名称（按系统命名法）。

4. 写出芳香烃 C_8H_{10} 的各个同分异构体的结构式，并加以命名。

第九章

醇、酚和醚

　　醇、酚和醚均为烃的含氧衍生物。

　　醇和酚的结构中都含有羟基（—OH）。脂肪烃、脂环烃或芳香烃侧链上的氢原子被羟基取代而成的化合物称为醇。芳环上的氢原子被羟基取代而成的化合物称为酚。醇和酚分子都含有相同的官能团——羟基，但由于羟基连接的烃基不同，故在性质上有着明显差别而成为两种不同的有机化合物。醇分子中的羟基称为醇羟基，酚分子中的羟基称为酚羟基。

　　醚可看作是醇或酚分子中羟基上的氢原子被烃基取代而生成的化合物。醚的官能团为醚键（C—O—C）。

　　醇、酚和醚的结构通式如下所示，R 代表烃基，Ar 代表芳烃基。

　　醇的通式：R — OH　　　　Ar — CH_2 — OH

　　酚的通式：Ar — OH

　　醚的通式：R — O — R′　Ar — O — R　　　Ar — O — Ar′

　　醇、酚和醚都是重要的有机化合物，在有机合成和医药卫生中具有重要的作用，也是我们从分子水平上理解、研究生理、病理变化及药物作用的重要物质基础。

第一节　醇

一、醇的分类和命名

（一）醇的分类

1. 根据羟基所连的烃基结构不同，醇可分为脂肪醇、脂环醇和芳香醇；又可分为饱和醇和不饱和醇。例如：

CH_3—CH_2—OH　　　CH_2＝CH—CH_2OH　　　⬡—OH　　　⬡—CH_2OH

　　乙醇　　　　　　　　烯丙醇　　　　　　　　环己醇　　　　　　苯甲醇

（饱和脂肪醇）　　　（不饱和脂肪醇）　　　（脂环醇）　　　　（芳香醇）

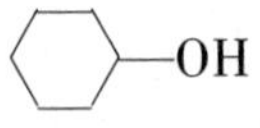

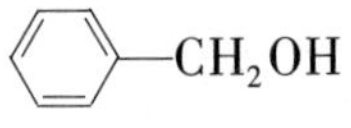

2. 根据羟基所连碳原子的类型不同，醇可分为伯醇、仲醇和叔醇。

羟基连在伯碳原子上的醇称为伯醇。

羟基连在仲碳原子上的醇称为仲醇。

羟基连在叔碳原子上的醇称为叔醇。

它们的结构通式分别为：

$$R—CH_2—OH \qquad \overset{R_1}{\underset{R_2}{CH—OH}} \qquad \overset{R_1}{\underset{R_3}{R_2—C—OH}}$$

伯醇　　　　　　　仲醇　　　　　　　叔醇

3. 根据分子中所含羟基数目的不同，醇可分为一元醇、二元醇和多元醇。例如：

$$CH_3—CH_2—CH_2OH \qquad \underset{|}{\overset{|}{CH_2—OH}} \qquad CH_2—CH—CH_2$$

丙醇　　　　　　乙二醇　　　　　丙三醇(甘油)

(一元醇)　　　　(二元醇)　　　　(三元醇)

(二)醇的命名

1. 结构简单的醇采用普通命名法，即在"醇"前加上烃基名称，如甲醇、异丙醇、叔丁醇等。例如：

$$CH_3—OH \qquad CH_3—CH—OH \qquad \overset{CH_3}{\underset{CH_3}{CH_3—C—OH}}$$

甲醇　　　　　异丙醇　　　　　叔丁醇

有的醇还采用俗名。例如乙醇俗称酒精，丙三醇俗称甘油等。

2. 结构复杂的醇采用系统命名法，命名原则如下：

(1)选择包含连接羟基的碳原子(α－碳)在内的最长碳链为主链，按主链所含碳原子数目的多少称为"某醇"。

(2)从靠近羟基的一端开始，给主链碳原子依次编号。把表示羟基位置的编号用阿拉伯数字写在前面并用短线与"某醇"相连。

(3)如果主链上还有取代基或支链，要将其位置、数目和名称都写在醇名前面。例如：

$$\overset{OH}{\underset{CH_3}{CH_3—CH—CH—CH_3}} \qquad \overset{CH_3}{\underset{CH_3}{CH_3—C—OH}} \qquad CH_3—CH—C—CH_2$$

3－甲基－2－丁醇　　2－甲基－2－丙醇　　2,4－二甲基－3－乙基－3－己醇

二、醇的性质

(一)醇的物理性质

含3个碳原子以下的醇为无色易挥发液体，具有酒味和烧灼感，丁醇和十一醇为油状粘稠液体，十二个碳原子以上的直链醇为蜡状固体。

低级醇分子之间能形成氢键，导致其沸点比相对分子质量相近的烷烃高一些。

醇羟基与水分子之间也可形成氢键，故低级醇可以任意比例与水互溶，但随着烃基的增大，醇在水中的溶解度明显下降。

(二)醇的化学性质

醇分子中的 C—O 键和 O—H 键均为极性键。醇的化学反应主要发生在这两个极性键

上，一种是 C — O 键断裂，羟基被其他基团取代或脱去；另一种是 O — H 键断裂，羟基中的氢原子被取代；此外，由于羟基的影响，使 α - 氢也具有某种程度的活泼性。

1. 与活泼金属反应　醇与某些活泼金属（Na、K 等）反应，羟基中的氢原子被取代生成各种醇的金属化合物，同时放出氢气。

$$2C_2H_5—OH + 2Na \longrightarrow 2C_2H_5—ONa + H_2\uparrow$$
$$\text{乙醇钠}$$

此反应比金属钠与水的作用要缓和得多，生成的醇钠是白色固体，能溶解于醇，遇水分解成氢氧化钠和醇。

$$C_2H_5—ONa + H_2O \longrightarrow C_2H_5—OH + NaOH$$

这说明醇的酸性比水还弱。

2. 与无机酸反应

（1）与氢卤酸反应：醇与氢卤酸反应，生成卤代烃和水，反应是可逆的：

$$R—OH + HX \underset{OH^-}{\overset{H^+}{\rightleftharpoons}} R—X + H_2O$$

醇的结构不同，酸的类型不同，反应速率的大小也不相同。

不同结构的醇的活性顺序为：叔醇 > 仲醇 > 伯醇。

氢卤酸的活性顺序为：HI > HBr > HCl。

盐酸与醇反应较困难，需加无水氯化锌作催化剂。由无水氯化锌和浓盐酸配成的溶液称为卢卡斯试剂。含有 6 个以下碳原子的醇可溶于该试剂中，但反应后生成的卤代烃却不溶解，因此可根据出现浑浊或分层的时间长短来区别不同结构的醇。叔醇立即反应，使溶液变浑浊；仲醇十几分钟后变浑浊；伯醇在室温下数小时后才浑浊。

（2）与无机含氧酸的反应：醇与无机含氧酸（如硝酸、磷酸等）反应，脱去水分子而生成相应的无机酸酯。例如：

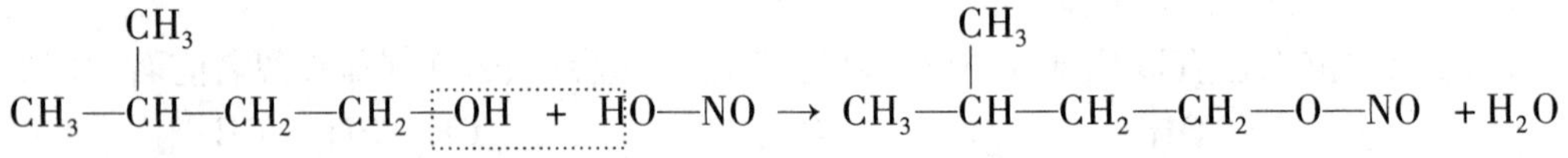

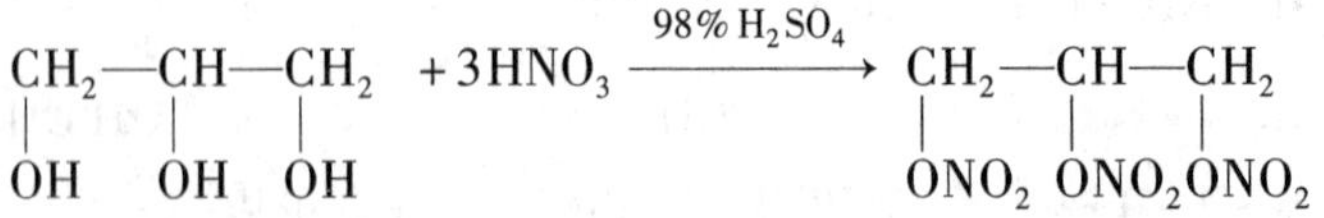

亚硝酸异戊酯和甘油三硝酸酯（俗名硝酸甘油）都有扩张血管的作用，可缓解心绞痛，其中甘油三硝酸酯在临床上可用作心脏病急救药物。此外，醇也可和磷酸作用，生成磷酸酯。在人体内有很多磷酸酯，如：

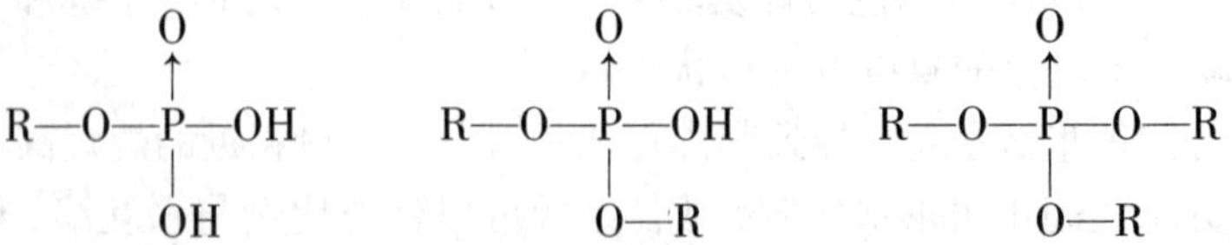

磷酸烷基酯　　　　　磷酸二烷基酯　　　　　磷酸三烷基酯

磷酸酯广泛存在于机体内，并且发挥着重要作用。例如细胞的重要组成成分核酸、磷脂和供能物质三磷酸腺苷（ATP）中都有磷酸酯的结构；体内的某些代谢过程也是通过具有磷酸酯结构的中间物质来完成的。

3. 氧化反应　有机物分子中加氧或脱氢的反应都称为氧化反应，反之则称为还原反应。

醇类化合物的氧化实质是醇分子中脱去 2 个氢原子，1 个是羟基上的氢，另一个是 α - 氢。反应的产物取决于醇的类型和反应条件，常用的氧化剂为酸性重铬酸钾溶液或酸性高锰酸钾溶液。

伯醇氧化首先生成醛，醛可继续被氧化生成羧酸。

$$R—CH_2—OH \xrightarrow{[O]} R—CHO \xrightarrow{[O]} R—COOH$$
$$\text{伯醇} \qquad\qquad \text{醛} \qquad\qquad \text{羧酸}$$

仲醇氧化生成酮，酮一般情况下不再被氧化。

$$\begin{matrix} R_2 \\ | \\ R_1—CH—OH \end{matrix} \xrightarrow{[O]} \begin{matrix} O \\ \| \\ R_1—C—R_2 \end{matrix}$$
$$\text{仲醇} \qquad\qquad\qquad \text{酮}$$

叔醇因没有 α - 氢，一般情况下比较稳定，不能被氧化。利用此性质可区别伯醇、仲醇和叔醇。

4. 脱水反应　醇类化合物的脱水方式有两种：分子内脱水成烯和分子间脱水成醚。常用的脱水剂有浓 H_2SO_4、Al_2O_3 等。

$$\text{分子间脱水：} 2CH_3CH_2OH \xrightarrow[140℃]{90\% H_2SO_4} CH_3CH_2—O—CH_2CH_3 + H_2O$$

$$\text{分子内脱水：} CH_3CH_2OH \xrightarrow[170℃]{90\% H_2SO_4} CH_2=CH_2 + H_2O$$

5. 消去反应　分子内脱水生成烯烃的反应属于消去反应，从有机物分子中脱去一个小分子(如 HX 或 H_2O 等)，同时形成碳碳不饱和键的反应称为消去反应。醇发生消去反应的主要产物是双键碳上连有较多烃基的烯烃。例如：

$$\begin{matrix} CH_3—CH_2—CH—CH_3 \\ | \\ OH \end{matrix} \xrightarrow{-H_2O} CH_3—CH=CH—CH_3 + CH_3—CH_2—CH=CH_2$$
$$\qquad\qquad\qquad\qquad\qquad\qquad \text{（主产物）} \qquad\qquad\qquad \text{（副产物）}$$

6. 邻二醇的特性　凡是具有 2 个相邻羟基的醇类(如乙二醇、丙三醇等)都能与氢氧化铜反应生成深蓝色的溶液，利用此特性可鉴别具有邻二醇结构的化合物。例如：

$$\begin{matrix} CH_2—OH \\ | \\ CH—OH \\ | \\ CH_2—OH \end{matrix} + Cu(OH)_2 \longrightarrow \begin{matrix} CH_2—O \\ | \quad\quad \diagdown \\ CH—O \quad Cu \\ | \quad\quad \\ CH_2—OH \end{matrix} + 2H_2O$$
$$\text{甘油铜(蓝色)}$$

三、重要的醇

1. 甲醇(CH_3OH)　甲醇最初是从木材干馏液中分离得到的，故又称木精或木醇。它是无色挥发性透明液体，沸点64.7℃，易燃烧，有酒的气味，有毒。误饮少量(10mL)能使眼睛失明，服用多量(30mL)即可致死。甲醇能与水及许多有机溶剂混溶，是重要的化工原料和溶剂。

2. 乙醇(CH_3CH_2OH)　乙醇是酒的主要成分，俗称酒精。它是无色透明挥发性液体，沸点78.3℃，易燃烧，能与水及大多数有机溶剂混溶，毒性小。

乙醇用途很广。因为它能使细菌的蛋白质变性，临床上常使用体积分数为75%的乙醇溶液做外用消毒剂；利用乙醇挥发时能吸收热量，临床上用30%～50%的酒精溶液给高热患者擦浴以降低体温。它是重要的有机溶剂和化工原料，可用于提取中草药的有效成分、配制液体试剂等。

3. 丙三醇（ $\begin{array}{ccc} CH_2\!-\!CH\!-\!CH_2 \\ | \quad\ | \quad\ | \\ OH \ \ OH \ \ OH \end{array}$ ）丙三醇俗名甘油，是无色粘稠带有甜味的液体，沸点290℃，能与水和乙醇互溶。甘油有润肤作用，但由于其吸湿性很强，对皮肤有刺激作用，故使用时需先用适量水稀释。临床上甘油栓或甘油溶液药品名为"开塞露"，用以灌肠，治疗便秘。

4. 苯甲醇（$C_6H_5\!-\!CH_2\!-\!OH$）　苯甲醇又称苄醇，是最简单的芳香醇。为无色液体，沸点205.2℃，具有芳香气味，能溶于水，极易溶于甲醇、乙醇等有机溶剂中。苯甲醇具有微弱的麻醉作用，既能镇痛又能防腐。含苯甲醇的注射用水称为无痛水。10%的苯甲醇软膏或其洗剂为局部止痒剂。

第二节　酚

一、酚的分类和命名

根据酚羟基的数目不同，酚可分为一元酚、二元酚和多元酚；根据芳烃基的不同，酚可分为苯酚和萘酚等。

酚的命名是在酚字前加上芳环名称，以此为母体，再冠以取代基的位次、数目和名称。对于结构复杂的酚，可将酚羟基作为取代基来命名。例如：

苯酚　　　　　邻甲酚　　　　　对甲酚　　　　2,4－二甲苯酚

二、酚的化学性质

（一）弱酸性

酚类化合物通常显弱酸性，如苯酚可与氢氧化钠溶液发生中和反应生成苯酚钠盐。

苯酚的酸性比碳酸弱。往苯酚钠溶液中通入二氧化碳，能析出游离的苯酚。

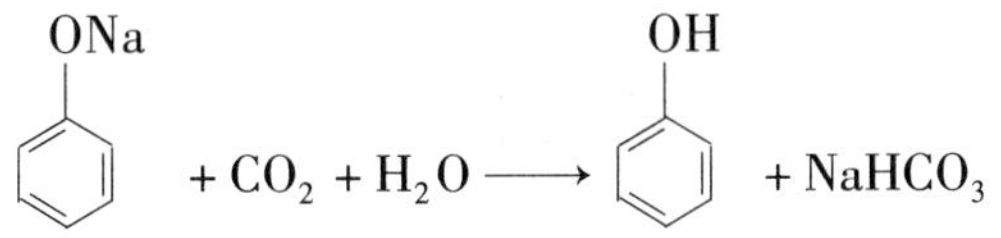

$$\text{(ONa)} \quad + CO_2 + H_2O \longrightarrow \text{(OH)} \quad + NaHCO_3$$

酚不溶于 $NaHCO_3$ 溶液,羧酸则能溶于其中,利用此性质可将酚和羧酸进行分离。

（二）与三氯化铁的显色反应

分子中具有烯醇式结构（ $-C{=}C-OH$ ）的化合物能与三氯化铁溶液发生显色反应。酚即属此类化合物,不同的酚与三氯化铁作用呈现不同颜色。例如:苯酚、间苯二酚和1,3,5-苯三酚与三氯化铁溶液作用显紫色;邻-苯二酚和对-苯二酚显绿色;1,2,3-苯三酚显红色等。利用这种显色反应可鉴别酚的存在。

（三）卤代反应

苯酚比苯更易发生取代反应。例如,苯酚水溶液与溴水反应,生成2,4,6-三溴苯酚的白色沉淀。此反应十分灵敏,常用于酚类的鉴别。

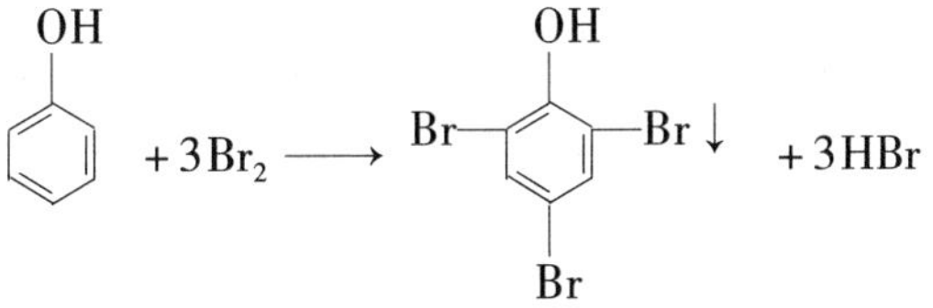

$$\text{(OH)} \quad + 3Br_2 \longrightarrow \text{Br} \quad \text{(OH, Br)} \downarrow \quad + 3HBr$$

2,4,6-三溴苯酚

（四）氧化反应

酚类极易被氧化。酚的氧化是很复杂的反应。无色的苯酚若长时间露置于空气中,就会被氧化成红色。被氧化的程度越大,所显颜色也越深。

三、重要的酚

1. 苯酚（C_6H_5OH）　苯酚简称酚,俗称石炭酸,是一种有特殊气味的无色晶体,熔点40.8℃,沸点181.8℃,常温时微溶于水,温度高于68℃时可与水任意混溶。苯酚易溶于乙醇、乙醚和苯等有机溶剂。

苯酚能凝固蛋白质,有杀菌作用,在医药上用作消毒剂和防腐剂。3%~5%的苯酚水溶液用于消毒外科器械,1%的苯酚水溶液外用于皮肤止痒,因苯酚毒性太大,目前已不用于人体消毒。

2. 甲苯酚（$CH_3-C_6H_4-OH$）

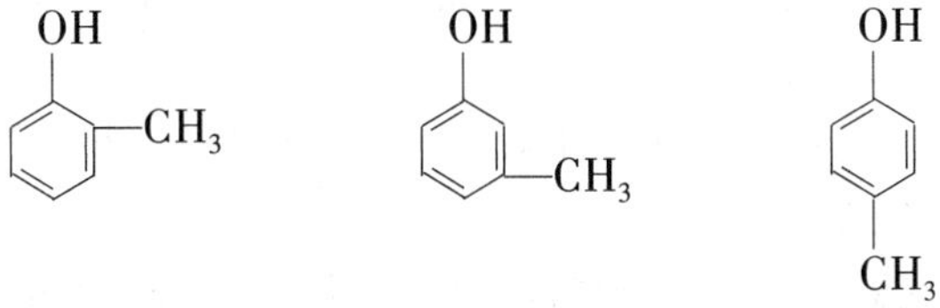

邻甲苯酚　　　　间甲苯酚　　　　对甲苯酚

甲苯酚有邻、间、对-甲苯酚三种异构体。甲苯酚存在于煤焦油中,俗称煤酚。其杀菌能力比苯酚强,因难溶于水,常配成47%~53%的肥皂水溶液,称为煤酚皂溶液,俗称"来苏儿",常用于手、环境及处理排泄物消毒,临用时加水稀释。

第三节　醚

一、醚的分类和命名

醚可看作是醇或酚分子中羟基上的氢原子被烃基取代后的化合物，也可看作是两个烃基通过氧原子连接起来的化合物。醚的通式可写成 $R-O-R$ 或 $Ar-O-Ar$。醚分子中，与氧原子相连的两个烃基相同，则称为单醚，两个烃基不同则称为混醚。烃基中如含有苯环结构就称为芳香醚。

结构简单的醚命名时，采用普通命名法。单醚是在烃基名称之后加上"醚"字，"二"字可省略；例如：

$$CH_3-O-CH_3 \qquad CH_3-CH_2-O-CH_2-CH_3$$

甲醚　　　　　　　　　乙醚　　　　　　　　　　二苯醚

混醚命名时较小烃基在前，较大烃基在后。混合芳香醚的命名习惯上把芳烃基放在脂肪烃基前面。例如：

$$CH_3-CH_2-O-CH_3$$

甲乙醚　　　　　　　　　　　苯甲醚

结构复杂的醚命名时，采用系统命名法，将较大烃基作为母体，较小烃基与氧合称为烃氧基，并作为取代基来命名。例如：

$$CH_3-CH_2-CH_2-\underset{\underset{CH_3}{\overset{|}{O}}}{\overset{|}{CH}}-CH_3$$

2 - 甲氧基戊烷

$$CH_3-CH_2-\underset{\underset{CH_3}{\overset{|}{\underset{|}{C}}}}{\overset{\overset{OH}{|}}{C}}-CH_2-CH_2-O-CH_3$$

3 - 甲基 - 1 - 甲氧基 - 3 - 戊醇

具有相同碳原子数目的醚和醇互为同分异构体，这种异构方式属于官能团异构。例如二甲醚和乙醇。

二、醚的性质

除甲醚和甲乙醚外，大多数醚在室温下为无色液体，有特殊气味，比水轻，沸点与相对分子质量相近的烷烃近似，比与它同分异构的醇低。醚分子中的氧原子可与水分子形成氢键，故醚在水中有一定的溶解度。

醚的化学性质不活泼，其稳定性仅次于烷烃，一般很难与碱、氧化剂等发生反应。但在一定条件下也可发生某些反应。

醚键上的氧原子具有孤对电子，能通过配位键和强酸中的氢离子结合形成类似盐结构的化合物——锌盐，因此醚能溶于强酸如硫酸、盐酸中。

$$R_1-O-R_2 + H_2SO_4 \longrightarrow [\ R_1-\overset{\overset{H}{|}}{O}-R_2\ ]^+ + HSO_4^-$$

醚能溶于强酸，而烷烃和卤代烃则不能，利用这一特性可区别醚与烷烃或卤代烃。

三、重要的醚

乙醚是最常见的醚。室温下为无色液体，沸点34.5℃，极易挥发，遇火会引起猛烈的爆炸，故使用时要特别小心，远离明火。

乙醚能溶于乙醇、氯仿等有机溶剂中，微溶于水。乙醚的化学性质稳定，又能溶解许多有机物，因而是常有的溶剂和萃取剂。乙醚有麻醉作用，曾在外科手术中用作吸入性全身麻醉剂。

小　结

醇、酚、醚属于烃的含氧衍生物，学习醇、酚、醚是学习其他含氧衍生物的基础。通过知识的总结，应进一步摸索学习有机化合物的方法。

现将醇、酚、醚的相关知识分类如下：

分　类	醇	酚	醚
结构通式	R—OH	Ar—OH	R—O—R
典型代表物	CH_3—OH	C_6H_5—OH	C_2H_5—O—C_2H_5
官能团	醇羟基(—OH)	酚羟基(—OH)	醚键(C—O—C)
主要化学性质	1. 与活泼金属反应 2. 与无机酸反应 3. 氧化反应 4. 脱水反应	1. 弱酸性 2. 与$FeCl_3$的显色反应 3. 卤代反应 4. 氧化反应	性质较稳定

主要物质的鉴别方法：

物　质	所　用　试　剂	反　应　现　象
伯醇、仲醇	酸性重铬酸钾溶液(橙色)	橙色转为绿色
甘　油	硫酸铜的碱溶液（蓝色浑浊液）	转为深蓝色澄清液
酚(苯酚)	三氯化铁溶液(黄色)	特征颜色(紫色)
苯　酚	溴水(红棕色)	白色沉淀

（刘捷频）

习　题

一、填空题

1. 最简单的脂肪醇是_____，最简单的芳香醇是_____，最简单的脂肪醚是_____，最简单的芳香醚是_____。

2. 在有机化学中，通常把_____或_____的反应称为氧化反应；把_____或_____的反应称为还原反应。伯醇氧化生成_____，继续氧化生成_____；仲醇氧化生成_____；叔醇分子中因无_____，一般条件下不被氧化。

3. 消毒酒精的乙醇含量为_____，用来给高热病人擦浴以降低体温的酒精溶液的乙醇含量为_____。

4. 苯酚具有弱酸性，又称为_____，其酸性较碳酸_____。

5. 煤酚皂溶液是含_____的肥皂水溶液，俗称_____，医药上用作_____。

6. 丙三醇俗称_____，它能和_____作用生成_____的甘油铜，此反应可用作鉴别。

二、命名或写出结构式

1. CH_3—$\overset{\underset{CH_3}{|}}{CH}$—$\overset{\underset{OH}{|}}{CH}$—$CH_3$

2. CH_3—⬡—OH

3. ⬡—CH_2OH

4. HO—⬡—CH_2CH_3

5. 异丙醇

6. 2，4，6 – 三溴苯酚

7. 4，4 – 二甲基 – 2 – 己醇

8. 苯甲醚

三、完成下列反应式

1. CH_3—CH_2—CH_2—OH $\xrightarrow{[O]}$

2. CH_3—CH_2—$\overset{\underset{OH}{|}}{CH}$—$CH_3$ $\xrightarrow{[O]}$

3. CH_3—CH_2—OH $\xrightarrow[170℃]{浓\ H_2SO_4}$

4. $\overset{\displaystyle CH_2—OH}{\underset{\displaystyle CH_2—OH}{\overset{|}{\underset{|}{CH—OH}}}}$ $+ 3C_{15}H_{31}COOH \longrightarrow$

四、用化学方法区别下列各组化合物

1. 乙醇、苯酚和丙三醇

2. 苯甲醇、苯酚和苯乙烯

3. 1 – 丁醇、2 – 丁醇和 2 – 甲基 – 2 – 丙醇

第十章

醛和酮

醛和酮分子中都含有羰基($\diagdown C=O$),所以称为羰基化合物。这是一类非常重要的化合物,不仅是有机合成中的重要原料和中间体,也是人体代谢过程中重要的物质。

第一节　醛和酮的结构、分类和命名

一、醛和酮的结构

羰基的碳分别与烃基和氢原子相连的化合物是醛(甲醛例外),羰基碳上连有 2 个烃基的为酮。醛和酮的通式如下:

$$
\overset{O}{\underset{醛}{(Ar)R-\overset{\|}{C}-H}} \qquad \overset{O}{\underset{酮}{(Ar)R-\overset{\|}{C}-R'(Ar')}}
$$

通常把—CHO 称为醛基,是醛的官能团。把—CO—称为酮基,是酮的官能团。

含有相同碳原子数的饱和一元醛、酮互为同分异构体。

二、醛和酮的分类

1. 根据羰基碳原子所连烃基的种类不同可分为:

脂肪醛、酮,如: $CH_3-\overset{H}{\underset{}{C}}=O$ 　乙醛、$CH_3-\overset{O}{\underset{}{C}}-CH_3$ 　丙酮。

芳香醛、酮,如: $\langle\!\!\rangle-\overset{H}{\underset{}{C}}=O$ 　苯甲醛、$\langle\!\!\rangle-\overset{O}{\underset{}{C}}-CH_3$ 　苯乙酮

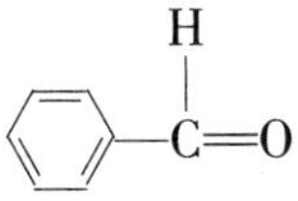

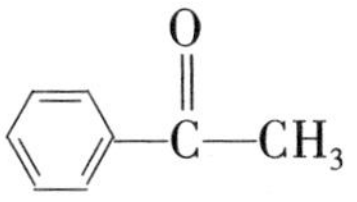

脂环酮,如: $\langle\!\!\rangle=O$ 　环己酮。

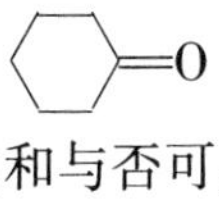

2. 根据烃基饱和与否可分为:

饱和醛、酮:如乙醛、丙酮、环己酮等。

不饱和醛、酮:如 $CH_2=CH-\overset{H}{\underset{}{C}}=O$ 　丙烯醛、$CH_2=CH-\overset{O}{\underset{}{C}}-CH_3$ 　丁烯酮。

3. 根据羰基数目的多少可分为:

一元醛、酮,以上各例均为一元醛、酮,分子内只含有一个羰基。

多元醛、酮，如：

$$\underset{O}{H-\overset{\parallel}{C}}-CH_2CH_2CH_2-\underset{O}{\overset{\parallel}{C}}-H$$ 　戊二醛。

三、醛和酮的命名

醛和酮的命名主要采取系统命名法：

1. 选择含有羰基在内的最长碳链作为主链，按碳原子数称为"某醛"或"某酮"。

2. 从靠近羰基一端开始给主链碳原子编号，醛基位次不用标明，5 个碳以上的主链需注明酮基位次。

3. 将取代基的位次、数目和名称写在母体名称之前。例如：

$$CH_3-CH_2-\underset{\underset{CH_2-CH_2-CH_3}{|}}{CH}-CHO \qquad CH_3-\underset{\underset{CH_3}{|}}{CH}-CH_2-CH_2-\underset{O}{\overset{\parallel}{C}}-CH_3$$

2 - 乙基戊醛 　　　　　　　　　　　　5 - 甲基 - 2 - 己酮

对于芳香醛、酮，则把芳香烃基作为取代基命名。例如

2 - 苯基丙醛 　　　　　　　　　　二苯甲酮

此外，酮也可采用普通命名法，按照羰基所连的两个烃基来命名。例如丁酮也叫做甲乙酮，3 - 戊酮叫做二乙酮等等，这种方法一般适用于简单的低级酮。

第二节　醛和酮的性质

一、醛和酮的性质

室温下除甲醛外，其他醛、酮均为液体或固体。醛、酮的沸点高于相对分子质量相近的烷烃和醚，但比相近的醇低。低级醛、酮能与水分子间形成氢键而易溶于水。例如甲醛、乙醛和丙酮能与水混溶。其他醛、酮在水中的溶解度随烃基部分的增大而减小。

醛、酮分子中均含有羰基，由此决定了它们具有许多相似的化学性质，但醛基与酮基结构上的差异也体现在某些化学性质上。在有的反应中，醛比酮更为活泼，某些反应为醛所特有，而酮则无。

（一）加成反应

1. 与亚硫酸氢钠加成　醛、酮与饱和亚硫酸氢钠溶液反应，生成亚硫酸氢钠的加成产物。该加成产物能溶于水，但不溶于饱和亚硫酸氢钠溶液，以白色晶体析出。

$$\underset{R-\overset{\parallel}{C}-H}{O} \quad + \quad \underset{O=S-ONa}{\overset{HO}{|}} \rightleftharpoons \underset{SO_3Na}{R-\overset{OH}{\underset{|}{C}}-H\downarrow}$$

醛、脂肪族甲基酮和 8 个碳以下的环酮可发生此反应。由于反应前后现象变化非常明显，可用于鉴定醛、酮。加成产物与稀酸或稀碱共热时，可分解为原来的醛或酮，故此反应也可用于醛、酮的分离和精制。

2. 与氨的衍生物加成　氨的衍生物是指氨分子中的氢原子被其他原子或基团取代后生成的一系列化合物，通式为 H_2N-G。氨的衍生物先与醛、酮的羰基加成，再经分子内脱水，生成稳定的、含有碳氮双键的化合物，其反应通式如下：

$$\begin{array}{c} R \\ \vert \\ (R')H \end{array} C{=}O + H{-}N{-}\!\!\begin{array}{c}H\\\vert\\G\end{array} \longrightarrow \begin{array}{c}R\\\vert\\(R')H\end{array}C\!\!\begin{array}{c}\overline{OH}\ H\\\vert\ \ \ \vert\\-N-G\end{array} \xrightarrow{-H_2O} \begin{array}{c}R\\\vert\\(R')H\end{array}C{=}N{-}G$$

根据以上通式，可以得到醛、酮与各类氨的衍生物的加成缩合产物，见表 10-1。

表 10-1　氨的衍生物及其与醛、酮的加成缩合产物

氨 的 衍 生 物	加 成 缩 合 产 物
羟氨　H_2N-OH	肟　$\begin{array}{c}R\\\vert\\(R')H\end{array}C{=}N{-}OH$
肼　H_2N-NH_2	腙　$\begin{array}{c}R\\\vert\\(R')H\end{array}C{=}N{-}NH_2$
苯肼　$H_2N-NH-\!\!\bigcirc$	苯腙　$\begin{array}{c}R\\\vert\\(R')H\end{array}C{=}N{-}NH-\!\!\bigcirc$
2,4-二硝基苯肼　$H_2N-NH-\!\!\bigcirc\!\!\begin{array}{c}NO_2\\-NO_2\end{array}$	2,4-二硝基苯腙　$\begin{array}{c}R\\\vert\\(R')H\end{array}C{=}N{-}NH-\!\!\bigcirc\!\!\begin{array}{c}NO_2\\-NO_2\end{array}$

氨的衍生物与醛、酮的加成缩合产物均为很好的结晶体，具有固定的熔点，可用于鉴别醛、酮。因此这些氨的衍生物又称羰基试剂。尤其是 2,4-二硝基苯肼，它几乎能和所有的醛、酮迅速发生反应，生成橙黄色晶体，易于观察。另外，生成的腙和苯腙等在稀酸作用下，容易水解为原来的醛和酮，因此常用此反应分离和提纯羰基化合物。

3. 与醇加成　在干燥氯化氢存在下，醇与醛发生加成反应生成半缩醛。

$$\begin{array}{c}O\\\parallel\\R{-}C{-}H\end{array} + R_1{-}OH \underset{}{\overset{\text{干燥 HCl}}{\rightleftharpoons}} \begin{array}{c}OH\ \text{——半缩醛羟基}\\\vert\\R{-}C{-}H\\\vert\\OR_1\end{array}$$

半缩醛

从结构上看，半缩醛既是醇又是醚。半缩醛分子中的羟基叫半缩醛羟基。它不同于普通

的羟基,较为活泼,在同样条件下与反应体系中的醇继续反应,失去一分子水生成稳定的缩醛。

$$R-\underset{\underset{OR_1}{|}}{\overset{\overset{OH}{|}}{C}}-H + R_2-H \underset{}{\overset{干燥\ HCl}{\rightleftharpoons}} R-\underset{\underset{OR_1}{|}}{\overset{\overset{OR_2}{|}}{C}}-H + H_2O$$

缩醛的结构与醚类似,它对碱、氧化剂和还原剂都很稳定,但在稀酸中易发生水解,生成原来的醛和醇。

在同样条件下,酮与醇的加成反应速度很慢。

在既含有羰基又含有羟基的分子中,可发生分子内的羟基对羰基的加成作用,生成稳定的环状半缩醛(酮),糖类化合物的环状结构就属于这类环状半缩醛(酮)。

(二)α-活泼氢的反应

1. 卤仿反应　乙醛和甲基酮与卤素的氢氧化钠溶液反应生成卤仿(CHX_3)的反应叫做卤仿反应。卤仿中的碘仿(CHI_3)为不溶于水的黄色固体,易于观察。因此常用碘的氢氧化钠溶液来鉴别乙醛和甲基酮。

在乙醛和甲基酮分子中,含有 3 个 α-氢,它们与卤素的氢氧化钠溶液作用时,3 个 α-氢全部被卤素取代,生成三卤代醛、酮。

$$X_2 + 2NaOH \longrightarrow NaOX + NaX + H_2O$$
次卤酸钠

$$CH_3-\overset{\overset{O}{\|}}{C}-H(R) + 3NaOX \longrightarrow CX_3-\overset{\overset{O}{\|}}{C}-H(R) + 3NaOH$$

三卤代物在碱性溶液中不稳定,易发生碳碳键的断裂,分解为三卤甲烷(卤仿)和碳酸盐,反应过程如下:

$$CX_3-\overset{\overset{O}{\|}}{C}-H(R) + NaOH \longrightarrow CHX_3\downarrow + (R)H-\overset{\overset{O}{\|}}{C}-ONa$$
卤仿　　　　羧酸钠

合并以上三式,得到生成卤仿的总反应式是:

$$CH_3-\overset{\overset{O}{\|}}{C}-H(R) + 3X_2 + 4NaOH \longrightarrow CHX_3\downarrow + (R)H-\overset{\overset{O}{\|}}{C}-ONa + 3NaX + 3H_2O$$

由于次碘酸钠具有氧化作用,它可以把具有($CH_3-\overset{\overset{OH}{|}}{C}H-H(R)$)结构的醇氧化成乙醛或甲基酮,所以具有这类结构的醇也能发生碘仿反应。

2. 羟醛缩合反应　在稀碱存在下,两分子醛发生自身加成反应,一个醛的 α-氢原子加到另一个醛的羰基氧原子上,α-碳则加到羰基碳原子上,生成 β-羟基醛的反应称为羟醛缩合反应(或醇醛缩合反应)。

$$CH_3—\overset{\overset{\displaystyle O}{\|}}{C}—H + H \overset{\alpha}{—}CH_2—\overset{\overset{\displaystyle O}{\|}}{C}—H \longrightarrow CH_3—\overset{\overset{\displaystyle OH}{|}}{C}—CH_2—\overset{\overset{\displaystyle O}{\|}}{C}—H$$

　　乙醛　　　　　　　　乙醛　　　　　　　　　β-羟基丁醛

　　羟醛缩合反应在有机合成中具有重要意义，因为它能增长碳链，产生支链。含有 α – 氢的酮也可以发生类似反应，但反应速度较慢。

　　在人体内，含有醛基和酮基的丙糖衍生物在酶的催化下，通过进行羟醛缩合反应生成己糖衍生物。

（三）氧化还原反应

1. 还原反应　醛、酮经催化氢化，分别生成伯醇和仲醇。

$$R—\overset{\overset{\displaystyle O}{\|}}{C}—H + H_2 \xrightarrow{\text{Ni 或 Pd 或 Pt}} R—\overset{\overset{\displaystyle OH}{|}}{\underset{\underset{\displaystyle H}{|}}{C}}—H$$

　　　　醛　　　　　　　　　　　　　　　伯醇

$$R—\overset{\overset{\displaystyle O}{\|}}{C}—R_1 + H_2 \xrightarrow{\text{Ni 或 Pd 或 Pt}} R—\overset{\overset{\displaystyle OH}{|}}{\underset{\underset{\displaystyle H}{|}}{C}}—R_1$$

　　　　酮　　　　　　　　　　　　　　　仲醇

2. 氧化反应　醛和酮最显著的差别是对氧化剂的敏感性。醛非常容易被氧化，即使是弱氧化剂也可以将醛氧化成相同碳原子数目的羧酸，所以醛具有较强的还原性。而酮一般不能被弱氧化剂所氧化，因此根据这一性质可区别醛和酮。常用的弱氧化剂有托伦试剂、斐林试剂或班氏试剂。

　　（1）与托伦试剂反应（银镜反应）　托伦试剂即硝酸银的氨溶液，试剂中起氧化作用的是银氨配离子。当托伦试剂与醛共热时，醛被氧化成羧酸，试剂中的银离子被还原成金属银。金属银附着在玻璃器壁上形成银镜，故称为银镜反应。

$$AgNO_3 + 3NH_3 \cdot H_2O \longrightarrow Ag(NH_3)_2OH + NH_4NO_3 + 2H_2O$$

$$R—\overset{\overset{\displaystyle O}{\|}}{C}—H + 2Ag(NH_3)_2OH \xrightarrow{\triangle} R—\overset{\overset{\displaystyle O}{\|}}{C}—ONH_4 + 2Ag\downarrow + 3NH_3\uparrow + 2H_2O$$

　醛　　　　　　　　　　　　　　　羧酸铵

所有的醛都能发生银镜反应，酮则不能，故此反应可用于区别醛和酮。

　　（2）与斐林试剂反应　斐林试剂由甲、乙两部分组成，甲液为硫酸铜溶液，乙液为酒石酸钾钠的氢氧化钠溶液。临用时将甲、乙两液等体积混合得到深蓝色的斐林试剂。试剂中起氧化作用的是酒石酸钾钠与 Cu^{2+} 所形成的配离子。反应时醛被氧化成羧酸，Cu^{2+} 被还原成 Cu^+，形成砖红色的氧化亚铜沉淀。

$$R—\overset{\overset{\displaystyle O}{\|}}{C}—H + 2Cu^{2+}(\text{配离子}) + NaOH \xrightarrow{\triangle} R—\overset{\overset{\displaystyle O}{\|}}{C}—ONa + Cu_2O\downarrow + H_2O$$

　脂肪醛　　　　　　　　　　　　　　　　　　羧酸钠　　　砖红色

只有脂肪醛才能与斐林试剂作用，芳香醛则不起反应，故此反应可用于区别脂肪醛和芳香醛。

（3）与班氏试剂反应　　班氏试剂是硫酸铜、碳酸钠和柠檬酸钠的混合液，其中起氧化作用的是柠檬酸钠与 Cu^{2+} 所形成的配离子。其反应现象、原理和斐林试剂均相同。但班氏试剂稳定性更强，临床上常用它来检出尿糖和血糖。

（四）与品红亚硫酸试剂的显色反应

品红亚硫酸试剂也叫希夫试剂，与醛作用立即由无色变成紫红色，这一反应非常灵敏，常用来鉴别醛的存在，酮无此反应。

二、重要的醛和酮

1.甲醛（HCHO）　　甲醛俗名蚁醛，为具有强烈刺激气味的无色气体，易溶于水。甲醛能凝固蛋白质，具有杀菌和防腐能力，40%的甲醛水溶液称为福尔马林，可用作外科器械和保存生物标本的防腐剂。

长期放置的福尔马林会产生混浊或白色沉淀，这是由于甲醛易发生聚合作用生成了多聚甲醛。多聚甲醛经加热后，解聚重新生成甲醛。

2.丙酮（ $CH_3—\overset{\overset{\displaystyle O}{\|}}{C}—CH_3$ ）　　丙酮是易挥发、易燃的无色液体。能与水、乙醇、乙醚和氯仿等有机溶剂混溶，并能溶解许多有机物，是常用的有机溶剂。

正常情况下，人体血液中丙酮的浓度很低。糖尿病患者由于体内代谢紊乱，常有过量的丙酮产生，从尿中排出或随呼吸呼出。临床上检查丙酮，可用亚硝酰铁氰化钠的碱性溶液，如有丙酮存在，尿液呈现红色。也可用碘仿反应，即将加碘的氢氧化钠溶液加于尿中，如有丙酮存在，则有黄色的碘仿析出。

3.樟脑（ ）　　樟脑是一种脂环酮。它是存在于樟树中的一种芳香性成分。樟脑为无色半透明固体，具有特殊的芳香气味，常温下能挥发。樟脑在医药上用途很广，有兴奋运动中枢、呼吸中枢及心肌的功效。100 g/L 的樟脑酒精溶液称樟脑酊，有良好的止咳功效。成药清凉油、十滴水、风油精和消炎镇痛膏等均含有樟脑。生活中樟脑作为驱虫防蛀剂而广泛使用。

小　结

醛和酮可看成是醇的氧化产物，称为羰基化合物。醛和酮结构相似，表现出相似的化学性质；醛比较活泼，具有一些酮没有的特性。

现将醛、酮的相关知识小结如下：

结 构 区 别	化 学 性 质	鉴 别 方 法
醛：结构通式 R—CHO 　官能团—CHO（醛基） 酮：结构通式 R—CO—R 　官能团—CO—（酮基） 相同点：含有羰基 不同点：官能团不同	醛和酮相似的反应： 1. 加成反应 2. α - 活泼氢的反应 3. 还原反应 醛的特殊反应： 1. 氧化反应 2. 显色反应	1. 托伦试剂：产生银镜的物质是醛 2. 斐林试剂：产生砖红色沉淀的物质是脂肪醛 3. 希夫试剂：变为紫红色的物质是醛 4. 亚硝酰铁氰化钠的碱性溶液：出现红色的物质是丙酮

（何　萍）

习　题

一、填空题

1. 最简单的脂肪醛是 _____ ，其结构简式为 _____ ；最简单的芳香醛是 _____ ，其结构简式为 _____ 。

2. 最简单的脂肪酮是 _____ ，其结构简式为 _____ ；最简单的芳香酮是 _____ ，其结构简式为 _____ 。

3. 2, 4 - 二硝基苯肼又称为 _____ ，常用于醛、酮的鉴别。

4. 醛与醇在干燥氯化氢作用下反应，先生成 _____ ，再与另一分子醇反应，生成 _____ 。

5. 所有的醛均能与 _____ 试剂发生反应，生成光亮的银镜；只有 _____ 醛才能与 _____ 试剂反应生成砖红色沉淀，芳香醛则不能。

6. 质量分数为 0.4 的甲醛水溶液称为 _____ ，能使蛋白质凝固，常用来作 _____ 剂和 _____ 剂。

二、命名或写出结构式

1. $CH_3—CH—CH_2—C—CH_2—CH_3$
   （下接 CH_3 和 O）

2. $CH_3—CH—CH_2—CH_2—CH—CHO$
   （下接 $CH_2—CH_3$ 和 CH_3）

3.

4. $(CH_3)_3C—CHO$

5. 4 - 甲基 - 2 - 乙基戊醛

6. 4, 4 - 二甲基 - 2 - 己酮

7. 苯乙酮

8. 三氯乙醛

三、用化学方法区别下列各组化合物

1. 丙醛和乙醛

2. 苯甲醛、苯甲醇和苯酚

3. 甲醛和苯甲醛

4. 甲醇和乙醇

第十一章

有机酸

有机酸包括羧酸和取代羧酸。分子中含有羧基(—COOH)的化合物称为羧酸；羧酸分子中烃基上的氢原子被其他原子或基团取代后的化合物称为取代羧酸，取代羧酸主要包括卤代酸、羟基酸、酮酸和氨基酸等。本章重点讨论羧酸、羟基酸和酮酸。

第一节　羧　酸

羧酸的官能团是羧基(—COOH)，羧酸可看作是烃分子中的氢原子被羧基取代而成的化合物(甲酸除外)，其通式如下：

$$R—COOH　　　或　　　Ar—COOH$$

一、羧酸的分类和命名

(一)分类

根据羧酸分子中烃基的结构不同，可分为脂肪酸和芳香酸。脂肪酸又分为饱和脂肪酸和不饱和脂肪酸两类。按分子中羧基的数目，又可分为一元、二元及多元羧酸。例如：

	饱和脂肪酸	不饱和脂肪酸	芳香酸
一元羧酸	$CH_3—COOH$	$CH_2{=}CH—COOH$	〇—COOH
	乙酸	丙烯酸	苯甲酸
二元羧酸	COOH | COOH	CH—COOH || CH—COOH	〇—COOH 　—COOH
	乙二酸(草酸)	丁烯二酸	邻苯二甲酸

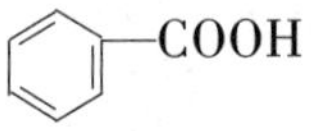

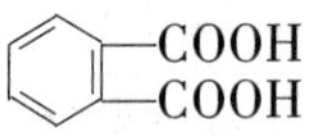

(二)命名

羧酸的系统命名和醛相似，因为羧基和醛基的位置相同，只不过将"醛"字改为"羧"字。例如：

$$\underset{\text{3-甲基丁酸}}{CH_3—CH—CH_2—COOH}\overset{\displaystyle CH_3}{\underset{\displaystyle |}{|}}\qquad\qquad \underset{\text{3,4,5-三甲基己酸}}{CH_3—CH—CH—CH_2—COOH}$$

脂肪族二元羧酸的命名是将含有两个羧基在内的最长碳链作为主链，命名为"某二酸"。

例如：

$$HOOC-CH_2-CH_2-COOH$$

丁二酸（琥珀酸）

不饱和脂肪酸的命名是将含羧基和碳碳双键在内的最长碳链作为主链，命名为"某烯酸"。注意，当主链碳原子数超过十个时，应命名为"某碳烯酸"。例如：

$$CH_3-\underset{\underset{CH_3}{|}}{C}=CH-COOH$$

$$\overset{18}{CH_3}-(CH_2)_4-\overset{13}{CH}=\overset{12}{CH}-\overset{11}{CH_2}-\overset{10}{CH}=\overset{9}{CH}-(CH_2)_7-\overset{1}{COOH}$$

3-甲基-2-丁烯酸　　　　　9,12-十八碳二烯酸（亚油酸）

芳香酸命名时，可将脂肪酸看作母体，苯环看作取代基。例如：

苯乙酸　　　　　　　　邻苯二甲酸

另外，由于许多羧酸最初是从天然产物中得到的，因此常根据来源而得俗名。如甲酸最早从蒸馏蚂蚁中得到，故得名蚁酸。乙酸从食醋中得来，因此称为醋酸。十八酸从油脂中得到，又名硬脂酸。

羧酸分子中失去羧基中的羟基后所剩下的基团称为酰基（ $R-\overset{\overset{O}{||}}{C}-$ ），其命名是按照原来羧酸的名称叫做"某酰基"。例如：

$$CH_3-\overset{\overset{O}{||}}{C}-OH$$ 乙酸　　　　　$$CH_3-\overset{\overset{O}{||}}{C}-$$ 乙酰基

苯甲酸　　　　　　　　苯甲酰基

$$HOOC-\overset{\overset{O}{||}}{C}-OH$$ 草酸　　　　　$$HOOC-\overset{\overset{O}{||}}{C}-$$ 草酰基

二、羧酸的性质

（一）羧酸的物理性质

常温下，含 10 个以下碳原子的饱和一元酸是具有较强刺激气味的液体；癸酸为蜡状固体；二元酸和芳香酸为结晶固体。由于羧基能与水形成氢键，低级羧酸可与水混溶。但随着烃基的增大，水溶性降低。高级一元酸不溶于水，但能溶于有机溶剂。羧酸的熔、沸点随分子量的增加而升高。

（二）羧酸的化学性质

羧酸的官能团是羧基，羧酸的化学性质都与羧基有关。

1. 酸性　羧酸在水中能电离出 H^+，具有明显的酸性。

$$R-COOH \rightleftharpoons R-COO^- + H^+$$

能与碱发生中和反应生成盐和水。

$$R-COOH + NaOH \rightleftharpoons R-COONa + H_2O$$

　　羧酸盐在水中的溶解度一般大于相应的羧酸，临床上常利用此性质将不溶于水的药物变成易溶于水的盐。例如常用的抗生素青霉素 G 就是制成钠盐或钾盐，供注射用。

　　羧酸一般都是弱酸，其酸性比盐酸、硫酸等无机酸弱得多，但比碳酸和一般酚类又要强些，因此羧酸能分解碳酸氢钠和碳酸钠，同时放出二氧化碳。

$$2R—COOH + Na_2CO_3 \longrightarrow 2R—COONa + CO_2 \uparrow + H_2O$$

$$R—COOH + NaHCO_3 \longrightarrow R—COONa + CO_2 \uparrow + H_2O$$

　　2. 羧基中羟基的取代反应　　在一定的条件下，羧基中的羟基可被烷氧基（—OR）、卤素（—X）、酰氧基（—OOCR）和氨基（—NH₂）取代，分别生成酯、酰卤、酸酐和酰胺等羧酸衍生物。

　　（1）酯的生成　　羧酸与醇在酸催化下生成酯和水，此反应称为酯化反应。在同样条件下，酯和水也可作用重新生成羧酸和醇，即酯的水解反应，故酯化反应是可逆的。

$$\begin{array}{c} O \\ \| \\ R—C—OH \end{array} + R'—OH \underset{\triangle}{\overset{浓\ H_2SO_4}{\rightleftharpoons}} \begin{array}{c} O \\ \| \\ R—C—OR' \end{array} + H_2O$$

酯

为了提高酯的收率，往往采取增加反应物的用量或蒸出生成的酯，促使平衡向右移动。

　　（2）酰卤的生成　　羧酸和磷的卤化物（如五氯化磷）或亚硫酰氯发生反应，羧基中的羟基被卤原子取代生成酰卤。

$$\begin{array}{c} O \\ \| \\ R—C—OH \end{array} + PCl_5 \overset{\triangle}{\longrightarrow} \begin{array}{c} O \\ \| \\ R—C—Cl \end{array} + POCl_3 + HCl \uparrow$$

$$\begin{array}{c} O \\ \| \\ R—C—OH \end{array} + SOCl_2 \longrightarrow \begin{array}{c} O \\ \| \\ R—C—Cl \end{array} + SO_2 \uparrow + HCl \uparrow$$

酰卤

　　（3）酸酐的生成　　羧酸与脱水剂（如五氧化二磷）共热，分子间脱水形成酸酐。

$$\begin{array}{c} O \\ \| \\ CH_3—C{\color{gray}[}—OH \\ \\ CH_3—C{\color{gray}[}—OH \\ \| \\ O \end{array} \overset{P_2O_5}{\longrightarrow} \begin{array}{c} O \\ \| \\ CH_3—C \\ \qquad\qquad >O + H_2O \\ CH_3—C \\ \| \\ O \end{array}$$

乙酸　　　　　　　　　　　　乙酐

　　（4）酰胺的生成　　羧酸与氨或胺反应生成羧酸铵，然后加热失水而得酰胺。

$$\begin{array}{c} O \\ \| \\ R—C—OH \end{array} + NH_3 \longrightarrow \begin{array}{c} O \\ \| \\ R—C—ONH_4 \end{array}$$

$$\begin{array}{c} O \\ \| \\ R—C—ONH_4 \end{array} \overset{\triangle}{\longrightarrow} \begin{array}{c} O \\ \| \\ R—C—NH_2 \end{array} + H_2O$$

酰胺

　　3. 脱羧反应　　羧酸失去羧基放出二氧化碳的反应，称为脱羧反应。饱和一元羧酸比较稳定，不易脱羧。二元羧酸对热较敏感，容易发生脱羧反应。例如：乙二酸和丙二酸受热时，发生脱羧反应，生成少一个碳原子的一元羧酸。

$$HOOC—COOH \xrightarrow{\triangle} H—COOH + CO_2\uparrow$$

乙二酸　　　　　　　　甲酸

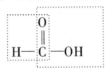

丙二酸　　　　　　乙酸

脱羧反应也可在酶的催化下进行，这是生物化学中的重要反应。

三、重要的羧酸

1. 甲酸（HCOOH）　甲酸俗名蚁酸，因最初从蚂蚁体内发现的，它也存在于昆虫的毒汁中。甲酸是具有刺激性气味的无色液体，易溶于水，沸点100.5℃，具有很强的腐蚀性。甲酸的结构特殊，分子中既有羧基的结构，也有醛基的结构。

$$H—\overset{\overset{\displaystyle O}{\|}}{C}—OH$$

所以甲酸的酸性比其他饱和一元酸强，且具有还原性，它能还原托伦试剂生成银镜；能还原斐林试剂或班氏试剂生成氧化亚铜沉淀；还能使高锰酸钾溶液褪色。这些反应可用于检验甲酸。甲酸有杀菌作用，可作消毒剂和防腐剂。

2. 乙酸（CH_3COOH）　乙酸俗称醋酸，是食醋的主要成分。乙酸在自然界分布很广。它是无色有刺激性气味的液体，沸点118℃，熔点16.6℃。室温低于16.6℃时易凝结成冰状固体，故又称为冰醋酸。乙酸是香料、染料、制药工业的原料。

3. 苯甲酸（C_6H_5COOH）　苯甲酸又称安息香酸，因最初从安息香树脂中制得。苯甲酸为无色晶体，熔点121.7℃，难溶于冷水，易溶于热水，受热易升华。苯甲酸及其钠盐可用作食品、药剂和日用品的防腐剂。

4. 乙二酸（HOOC—COOH）　乙二酸常以盐的形式存在于许多植物的细胞壁中，因此俗称草酸。草酸易溶于水，不溶于有机溶剂。

乙二酸除具有一般羧酸的性质外，还具有还原性，能使高锰酸钾溶液褪色。

第二节　取代羧酸

一、羟基酸

羟基酸是指羧酸分子中烃基中的氢原子被羟基所取代而生成的双官能团化合物。羟基酸分为醇酸和酚酸两类。醇酸是指脂肪族羧酸烃基上的氢原子被羟基取代的衍生物；酚酸是指芳香族羧酸芳香环上的氢原子被羟基取代的衍生物。随着分子中羟基和羧基相对距离的远近的不同，又可分为 α, β, γ - 羟基酸。

羟基酸除用系统命名法命名外，也常用俗名。例如：

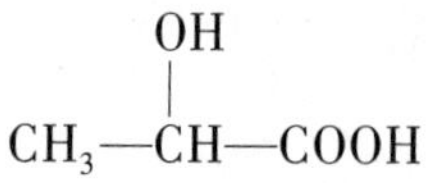

$$\underset{\substack{|\\OH}}{CH_3-CH-COOH} \qquad \underset{\substack{|\\CH_2-COOH}}{HO-CH-COOH} \qquad \underset{\substack{|\\HO-CH-COOH}}{HO-CH-COOH}$$

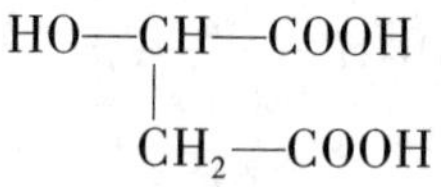

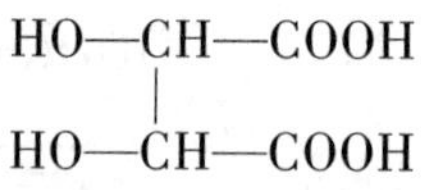

α - 羟基丙酸　　　　　　　　羟基丁二酸　　　　　　　2,3 - 二羟基丁二酸

（乳酸）　　　　　　　　　　（苹果酸）　　　　　　　　（酒石酸）

醇酸除具有醇和羧酸的一般性质外，还表现出一些特有的性质：

1. 酸性　醇酸的酸性强于相应的羧酸，其中 α - 羟基酸的酸性又强于 β - 羟基酸。例如：

$$酸性：\quad \underset{\substack{|\\OH}}{CH_3CHCOOH} \quad > \quad \underset{\substack{|\\OH}}{CH_2CH_2COOH} \quad > CH_3CH_2COOH$$

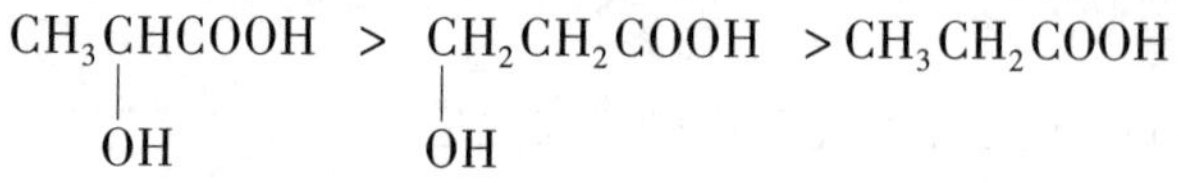

pK_a　　　　　　3.87　　　　　　4.51　　　　　　　　4.88

2. 氧化反应　醇酸中的羟基更容易氧化脱氢生成酮酸。例如：

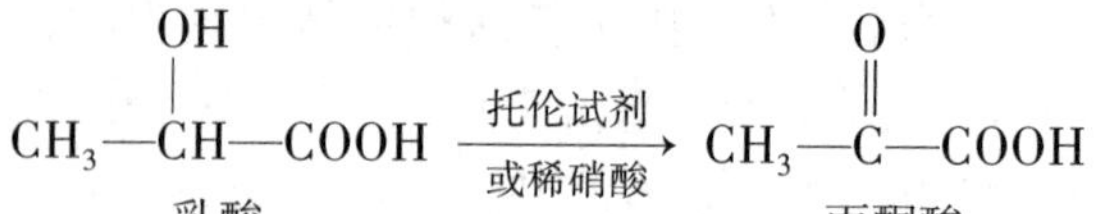

$$\underset{乳酸}{\underset{\substack{|\\OH}}{CH_3-CH-COOH}} \quad \xrightarrow[\text{或稀硝酸}]{\text{托伦试剂}} \quad \underset{丙酮酸}{\underset{\substack{\|\\O}}{CH_3-C-COOH}}$$

3. 脱水反应　醇酸的热稳定性较差，加热时易发生脱水反应，脱水方式随羟基的位置不同而不同。

α - 羟基酸受热时，发生两分子间的交叉脱水，生成环状交酯。

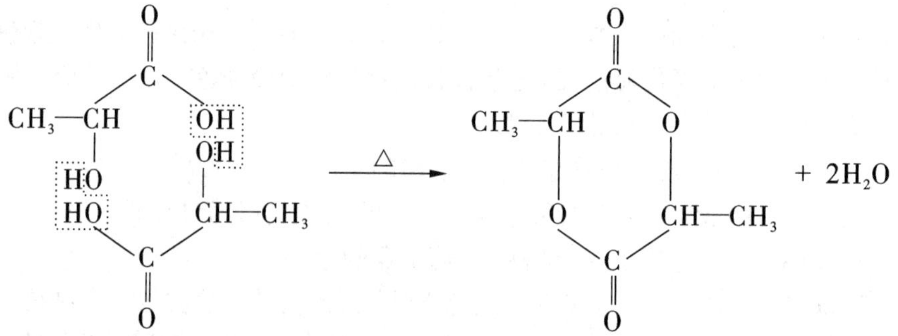

α -羟基丙酸　　　　　　　　　　　丙交酯

β - 羟基酸中的 α - 氢比较活泼，所以受热时容易与羟基脱水，生成 α , β - 烯酸。

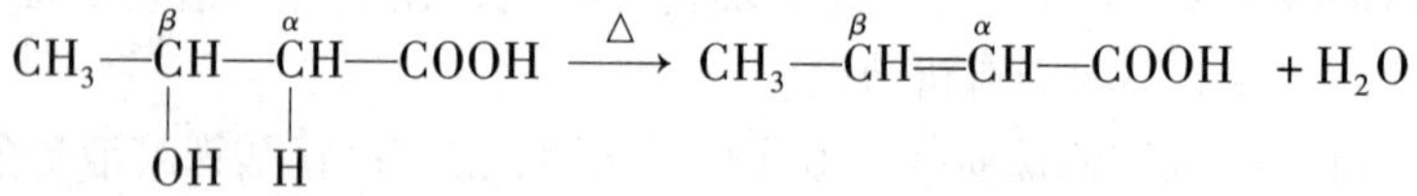

$$\underset{\substack{|\qquad|\\OH\quad H}}{CH_3-\overset{\beta}{C}H-\overset{\alpha}{C}H-COOH} \quad \xrightarrow{\triangle} \quad CH_3-\overset{\beta}{C}H=\overset{\alpha}{C}H-COOH \quad +H_2O$$

β - 羟基丁酸　　　　　　　　　　　2 - 丁烯酸

二、酮　酸

酮酸属于羰基酸中较为重要的一种，其分子中同时含有羧基和酮基。其中 α - 酮酸和 β - 酮酸具有重要的生理意义，是动物体内糖、脂肪和蛋白质代谢的中间产物。

酮酸主要的化学性质如下：

1. 还原反应　酮酸易发生加氢反应还原生成羟基酸。

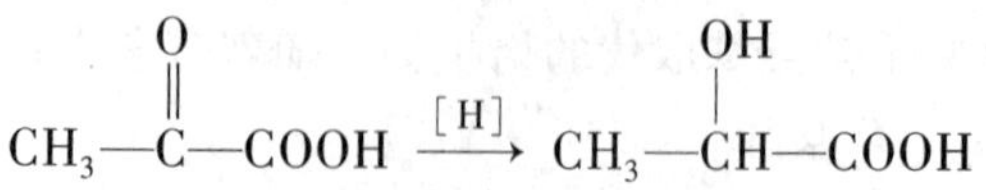

$$\underset{丙酮酸}{\underset{\substack{\|\\O}}{CH_3-C-COOH}} \quad \xrightarrow{[H]} \quad \underset{乳酸}{\underset{\substack{|\\OH}}{CH_3-CH-COOH}}$$

2. 脱羧反应 $\alpha-$酮酸与稀硫酸共热，发生脱羧反应，生成少 1 个碳原子的醛。

$$CH_3-\overset{O}{\overset{\|}{C}}-COOH \xrightarrow[\triangle]{稀\ H_2SO_4} CH_3-\overset{O}{\overset{\|}{C}}-H \ + CO_2\uparrow$$

$\beta-$酮酸受热时更容易脱羧，生成酮。

$$CH_3-\overset{O}{\overset{\|}{C}}-CH_2-COOH \xrightarrow{\triangle} CH_3-\overset{O}{\overset{\|}{C}}-CH_3 \ + CO_2\uparrow$$

三、重要的羟基酸和酮酸

1. 乳酸（ $CH_3-\underset{\underset{OH}{|}}{CH}-COOH$ ） 系统命名为 2 - 羟基丙酸或 $\alpha-$羟基丙酸。因最初是从
酸牛奶中得到的，故得名乳酸。人在剧烈运动时，通过糖原分解成乳酸，同时释放能量以供急需，导致肌肉中乳酸含量增加，感觉酸胀，经过一段时间后，肌肉中的乳酸一部分转化为糖，一部分转化为水和二氧化碳，排出体外，酸胀感消失。因此乳酸是人体内糖代谢的中间产物。

乳酸熔点 18℃，吸湿性强，一般为淡黄色粘稠状液体，能溶于水、乙醇和甘油中。医药上，乳酸用作消毒防腐剂，乳酸钙是补充体内钙质的药物，乳酸钠临床上用于纠正酸中毒。

2. 苹果酸（ $HO-\underset{\underset{CH_2-COOH}{|}}{CH}-COOH$ ） 系统命名为 2 - 羟基丁二酸。因最初是从苹果中分离
得到的，因而得名。它多存在于未成熟的果实中。苹果酸为无色针状结晶，熔点 100℃，易溶于水和乙醇，苹果酸是体内糖代谢的中间产物。在糖代谢中，脱氢而生成草酰乙酸。

$$\underset{\underset{\underset{苹果酸}{CH_2-COOH}}{|}}{HO-CH-COOH} \xrightarrow{-2H} \underset{\underset{\underset{草酰乙酸}{CH_2-COOH}}{|}}{O=C-COOH}$$

3. 酒石酸（ $\underset{\underset{HO-CH-COOH}{|}}{HO-CH-COOH}$ ） 系统命名为 2,3 - 二羟基丁二酸。在葡萄中含量最
多。酒石酸在葡萄中形成酸式钾盐，后者难溶于水和乙醇，在用葡萄汁酿酒的过程中以沉淀析出，称为酒石，酒石再与无机强酸作用，生成酒石酸，因而得名。

酒石酸为无色透明晶体，熔点 170℃，易溶于水。酒石酸钾钠（ $\underset{\underset{HO-CH-COONa}{|}}{HO-CH-COOK}$ ）用
于配制斐林试剂，酒石酸锑钾（ $\underset{\underset{HO-CH-COOSbO}{|}}{HO-CH-COOK}$ ）又称吐酒石，医药上用作催吐剂。

4. 柠檬酸（ $HO-\underset{\underset{CH_2-COOH}{|}}{\overset{\overset{CH_2-COOH}{|}}{C}}-COOH$ ） 系统命名为 3 - 羟基 - 3 - 羧基戊二酸。存在于柑橘、
葡萄等果实中，尤以柠檬中含量最多，因而得名。柠檬酸为无色透明结晶，有强烈的酸味，

易溶于水、乙醇和乙醚。在食品工业中用作糖果和清凉饮料的调味剂。在临床上，柠檬酸铁铵用作补血剂；柠檬酸钠有防止血液凝固的作用和利尿作用。

柠檬酸是人体内糖、脂肪和蛋白质代谢的中间产物，它是糖有氧氧化过程中三羧酸循环的起始物。

5. 水杨酸（ 苯环结构，带 COOH 和 OH ）　水杨酸是无色针状结晶，熔点 159℃。微溶于冷水，易溶于乙醇、乙醚和沸水中。水杨酸属酚酸，遇三氯化铁呈紫色，在空气中易氧化，水溶液呈酸性，能成盐、成酯等。

水杨酸具有解热镇痛作用，对肠胃有刺激作用，不宜内服，多用水杨酸的衍生物，如乙酰水杨酸。

$$苯环-OH,COOH + (CH_3CO)_2O \xrightarrow[\triangle]{浓硫酸} 苯环-O-C(=O)-CH_3,COOH + CH_3COOH$$

水杨酸　　　　乙酐　　　　　　　　乙酰水杨酸

乙酰水杨酸为白色针状结晶，熔点 143℃，微溶于水。商品名为阿司匹林，常用作解热镇痛剂。

水杨酸也有杀菌作用，其酒精溶液可用于治疗因霉菌感染而引起的皮肤病。

6. 丙酮酸（ $CH_3-C(=O)-COOH$ ）　丙酮酸为无色有刺激性臭味的液体，易溶于水。在生物体内酶的催化下，丙酮酸加氢还原生成乳酸，乳酸氧化生成丙酮酸。

$$CH_3-C(=O)-COOH \underset{[O]}{\overset{[H]}{\rightleftharpoons}} CH_3-CH(OH)-COOH$$

丙酮酸　　　　　　　　　　　乳酸

丙酮酸是机体内糖代谢的中间产物。

7. β-丁酮酸（ $CH_3-C(=O)-CH_2-COOH$ ）　又名乙酰乙酸，为无色粘稠液体，是生物体内脂肪代谢的中间产物。β-丁酮酸可加氢还原生成 β-羟基丁酸，β-羟基丁酸又可氧化生成 β-丁酮酸。

$$CH_3-C(=O)-CH_2-COOH \underset{[O]}{\overset{[H]}{\rightleftharpoons}} CH_3-CH(OH)-CH_2-COOH$$

β-丁酮酸　　　　　　　　　　　β-羟基丁酸

β-丁酮酸受热容易发生脱羧反应，生成丙酮。

$$CH_3-C(=O)-CH_2-COOH \xrightarrow{脱羧酶} CH_3-C(=O)-CH_3 + CO_2\uparrow$$

β-丁酮酸　　　　　　　　　　丙酮

β-丁酮酸、β-羟基丁酸和丙酮三者总称酮体。酮体是脂肪酸代谢的中间产物，正常情况下能进一步分解为二氧化碳和水，在血液中含量甚微。当代谢发生障碍时，血中酮体含量就会增加。对糖尿病患者，不但要检查尿液中的葡萄糖，还要检查尿液中是否存在酮体。由于血液中酮体含量增加，导致血液酸性增强，易发生酸中毒和昏迷等症状。

四、酮式—烯醇式互变异构现象

两种或两种以上异构体之间相互转变，并以动态平衡而同时存在的现象叫做互变异构现象，具有这种关系的异构体叫做互变异构体。乙酰乙酸乙酯就是这种能产生互变异构现象的典型代表物。

乙酰乙酸乙酯（ $CH_3-\overset{O}{\overset{\|}{C}}-CH_2-\overset{O}{\overset{\|}{C}}-O-C_2H_5$ ）为无色液体，微溶于水，易溶于有机溶剂。乙酰乙酸乙酯实际上不是单一的物质，而是由酮式和烯醇式两种异构体组成的混合物。

$$CH_3-\overset{O}{\overset{\|}{C}}-CH_2-\overset{O}{\overset{\|}{C}}-O-C_2H_5 \rightleftharpoons CH_3-\overset{OH}{\overset{|}{C}}=CH-\overset{O}{\overset{\|}{C}}-O-C_2H_5$$

酮式（93%）　　　　　　　　　　　　　烯醇式（7%）

可以用实验方法证明这两种异构体的存在。

乙酰乙酸乙酯分子中的酮基可以由它与羰基试剂——2，4－二硝基苯肼发生反应生成橙黄色的苯腙沉淀而得到证明。

乙酰乙酸乙酯遇三氯化铁溶液显紫色，说明分子中存在烯醇式结构（ $-\overset{|}{C}=\overset{|}{C}-OH$ ）。

此外，乙酰乙酸乙酯还能使溴水褪色，说明分子中含有碳碳双键。

乙酰乙酸乙酯存在互变异构体的原因在于 α － 亚甲基上的氢原子在羰基和酯基的影响下在某种程度上发生了质子化，在 α － 碳原子和羰基碳原子之间进行了分子重排。

除乙酰乙酸乙酯外，只要分子中具有 $-\overset{O}{\overset{\|}{C}}-CH_2-$ 结构单元的物质，都存在酮式和烯醇式的互变异构现象。

第三节　对映异构

同分异构现象在有机化合物中普遍存在。异构现象包括构造异构（结构异构）和立体异构两类。构造异构指分子式相同而分子中各原子间相互连接方式和顺序不同而引起的异构现象，它可分为碳链异构、位置异构和官能团异构。立体异构是指分子构造相同，但分子中原子或基团在空间排列方式不同而引起的异构现象，对映异构便是其中的一种。

对映异构又称旋光异构或光学异构，它与化合物的一种特殊物理性质——旋光性有关。

一、偏振光和旋光性

光是一种电磁波，光波振动的方向与其前进的方向互相垂直。普通光的光波可在垂直于它前进方向的任意平面上振动。若使普通光通过尼可尔（Nicol）棱镜时，由于这种棱镜只允许振动平面与其晶轴平行的光通过，因此得到一种只在一个平面上振动的光，我们将这种只在一个平面上振动的光称为平面偏振光，简称偏振光，如图11－1所示。

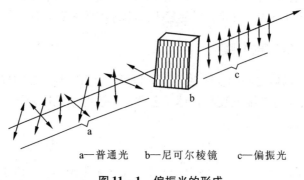

a—普通光　　b—尼可尔棱镜　　c—偏振光

图 11 - 1　偏振光的形成

　　自然界中许多物质如乳酸、葡萄糖等能使偏振光的振动平面发生旋转，这种能使偏振光的振动平面旋转的性质称为旋光性或光学活性，具有旋光性的物质称为旋光性物质或光学活性物质。其中能使偏振光的振动平面按顺时针方向旋转的物质称为右旋体，用" + "或"d"表示；能使偏振光的振动平面按逆时针方向旋转的物质称为左旋体，用" - "或"l"表示。

二、旋光度与比旋光度

　　用来测定物质的旋光性的仪器称为旋光仪。旋光仪主要包括两个尼可尔棱镜，一个测定管和一个能旋转的刻度盘。其工作原理如下图所示：

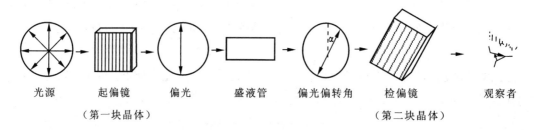

光源　　　　起偏镜　　　　偏光　　　盛液管　　　偏光偏转角　　　检偏镜　　　　观察者
　　　　　（第一块晶体）　　　　　　　　　　　　　　　　　　　　　（第二块晶体）

图 11 - 2　旋光仪工作原理示意图

　　在旋光仪中，第一个尼可尔棱镜叫起偏镜，它固定不动，用来把普通光变为偏振光。第二个尼可尔棱镜叫检偏镜，能转动，用来测定旋光物质使偏振光振动面旋转的角度和方向。盛液管放在两个棱镜之间，用来装被测定物质的溶液或液体物质。检偏镜旋转的角度，即偏振光的振动平面被旋光性物质所旋转的角度，称为旋光度，用 α 表示。检偏镜旋转的方向即为旋光性物质的旋光方向，旋光方向分为右旋（顺时针方向）和左旋（反时针方向），用符号（ + ）表示右旋，（ - ）表示左旋。例如，从肌肉中取得的乳酸为右旋乳酸，表示为（ + ）- 乳酸，而从糖发酵得到的乳酸为左旋乳酸，表示（ - ）- 乳酸。

　　物质的旋光性除与物质的本性有关外，还与测定所用溶液的浓度、旋光管的长度、温度、光波的波长及溶剂的种类等因素有关。如将这些因素加以固定，不同的旋光性物质的旋光度各为一常数，通常用比旋光度表示。比旋光度和旋光度之间的关系可用下式表示：

$$[\alpha]_D^t = \frac{\alpha}{\rho_B l}$$

式中 α 是由旋光仪测得的旋光度；D 是钠光（$\lambda = 5893\ nm$）；t 是测定时的温度（℃）；ρ_B 是溶液的质量浓度（g/mL）；l 是盛液管的长度（dm）。当 ρ_B 和 l 都等于 1 时，则 $[\alpha]_D^t = \alpha$。因此，比旋光度的定义为：在一定的温度下，光的波长一定时，以 1 mL 中含有 1 g 溶质的溶液，放在 1 dm 长的盛液管中测出的旋光度。

比旋光度像物质的熔点、沸点、密度等一样，是重要的物理常数。

三、分子的手性与旋光性

有机化合物是否存在旋光性，决定于物质本身的结构。因此可根据化合物的分子结构来判断其旋光性能。例如乳酸是具有旋光性的化合物，其分子在空间有两种不同的排列方式，即两种不同的空间构型。

这两个立体结构模型看似相同，但无论怎么放置，都不能重合。正如人的左、右手一样，互为实物和镜像的对映关系。这种实物和镜像关系又不能重合的两个异构体，互称为对映异构体，简称对映体。产生对映体的现象称为对映异构现象。对映体是成对出现的，它们的旋光能力相同，但旋光方向相反。两个互为对映体的分子，仅仅是构成分子的原子或基团在空间的排布方式不同。

实物与其镜像不能重合的性质称为手性，而互为实物与镜像关系又不能重合的分子称为手性分子。凡是手性分子都具有旋光性和对映异构现象。分子的手性与分子结构的对称性有关。

有机化合物分子具有手性的最普遍的因素是含有手性碳原子。手性碳原子是指连接 4 个不同的原子或原子团的碳原子，也叫不对称碳原子（用 C* 表示）。乳酸分子中就含有一个手性碳原子，故乳酸分子是手性分子，存在一对对映异构体，这两个异构体旋光度相等，旋光方向相反，一个是左旋体，记作（ - ）- 乳酸；另一个是右旋体，记作（ + ）- 乳酸。在一对对映体中，等量的左旋体和右旋体组成的混合物称为外消旋体，常用"±"表示。外消旋体没有旋光性，旋光度为零。例如从酸牛奶中得到的或用一般方法合成的乳酸就是外消旋体。可表示为（±）- 乳酸。

四、费歇尔投影式

对映体的构型用正四面体构型书写很不方便，一般用费歇尔投影式表示。费歇尔投影式是由立体模型投影到平面上得到的。其投影方法是：将含手性碳原子的主链直立，编号最小的基团放在上端；用十字交叉点代表手性碳原子；手性碳原子的两个横向键连接的原子或基团表示伸向纸平面的前方，两个竖立键连接的原子或基团伸向后方，如下图所示：

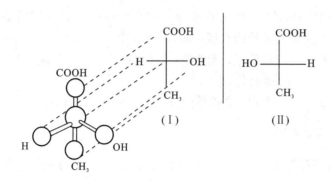

图 11 - 3　乳酸对映体的费歇尔投影式

费歇尔投影式是用平面式代表三维空间的立体结构，所以在书写时必须严格按其规定来表示分子构型的立体概念。在使用投影式时，注意只可在纸平面上旋转 180°，而不能旋转 90°或 270°，也不能将投影式脱离纸面翻转，否则构型发生改变。

五、D、L 构型命名法

D、L 构型命名法是以甘油醛的两种构型为标准，人为地规定手性碳原子上所连接的羟基处于费歇尔投影式右边的称为 D - 型，在左边的称为 L - 型。例如：

$$
\begin{array}{cc}
\text{CHO} & \text{CHO} \\
\text{H}\!-\!\!-\!\text{OH} & \text{HO}\!-\!\!-\!\text{H} \\
\text{CH}_2\text{OH} & \text{CH}_2\text{OH} \\
\text{D}-(+)-\text{甘油醛} & \text{L}-(-)-\text{甘油醛}
\end{array}
$$

其他旋光化合物可与甘油醛相联系来确定其构型。例如：

$$
\begin{array}{cc}
\text{COOH} & \text{COOH} \\
\text{H}\!-\!\!-\!\text{OH} & \text{HO}\!-\!\!-\!\text{H} \\
\text{CH}_2\text{OH} & \text{CH}_3 \\
\text{D}-(-)-\text{乳酸} & \text{L}-(+)-\text{乳酸}
\end{array}
$$

请注意，D、L 表示构型，(+)、(-)表示旋光方向，二者之间没有对应关系。D - 型的旋光物质中有右旋体，也有左旋体，L - 型也是如此。在一对对映体中，若 D - 型是右旋体，其对映体 L - 型必然为左旋体，反之亦然。

D、L 构型命名法一般适用于糖类和氨基酸的构型命名。

小 结

羧酸、羟基酸和酮酸的相关知识小结如下：

	羧 酸	羟 基 酸	酮 酸
结构通式 及代表物	结构通式：RCOOH 代表物：CH_3COOH	代表物：$CH_3-CH-COOH$ 　　　　　　　　$\vert$ 　　　　　　　　OH	O 　　　　　　　　$\Vert$ 代表物：$CH_3-CH-COOH$
官能团	—COOH	—COOH；—OH	—COOH；—CO—
主要化学性质	1.酸性及成盐反应 2.羧基中羟基的取代反应 3.脱羧反应	1.酸性比羧酸强 2.羟基的氧化 3.脱水反应	1.酸性比羧酸强 2.羰基的还原 3.脱羧反应
鉴别方法	与碳酸氢钠反应	$FeCl_3$鉴别水杨酸	

β-丁酮酸、β-羟基丁酸和丙酮合称酮体。糖尿病患者要检查尿液中是否含有酮体。

对映异构是立体异构的一种，又称旋光异构或光学异构，它与化合物的旋光性有关。旋光性是指能使偏振光的振动平面旋转的性质，具有旋光性的物质称为旋光性物质或光学活性物质。

凡是手性分子都具有旋光性和对映异构现象。

通常用 D、L 构型命名法来表示对映异构体。

（刘捷频）

习 题

一、填空题

1.由 $CH_3-\overset{O}{\overset{\Vert}{C}}-$、$-\overset{O}{\overset{\Vert}{C}}-OH$、$-\overset{O}{\overset{\Vert}{C}}-$、$H-$、$-OH$ 互相结合，可组成不同的化合物，其名称是_____、_____、_____、_____和_____。

2.羧酸的酸性比碳酸_____，它能和_____或_____反应，放出二氧化碳。

3.甲酸的结构特殊，分子中既含有_____，表现出_____性；又含有_____，表现出_____性。可利用_____反应，来区别甲酸和乙酸。

4.2-羟基丙酸俗称_____，在体内酶催化下，能脱氢氧化生成_____。

5.β-丁酮酸又称为_____，是人体内脂肪代谢的中间产物。在酶催化下能加氢还原为_____，受热脱羧生成_____。

6.邻-羟基苯甲酸俗称_____，其乙酰衍生物俗称_____，是常用的_____药。

7._____、_____和_____在医学上合称酮体，它是体内脂肪代谢的中间产物。

8.乙酰乙酸乙酯（ $CH_3—\overset{O}{\overset{\|}{C}}—CH_2—\overset{O}{\overset{\|}{C}}—O—CH_2—CH_3$ ）中存在着_____和_____的互变异构现象。

二、命名或写出结构式

1.　$CH_3—\underset{\underset{C_2H_5}{|}}{CH}—CH_2—CH_2—COOH$

2.　$CH_3(CH_2)_7CH{=}CH(CH_2)_7COOH$

3.　$HOOC—\overset{O}{\overset{\|}{C}}—CH_2—CH_2—COOH$

4.　$CH_3—\overset{O}{\overset{\|}{C}}—O—\overset{O}{\overset{\|}{C}}—CH_3$

5.酒石酸

6.柠檬酸

7.草酰乙酸

8.乙酰水杨酸

9.β – 丁酮酸

10.乙酰氯

三、用化学方法区分下列化合物

1.乙醇、乙酸和乙醛

2.丙酸和丙烯酸

第十二章

含氮有机化合物

　　胺、酰胺、含氮杂环等都是含氮有机化合物，这是一类氮和碳直接相连的化合物。含氮有机化合物在动物和人类生命过程中起着非常重要的作用。例如：机体中的某些激素、维生素及神经传导递质等都属于含氮有机化合物，它们是人体生理过程得以实现的重要条件；蛋白质、核酸是生物细胞的重要组成部分，是遗传物质的基础，它们也是含氮化合物。

第一节　胺

一、胺的结构、分类和命名

（一）胺的结构和分类

　　胺可以看成是氨分子中的氢原子被一个或几个烃基取代而成的化合物。也可以看作是烃分子中的氢原子被氨基取代而成的物质。

$$R—NH_2 \qquad R—NH—R' \qquad R—\underset{\underset{R''}{|}}{N}—R'$$

胺

　　胺的分类，可根据氮原子所连烃基种类的不同分为脂肪胺和芳香胺。例如：

$$CH_3—NH_2 \quad C_2H_5—NH—CH_3 \quad \text{〇}—NH_2 \quad \text{〇}—CH_2NH_2$$

甲胺　　　　　甲乙胺　　　　苯胺　　　　苄胺（苯甲胺）

脂肪胺　　　　　　　　芳香胺

根据与氮原子相连的烃基数目不同，胺可分为伯胺、仲胺和叔胺三类。

伯胺：氮原子与 1 个烃基相连的胺，通式为 R(Ar)—NH_2。例如：

$$CH_3—NH_2 \qquad\qquad \text{〇}—NH_2$$

甲胺　　　　　　　苯胺

仲胺：氮原子与 2 个烃基相连的胺，通式为 R(Ar)—NH—R'(Ar)。例如：

$$CH_3—NH—CH_3 \qquad\qquad \text{〇}—NH—\text{〇}$$

二甲胺　　　　　　　二苯胺

叔胺：氮原子与 3 个烃基相连的胺，通式为 R(Ar)—$\underset{\underset{R''(Ar)}{|}}{N}$—R'(Ar)。例如：

$$CH_3-\overset{\overset{\displaystyle CH_3}{|}}{N}-CH_3$$

三甲胺　　　　　　　三苯胺

当氮原子上连有 4 个烃基时，则形成季铵类化合物。它也可看作为铵根离子中的氢原子全部被烃基所取代的物质。例如氯化铵分子中的四个氢原子全部被烃基取代而形成季铵盐类；季铵盐中的卤离子或其他酸根离子被氢氧根离子取代而形成季铵碱。

$$\left(R-\overset{\overset{\displaystyle R}{|}}{\underset{\underset{\displaystyle R}{|}}{N}}-R\right)^{+}OH^{-}\qquad\left(R-\overset{\overset{\displaystyle R}{|}}{\underset{\underset{\displaystyle R}{|}}{N}}-R\right)^{+}X^{-}$$

季铵碱　　　　　　　　季铵盐

其中四个烃基可以相同也可以不同，X 代表卤离子或酸根离子，如 Cl^{-}、Br^{-}、NO_3^{-} 等。

胺还可根据分子中所含氨基数目的不同分为一元胺、二元胺和多元胺。例如：

一元胺：$CH_3-CH_2-NH_2$　　　乙胺

二元胺：$H_2N-CH_2-CH_2-NH_2$　　　乙二胺

(二) 胺的命名

简单胺的命名是根据氮原子上所连的烃基名称来命名的。若烃基不同时，则按基团由小到大的顺序排列。例如：

$$CH_3NH_2\qquad CH_3-\overset{\overset{\displaystyle CH_3}{|}}{N}-C_2H_5\qquad CH_3-NH-\overset{\overset{\displaystyle CH_3}{|}}{\underset{\underset{\displaystyle CH_3}{|}}{CH}}$$

甲胺　　　　　　二甲乙胺　　　　　　　甲异丙胺

对于氮原子上连有脂肪烃基的芳香胺，常在脂肪烃基之前冠以"N－"或"N，N－"字，以表明烃基连在氮原子上，而不是连在苯环上，例如：

N,N－二甲基苯胺　　　　　　　N－甲基－N－乙基苯胺

对于比较复杂的胺，则采用系统命名法，以烃为母体，把氨基作为取代基来命名。例如：

$$\overset{\overset{\displaystyle CH_3}{|}}{\underset{\underset{\displaystyle CH_3}{|}}{CH}}CH_2-\overset{}{\underset{\underset{\displaystyle NH_2}{|}}{CH}}-CH_3$$

2－甲基－4－氨基戊烷　　　　　　2－二乙氨基丁烷

季铵盐、季铵碱的命名和无机氢氧化物及铵盐相似。例如：

$$\left[\begin{array}{c} CH_3 \\ CH_3-N-CH_3 \\ CH_3 \end{array} \right]^{+} Cl^{-}$$

氯化四甲铵

$$\left[\begin{array}{c} C_2H_5 \\ H_3C-N-CH_3 \\ CH_3 \end{array} \right]^{+} OH^{-}$$

氢氧化三甲乙铵

命名时请注意"氨"、"胺"和"铵"三字的区别。"氨"用来表示无机物气态氨(NH_3)或氨基($-NH_2$);"胺"表示氨的烃基衍生物;"铵"则表示胺的盐类及季铵盐、季铵碱等。

二、胺的性质

除甲胺、二甲胺、三甲胺和乙胺在常温下为气体外,其他低级胺为液体,高级胺为固体。许多胺有难闻的臭味。低级胺易溶于水,但随着分子中烃基的增大,水溶性减小。

胺有毒,与皮肤接触或吸入蒸气,都会引起中毒。

胺的化学性质如下:

(一)碱性和成盐

胺分子中的氮原子上有未共用电子对,能接受水中的质子,呈碱性。

$$R-NH_2 + HOH \rightleftharpoons R^+NH_3 + OH^-$$

胺的结构不同,碱性的大小也不相同。常见胺在水溶液中的碱性强弱排列如下:

	$(CH_3)_2NH$	CH_3NH_2	$(CH_3)_3N$	NH_3	$C_6H_5NH_2$
pK_b:	3.27	3.34	4.19	4.75	9.40
碱性:	二甲胺　＞	甲胺　＞	三甲胺　＞	氨　＞	苯胺

pK_b值越大,碱性越弱;pK_b值越小,碱性越强。从以上的数据可以看出,脂肪胺的碱性比氨稍强,而芳香胺的碱性比氨弱。胺的碱性强弱是分子中电子效应、空间效应及水的溶剂化效应等多种因素综合作用的结果。

季铵碱属离子型化合物,是强碱,其碱性与氢氧化钠、氢氧化钾相当。

胺的碱性表现在能与无机酸生成稳定的盐。

$$CH_3-NH_2 + HCl \longrightarrow CH_3NH_3Cl$$

甲胺　　　　　　　　　　氯化甲铵

苯胺 $+ HCl \longrightarrow$ 氯化苯铵

胺的盐与羧酸盐相似,为有一定熔点的结晶性固体,易溶于水而不溶于有机溶剂。由于胺的碱性弱,一般只能与强酸成盐。因而胺盐遇强碱又能游离出胺来。这些性质可用于胺的鉴别、分离和提纯。在制药过程中,也常常把难溶于水的胺类药物变成可溶于水的盐,以供药用。例如,局部麻醉药普鲁卡因,常被制成盐酸普鲁卡因,使之水溶性增加,以供药用。

$$H_2N-C_6H_4-\overset{\overset{\displaystyle O}{\|}}{C}-O-CH_2-CH_2-\overset{+}{\underset{H}{N}}\overset{C_2H_5}{\underset{C_2H_5}{}} \quad Cl^-$$

盐酸普鲁卡因

(二)酰化反应

伯胺和仲胺能与酰卤或酸酐反应,胺分子中氮原子上的氢原子被酰基($RCO-$)取代而生成酰胺。

$$苯胺 + 乙酰氯 \longrightarrow 乙酰苯胺 + HCl$$

$$二甲胺 + 乙酸酐 \longrightarrow 乙酰二甲胺 + CH_3COOH$$

此反应往胺的分子中引入了一个酰基。在有机反应中，往化合物分子中引入酰基的反应称为酰化反应。提供酰基的试剂称为酰化剂。常见的酰化剂有酰卤和酸酐。

叔胺的氮上没有氢原子，因此不能发生酰化反应。

酰化反应生成的酰胺多为结晶性固体，有固定的熔点，故此反应常用于胺的鉴定。在药物合成中也常用酰化反应来保护氨基。在药物分子中引入酰基，可在一定程度上降低某些药物的毒性。例如，对－氨基苯酚具有解热镇痛的作用，因毒性太大，不能用于临床。如使其乙酰化为对－羟基乙酰苯胺（扑热息痛），则毒性降低。

$$\xrightarrow{(CH_3CO)_2O}$$

（三）与亚硝酸的反应

伯、仲、叔胺均能与亚硝酸发生反应，但所得产物类型各不相同。由于稳定性差，反应中的亚硝酸一般通过亚硝酸钠与盐酸作用生成。

1. 伯胺与亚硝酸的反应　脂肪伯胺与亚硝酸反应定量放出氮气。

$$RNH_2 + HNO_2 \xrightarrow{强酸} N_2\uparrow + ROH + H_2O$$

可利用定量放出的氮气，来测定分子中游离氨基的含量。

芳香伯胺与亚硝酸的反应先生成重氮盐，但芳香重氮盐在低温下较稳定，加热至室温时放出氮气。

$$-NH_2 \xrightarrow[0\sim5℃]{NaNO_2 + HCl} \left[-N\!\equiv\!N\right]^+ Cl^- + H_2O$$

氯化重氮苯

$$\left[-N\!\equiv\!N\right]^+ Cl^- + H_2O \xrightarrow{室温} -OH + N_2\uparrow + HCl$$

2. 仲胺与亚硝酸的反应　脂肪仲胺与芳香仲胺和亚硝酸反应时，氮原子上的氢原子被亚硝基取代，均生成 N－亚硝基胺。N－亚硝基胺是黄色油状物，大多数不溶于水而溶于有机溶剂。

$$+ HON\!=\!O \longrightarrow + H_2O$$

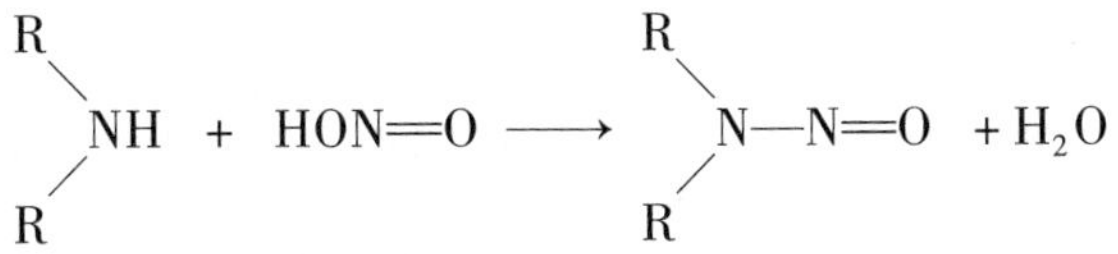

$$R_2NH + HON=O \longrightarrow R_2N-N=O + H_2O$$

N - 亚硝基胺

动物实验证明亚硝胺具有强烈的致癌作用，可引起动物体内多种组织器官的肿瘤，现已被列为化学致癌物。经加工后的肉类食物中往往含有亚硝酸盐（食物着色剂，防腐剂），亚硝酸盐进入体内与胃酸作用产生亚硝酸，亚硝酸与体内代谢产生的仲胺结合生成亚硝胺从而致癌。

3. 叔胺与亚硝酸的反应 脂肪叔胺与亚硝酸反应形成不稳定的亚硝酸盐。

$$R_3N + HNO_2 \longrightarrow R_3N \cdot HNO_2 \xrightarrow{NaOH} R_3N + NaNO_2 + H_2O$$

芳香叔胺与亚硝酸反应，芳环邻对位的氢原子被亚硝基取代生成对 - 亚硝基胺。

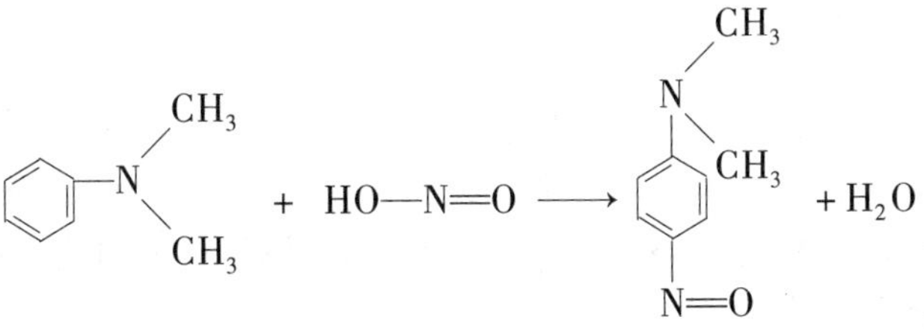

对 - 亚硝基胺

三、重要的胺及其衍生物

（一）苯胺

苯胺是最简单的芳香胺。无色油状液体，沸点 184℃，具特殊气味，微溶于水，易溶于有机溶剂中。长期露置于空气中会被空气中的氧氧化成黄、红、棕甚至黑色。苯胺有毒，能透过皮肤或吸入蒸气而使人中毒。

苯胺可与溴水反应，生成 2，4，6 - 三溴苯胺的白色沉淀。此反应非常灵敏，常用于苯胺的鉴定。

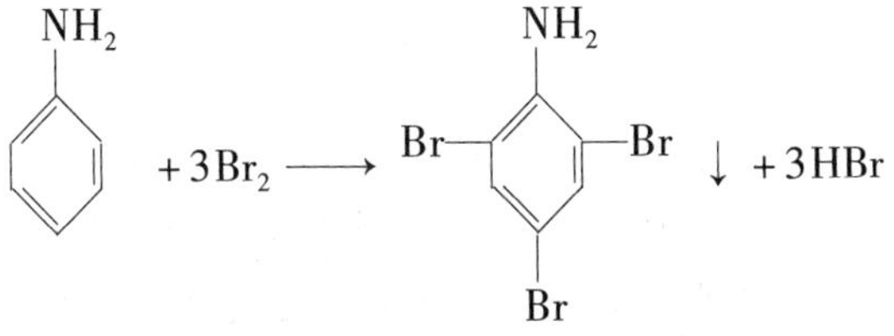

2,4,6 - 三溴苯胺

苯胺是重要的有机合成原料，广泛用于制药和染料工业。

（二）胆碱和乙酰胆碱

胆碱是一种季铵碱，由于最初是从胆汁中发现的，故名胆碱。其学名为氢氧化三甲基 - 2 - 羟基乙铵，结构式为：

$$[CH_3-\overset{\overset{\displaystyle CH_3}{|}}{\underset{\underset{\displaystyle CH_3}{|}}{N^+}}-CH_2CH_2OH]OH^-$$

$$[CH_3-\overset{\overset{\displaystyle CH_3}{|}}{\underset{\underset{\displaystyle CH_3}{|}}{N^+}}-CH_2CH_2O-\overset{\overset{\displaystyle O}{\|}}{C}-CH_3]OH^-$$

胆碱　　　　　　　　　　　　　　　　乙酰胆碱

胆碱是卵磷脂的组成部分，在脑组织及蛋黄中含量较高。它在体内与脂肪代谢有密切关系，能促进油脂转化成磷脂，防止脂肪在肝内沉积。胆碱与乙酸作用后形成乙酰胆碱，它存在于相邻的神经细胞之间，是通过神经结传导神经刺激的一种重要物质。

（三）肾上腺素和去甲肾上腺素

肾上腺素　　　　　　　　　　　　去甲肾上腺素

肾上腺素和去甲肾上腺素是由肾上腺分泌的两种激素。均具有儿茶酚的结构，属儿茶酚胺类化合物。肾上腺素的主要作用是加强心肌收缩，增加心输出量，收缩血管，升高血压，加强代谢等，是临床上常用的升压药物。去甲肾上腺素用于神经源性休克和中毒性休克等的早期治疗，也可用于治疗胃出血。

（四）新洁尔灭

$$\left[\text{C}_6\text{H}_5-CH_2-\overset{\overset{\displaystyle CH_3}{|}}{\underset{\underset{\displaystyle CH_3}{|}}{N^+}}-C_{12}H_{25}\right]Br^-$$

学名叫溴化二甲基十二烷基苄铵，又称为苯扎溴铵，属于季铵盐类物质。它是一种重要的阳离子表面活性剂，穿透细胞能力强，且毒性低，临床上常用于皮肤、粘膜、创面、手术器械和术前的消毒。

第二节　酰　胺

酰胺实际上是羧酸的衍生物，但由于与其他羧酸衍生物的性质存在较大差异，而和胺类物质关系密切，故放在含氮有机物中来讨论。这类物质广泛存在于自然界中，如蛋白质就是具有酰胺结构的复杂化合物；青霉素和巴比妥类药物也都属于酰胺。

一、酰胺的结构和命名

（一）结构

酰胺由酰基与氨基或烃氨基构成，可看作是羧酸分子中的羟基被氨基（—NH₂）或烃氨基（—NHR、—NR₂）取代后的化合物，也可看作是氨或胺分子中氮上的氢原子被酰基取代而成的化合物。结构通式为：

$$R-\overset{\overset{\displaystyle O}{\|}}{C}-N\overset{\displaystyle H(R')}{\underset{\displaystyle H(R'')}{}}$$

（二）命名

对于氮原子上没有取代基的简单酰胺，命名时在酰基的名称后面加上"胺"字，称"某酰胺"。例如

$$CH_3-\overset{\overset{\displaystyle O}{\|}}{C}-NH_2$$

乙酰胺

$$\text{（苯环）}-\overset{\overset{\displaystyle O}{\|}}{C}-NH_2$$

苯甲酰胺

如酰胺氮原子上有取代基时，则取代基放在酰基前并冠以"N–"或"N，N–"以表示该烃基是连在氮原子上的。例如：

$$\text{（苯环）}-\overset{\overset{\displaystyle O}{\|}}{C}-NH-CH_3$$

N–甲基苯甲酰胺

$$CH_3CH_2-\overset{\overset{\displaystyle O}{\|}}{C}-N\overset{\displaystyle CH_3}{\underset{\displaystyle CH_3}{}}$$

N，N–二甲基丙酰胺

二、酰胺的性质

（一）物理性质

常温下除甲酰胺为液体外，其他酰胺均为白色晶体。酰胺分子间可形成氢键，因此熔、沸点高于相应的羧酸。低级酰胺易溶于水，高级酰胺难溶于水。液体的酰胺是良好的有机溶剂。

（二）化学性质

1. 酸碱性　酰胺分子中含有氮原子，应呈弱碱性，但分子中氮原子受羰基的影响，导致其结合水中氢离子的能力减弱。因此，酰胺是近中性化合物，不能使石蕊试纸变色。

2. 水解反应　酰胺在酸、碱或酶的作用下，能发生水解反应，生成羧酸（盐）或铵、胺（氨）。

$$R-\overset{\overset{\displaystyle O}{\|}}{C}-NH_2 + H_2O \longrightarrow \begin{cases} \xrightarrow[\triangle]{HCl} RCOOH + NH_4Cl \\ \xrightarrow[\triangle]{NaOH} RCOONa + NH_3\uparrow \\ \xrightarrow{酶} RCOOH + NH_3\uparrow \end{cases}$$

三、尿　素

尿素又称为脲，从结构上可理解为碳酸分子中的两个羟基被氨基取代而成的物质，因此尿素又可叫做碳酰二胺。结构式如下：

$$HO-\overset{\overset{\displaystyle O}{\|}}{C}-OH$$

碳酸

$$H_2N-\overset{\overset{\displaystyle O}{\|}}{C}-NH_2$$

尿素

尿素是白色晶体，无臭，略带咸味，熔点133℃，易溶于水、乙醇，难溶于乙醚。

尿素是哺乳动物体内蛋白质代谢的最终产物，存在于尿液中。成人每天可排泄约30g尿素。

尿素的主要化学性质如下：

（一）弱碱性

尿素分子中含有两个氨基，因此有弱碱性，能与强酸作用生成盐。

$$H_2N-\overset{\overset{\displaystyle O}{\|}}{C}-NH_2 \ + HNO_3 \longrightarrow H_2N-\overset{\overset{\displaystyle O}{\|}}{C}-NH_2 \cdot HNO_3 \downarrow$$

硝酸脲

尿素的硝酸盐和草酸盐都是不溶于水的晶体，可借此将尿素从尿液中分离出来。

（二）水解

在酸、碱或酶的作用下，尿素可发生水解反应。

$$H_2N-\overset{\overset{\displaystyle O}{\|}}{C}-NH_2 \ + H_2O \longrightarrow \begin{cases} \xrightarrow[\triangle]{HCl} CO_2\uparrow + NH_4Cl \\ \xrightarrow[\triangle]{NaOH} Na_2CO_3 + NH_3\uparrow \\ \xrightarrow{尿素酶} NH_3\uparrow + CO_2\uparrow + H_2O \end{cases}$$

（三）缩二脲反应

将尿素缓慢加热到150℃～160℃时，两分子尿素可脱去一分子氨，以酰胺键的形式生成缩二脲。

$$H_2N-\overset{\overset{\displaystyle O}{\|}}{C}\vdots NH_2 \ + \ H\vdots \overset{\overset{\displaystyle H}{|}}{N}-\overset{\overset{\displaystyle O}{\|}}{C}-NH_2 \xrightarrow[\triangle]{150\sim160℃} H_2N-\overset{\overset{\displaystyle O}{\|}}{C}-\overset{\overset{\displaystyle H}{|}}{N}-\overset{\overset{\displaystyle O}{\|}}{C}-NH_2 \ + NH_3\uparrow$$

缩二脲

缩二脲不溶于水，溶于碱性溶液中。往缩二脲的碱性溶液中滴加少量硫酸铜溶液，溶液变为紫红色。这个颜色反应叫做缩二脲反应。

凡分子中含有两个或两个以上酰胺键（ $-\overset{\overset{\displaystyle O}{\|}}{C}-\overset{\overset{\displaystyle H}{|}}{N}-$ ）的化合物（如多肽、蛋白质等）都能发生缩二脲反应。

第三节　含氮杂环化合物

杂环化合物是指具有环状结构，成环的原子除碳原子以外还有其他元素的原子的化合物。环中其他元素的原子称为杂原子。最常见的杂原子是氧、氮和硫原子。杂环化合物通常可分为两大类：一类没有芳香性，如环醚、内酯、环状酸酐等。这类物质环系不稳定，易开环成链状化合物，且与脂肪族化合物性质相似；另一类则表现出了不同程度的芳香性，环系稳定，称为芳杂环。本节主要介绍含氮的芳杂环。

一、杂环化合物的分类和命名

杂环化合物一般根据环的数目多少分为单杂环和稠杂环，单杂环又可分为五元杂环、六元杂环；稠杂环又可分为苯稠杂环和杂稠杂环等。部分含氮杂环化合物的分类、结构和命名如表 12 - 1。

表 12 - 1　部分含氮杂环化合物的分类、结构和名称

分类	单杂环		稠杂环	
	五元杂环	六元杂环	苯稠杂环	杂稠杂环
举例	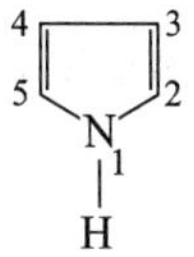 吡咯	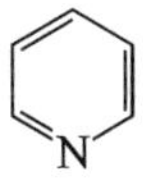 吡啶	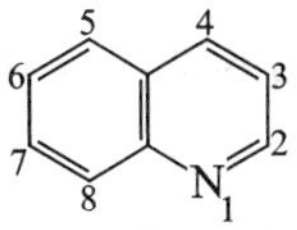 喹啉	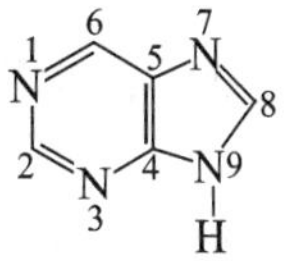 嘌呤
	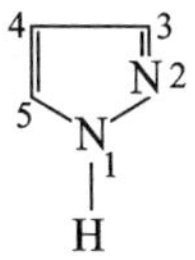 吡唑	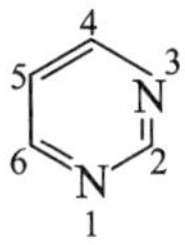 嘧啶	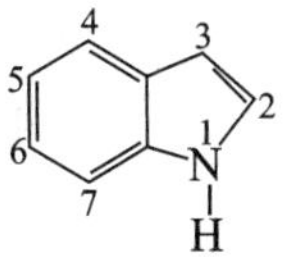 吲哚	

杂环化合物的命名方法分为两种。一种是音译法，一种是中文系统命名法。最常用的是音译法，即根据外文名称的译音，采用同音汉字加"口"字旁即可。例如：

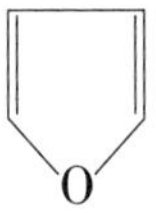

呋喃　　　　噻吩　　　　吡咯
（Furan）　（thiophene）　（pyrrole）

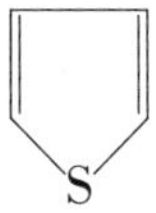

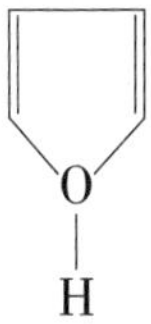

含氮杂环母核的基本命名原则，编号总是从氮原子开始，一般是按逆时针方向用阿拉伯数字编号。如只含一个氮原子时，也可用 α、β、γ、δ 等希腊字母编号；个别杂环按特殊编号顺序，例如：

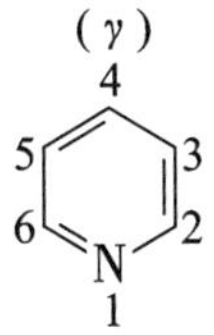

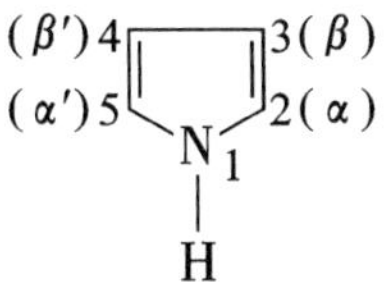

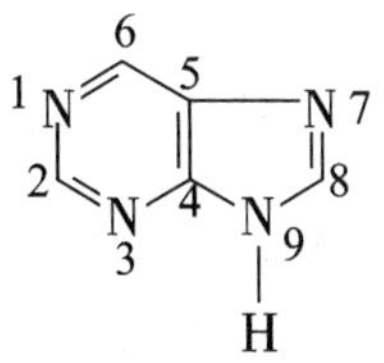

嘌呤

含氮杂环化合物的命名实例：

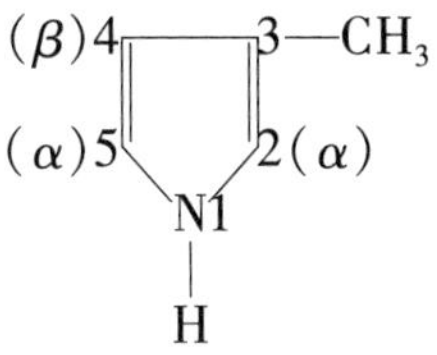

β - 甲基吡咯 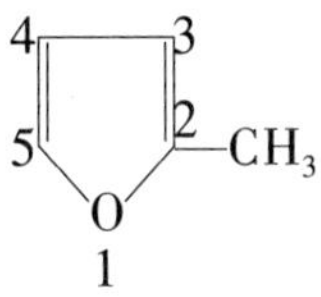　　　　2 - 甲基呋喃

二、重要的含氮杂环化合物

(一)嘧啶及其衍生物

嘧啶是含两个氮原子的六元杂环,结构如下:

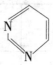

嘧啶的衍生物是许多药物的结构成分,常见的维生素、磺胺类药物等分子中都含有嘧啶的结构。

嘧啶环构成胞嘧啶、尿嘧啶和胸腺嘧啶,它们均是核酸中重要的碱基。

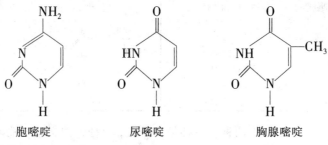

胞嘧啶　　　　尿嘧啶　　　　　胸腺嘧啶

(二)嘌呤衍生物

嘌呤由一个嘧啶环和一个咪唑环稠和而成。嘌呤本身并不存在于自然界,但其羟基和氨基衍生物却普遍存在于动物体内,并参与生命活动过程。例如:腺嘌呤、鸟嘌呤是核酸的组成成分。

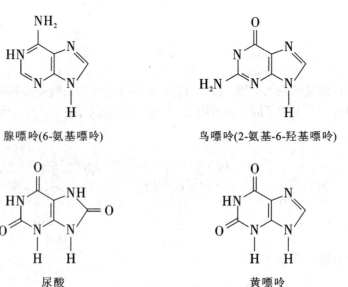

腺嘌呤(6-氨基嘌呤)　　　　　　　鸟嘌呤(2-氨基-6-羟基嘌呤)

尿酸　　　　　　　　　　黄嘌呤

小　结

胺、酰胺、含氮杂环化合物等属于烃的含氮衍生物。

胺可看成是氨的烃基取代物，有如下化学性质：碱性与成盐；酰化反应；与亚硝酸的反应等。认识重要的胺类及其衍生物。

酰胺可看作是氨或胺分子中氮上的氢原子被酰基取代而成的化合物。酰胺易水解。

尿素的结构，其主要化学性质如下：弱碱性；水解反应；缩二脲反应。

含氮杂环化合物是指成环的原子除碳原子外还有氮原子的化合物，可分为五元环、六元环及单杂环、稠杂环等，一般采用音译法命名。

吡咯是五元杂环的代表物，吡啶是六元杂环的代表物。其化学性质分以下几个方面讨论：酸碱性；取代反应；氧化还原反应。

重要的含氮杂环化合物介绍了嘧啶及其衍生物、嘌呤衍生物。

（何　萍）

习　题

一、填空题

1. 根据氨分子中被取代的_____数目不同，可将胺分为_____、_____、_____。

2. 胺和氨一样具有_____性，能与强酸作用生成_____。

3. 常用的酰化剂有_____和_____。

4. 尿素简称_____，结构简式为_____。将尿素加热超过其熔点时，两分子尿素间脱去一分子_____，生成_____。在其碱性溶液中加入少量硫酸铜溶液，会呈现_____色，这个颜色反应称为_____反应。

5. 苯扎溴铵是医药上常用的_____剂，属于_____类化合物。人体内的胆碱属于_____类化合物。

6. 苯胺可与_____反应，生成_____的白色沉淀。此反应非常灵敏，常用于苯胺的鉴定。

7. 嘧啶环可构成_____、_____和_____，它们均是核酸中重要的碱基。

8. 嘌呤环可构成_____和_____，它们也是核酸中重要的碱基。

二、命名或写出结构式

1. 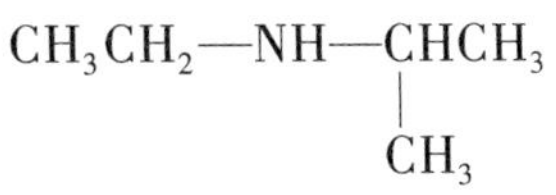 $CH_3CH_2—NH—\underset{\underset{CH_3}{|}}{C}HCH_3$

2. $(CH_3CH_2CH_2)_3N$

3. 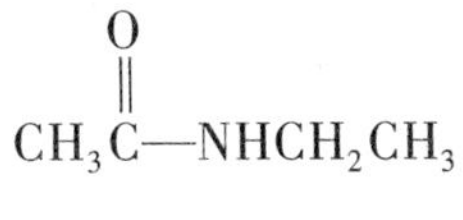 $CH_3\overset{\overset{O}{\|}}{C}—NHCH_2CH_3$

4. 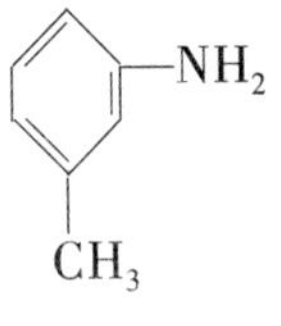 （苯环，邻位 CH_3，对应位 NH_2 结构式）

5. $[CH_3CH_2-\overset{\overset{\displaystyle CH_3}{|}}{\underset{\underset{\displaystyle CH_3}{|}}{N}}-CH_2CH_3]^+ OH^-$　　　　6. 甲酰丙胺

7. 嘧啶　　　　　　　　　　　　8. 氯化三甲基苄铵

三、用化学方法区别下列各组化合物

1. 苯胺和乙胺

2. 甲胺、二甲胺和三甲胺

第十三章

糖 类

糖类是广泛分布于自然界的一类重要的有机化合物,也是人类生命活动所必需的物质之一,它是绿色植物光合作用的产物。动物体内都含有糖类,如动物乳汁中的乳糖,肝脏和肌肉中的糖原等等;植物体内含糖类更为丰富,如种子和块茎中的淀粉,棉花和木材中的纤维素等等。糖类在人类生命活动过程中也起着非常重要的作用。

糖类化合物由碳、氢、氧三种元素组成,因分子中氢、氧原子的比例正好等于水分子中的氢、氧之比,可用分子式 $C_n(H_2O)_m$ 表示,相当于碳的水合物,所以又将糖类称为"碳水化合物"。但实际上这个名称是不确切的。因为糖类分子中 H 与 O 并不是以水分子的形式存在的,且有的糖分子中 H、O 之比并不是 2:1,例如鼠李糖($C_6H_{12}O_5$)、脱氧核糖($C_5H_{10}O_4$);而另一些物质如醋酸($C_2H_4O_2$)、乳酸($C_3H_6O_3$)等也符合通式 $C_n(H_2O)_m$,但它们不属于糖类。

从分子结构上来看,糖类是多羟基醛、多羟基酮和它们的环状半缩醛、半缩酮及其脱水缩合产物。通常根据其能否水解及水解后产物的数目不同进行分类。凡是不能水解为更小分子的糖称为单糖;水解后能产生 2~10 个单糖分子的糖称为低聚糖(又叫寡糖),其中以二糖最为重要;水解后产生 10 个以上单糖分子的糖称为多糖。

第一节 单 糖

单糖是不能再水解的结构最简单的糖。从结构上看,单糖就是多羟基醛或多羟基酮。通常将多羟基醛称为醛糖,将多羟基酮称为酮糖。单糖又可根据分子中所含碳原子数目不同而分为丙糖、丁糖、戊糖和己糖。在单糖中,与生命活动关系最为密切的是葡萄糖、果糖、核糖和脱氧核糖等。

一、单糖的分子结构

(一)葡萄糖的分子结构

1.链状结构 葡萄糖是己醛糖,分子式为 $C_6H_{12}O_6$。在葡萄糖分子中,6 个碳原子依次相连成开链状,醛基位于第 1 位,其余 5 个碳原子上各连有一个羟基。其结构式为:

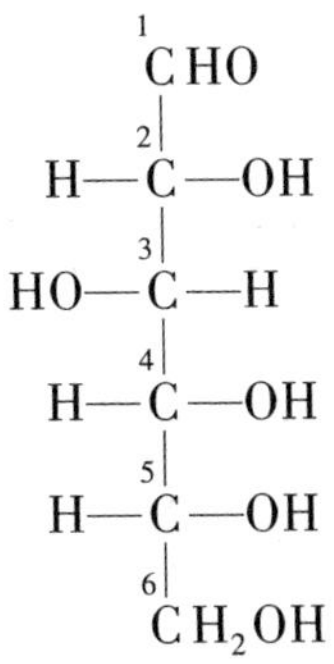

D - 葡萄糖   D - 葡萄糖

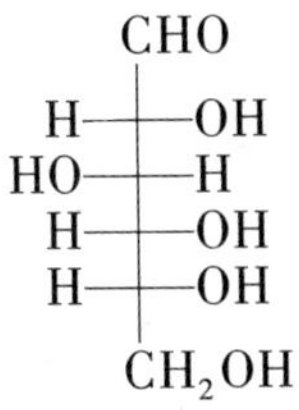

单糖的构型仍沿用 D、L 构型标记法，这里只考虑与羰基相距最远的一个手性碳原子的构型。即根据与羰基相距最远的那个手性碳原子上的羟基在右边的为 D - 型；羟基在左边的为 L - 型。自然界中存在的单糖几乎都是 D - 型。

2. 环状结构　经过科学证明，结晶状态的单糖并不以开链结构存在，而是形成环状结构。由于葡萄糖分子中既有羟基又有醛基，在分子内有可能发生加成反应，一般由分子中 C^1 上的醛基和 C^5 上的羟基作用生成了稳定的环状半缩醛结构。糖的环状结构中新生成的 C^1 上的羟基称为半缩醛羟基，又叫苷羟基。由于 C^1 上的苷羟基和氢原子的空间位置不同，形成 D - 葡萄糖两种不同的构型。通常把苷羟基和 C^5 上原羟基在同侧的称为 α - 型，苷羟基和 C^5 上原羟基在异侧的称为 β - 型。将 α - 型和 β - 型的任意一种异构体溶于水时，都会先产生微量的开链结构。当开链结构转变为环状结构时，会同时生成 α - 型和 β - 型两种异构体。最后，α - 型、β - 型和开链醛式三种异构体达到互变平衡状态。这种相互转变可表示如下：

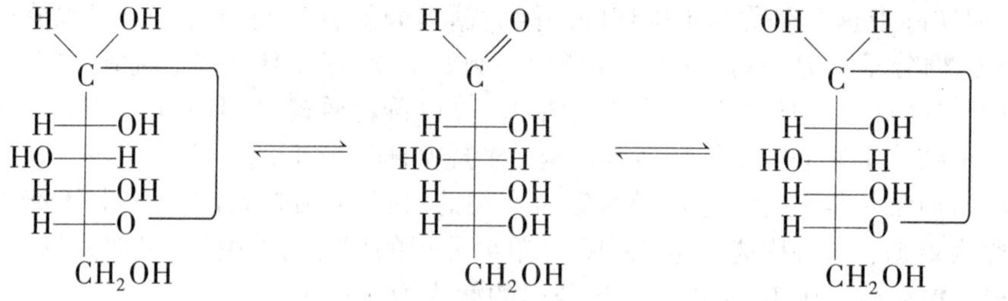

$\alpha - D - (+) -$ 葡萄糖　　　　开链醛式　　　　$\beta - D - (+) -$ 葡萄糖
　　（36%）　　　　　　　（微量）　　　　　　　（64%）

葡萄糖的环状结构为氧环式结构，这种由一个氧原子和五个碳原子形成的六元环，类似于含氧六元杂环吡喃（ 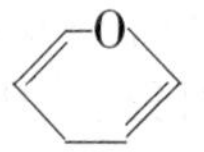 ），所以称为吡喃型葡萄糖。

在平衡体系中，由于只存在微量开链醛式结构，所以难以与亚硫酸氢钠发生加成反应。但醛基被班氏试剂或托伦试剂氧化时，醛基不断被消耗，致使平衡发生移动，混合物中一部分半缩醛式转变为醛式，直至反应完全。

为了更清楚地表示葡萄糖分子的空间构型，可以采用哈沃斯式。哈沃斯式是一种平面环状结构式，即把成环的原子放在同一个平面上，连在各碳原子上的原子或基团分别放在环平面的上方和下方，以表示它们的空间位置。

D - 葡萄糖的哈沃斯式结构及平衡体系表示如下：

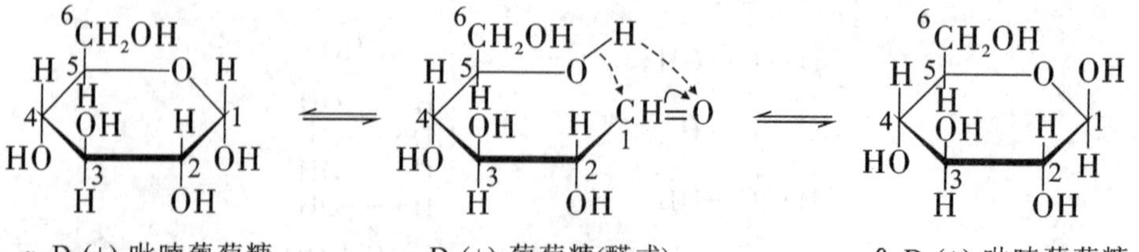

α -D-(+)-吡喃葡萄糖　　　D-(+)-葡萄糖(醛式)　　　β -D-(+)-吡喃葡萄糖

（二）果糖的分子结构

果糖是己酮糖，分子式为 $C_6H_{12}O_6$，与葡萄糖互为同分异构体。果糖的开链结构如下：

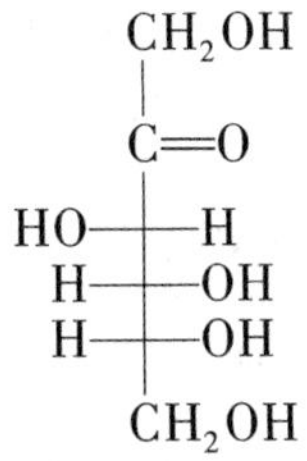

$$
\begin{array}{c}
CH_2OH \\
| \\
C=O \\
HO\!-\!\!\!-\!\!\!-H \\
H\!-\!\!\!-\!\!\!-OH \\
H\!-\!\!\!-\!\!\!-OH \\
| \\
CH_2OH
\end{array}
$$

D-果糖也能形成环状半缩酮结构。游离态的 D-果糖以六元氧杂环（吡喃 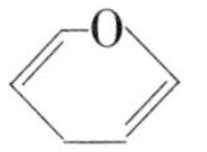 ）形式存在，称为吡喃型果糖；结合态的 D-果糖则以五元氧杂环（呋喃 ）形式存在，称为呋喃型果糖。它们都有 α-型和 β-型两种异构体，在水溶液中同样有环状半缩酮式和开链式结构的混合平衡体系。

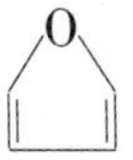

果糖的开链式、哈沃斯式及平衡体系表示如下：

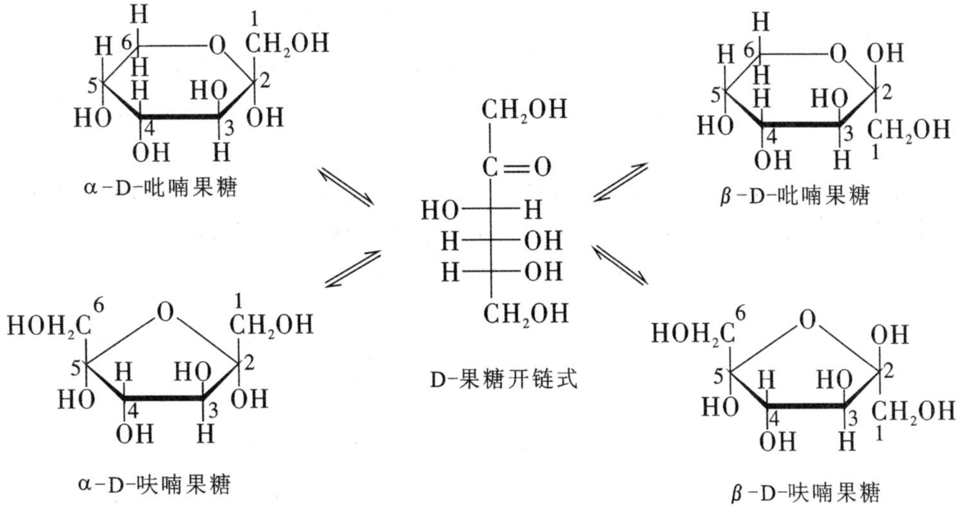

二、单糖的化学性质

单糖都是无色结晶，味甜。单糖是多羟基化合物，所以易溶于水而难溶于有机溶剂。单糖溶于水后，在水溶液中存在着占绝大多数的环状半缩醛(酮)结构与微量开链醛(酮)式结构的平衡体系。同时，分子中有多个羟基。这些结构在化学反应中既表现出它们各自的性质，又表现出相互影响而产生的一些性质。下面介绍单糖的主要化学性质。

（一）差向异构化

在冷的稀碱溶液中，D-葡萄糖和 D-甘露糖可以发生互变重排转化，这种转化称为差向异构化，最终形成 D-葡萄糖、D-果糖和 D-甘露糖的平衡混合物。

| D－甘露糖 | D－果糖 | D－葡萄糖 |

（二）氧化反应

1. 被碱性弱氧化剂氧化　单糖（包括醛糖和酮糖）都能被碱性弱氧化剂如托伦试剂、斐林试剂或班氏试剂等氧化，生成复杂的氧化产物。同时将 Cu^{2+}（配离子）及 Ag^+（配离子）分别还原为 Cu_2O 砖红色沉淀和银镜（Ag）。

班氏试剂中含硫酸铜、碳酸钠和柠檬酸钠，它和斐林试剂不同之处在于它比较稳定，可以事先配制。临床检验工作中常将它作为尿糖定性检出试剂。

凡能与上述三种试剂发生反应的糖，称为还原糖；反之，则称为非还原糖。单糖的环状结构中都有半缩醛（酮）羟基，它们在溶液中都有开链醛（酮）式存在，所有的单糖都有还原性，都是还原糖。

2. 被酸性氧化剂氧化　溴水可将醛糖中的醛基氧化成羧基，生成相应的葡萄糖酸。但其氧化性较弱，不能氧化酮糖，因此可利用溴水是否褪色来区别醛糖和酮糖。

| 葡萄糖 | 葡萄糖酸 |

硝酸氧化性较强，可以将葡萄糖氧化为葡萄糖二酸。

| 葡萄糖 | 葡萄糖二酸 |

此外，葡萄糖在体内特定的酶作用下，可以被氧化成葡萄糖醛酸。

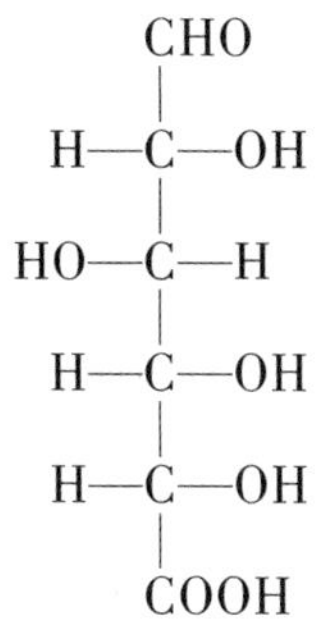

$$
\begin{array}{c}
\text{CHO} \\
\text{H—C—OH} \\
\text{HO—C—H} \\
\text{H—C—OH} \\
\text{H—C—OH} \\
\text{COOH}
\end{array}
$$

D - 葡萄糖醛酸

（三）成苷反应

单糖环状结构中的半缩醛羟基比较活泼，可与其他羟基化合物（如醇或酚）脱水生成具有缩醛结构的化合物，称为糖苷。例如，D - 葡萄糖与甲醇在干燥氯化氢催化下，脱水生成D - 甲基吡喃葡萄糖苷。

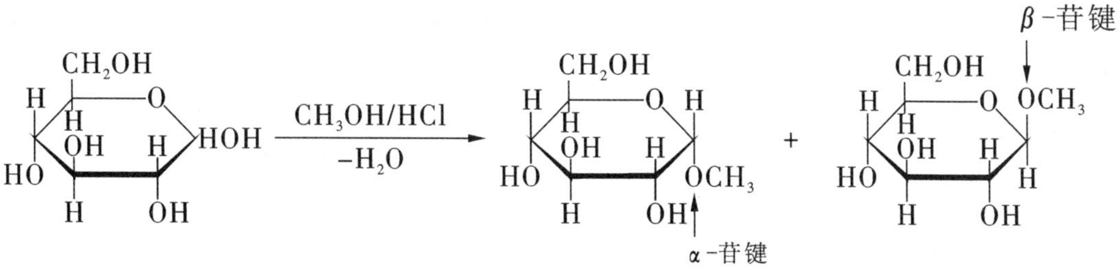

D-葡萄糖(α 或 β 型)   D-甲基葡萄糖苷

糖苷是糖的衍生物，由糖和非糖两部分组成。糖的部分称为糖苷基，可以是单糖或低聚糖；非糖部分称为糖苷配基或苷元，糖苷配基可以是简单的羟基化合物，也可能是复杂的羟基化合物，如另一分子的糖。配基与糖苷基之间的化学键称为苷键。

单糖形成糖苷后，分子中不再有半缩醛羟基，也就不能转变为开链结构，分子稳定性增加，故糖苷无还原性。但在酸性条件下易发生水解，生成原来的糖和非糖成分。

糖苷广泛存在于自然界，许多是中草药的有效成分。例如，具有镇痛作用的水杨苷是由葡萄糖和邻羟基苯甲醇所形成的苷；洋地黄苷、苦杏仁苷等等都有不同的生理活性。此外，单糖与含氮杂环生成的糖苷是生命活动的重要物质——核酸的组成成分。

（四）成酯反应

单糖分子中含有多个羟基，这些羟基能与酸脱水成酯。由单糖所形成的磷酸酯是体内许多物质代谢的中间产物。如 D - 吡喃葡萄糖 -1 - 磷酸酯（俗称 1 - 磷酸吡喃葡萄糖）及 D - 吡喃葡萄糖 -6 - 磷酸酯（俗称 6 - 磷酸吡喃葡萄糖）。

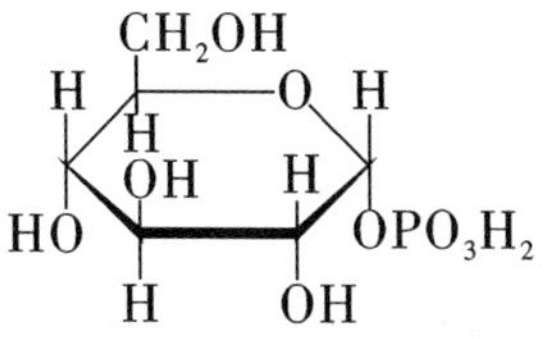

α-D-吡喃葡萄糖-1-磷酸酯 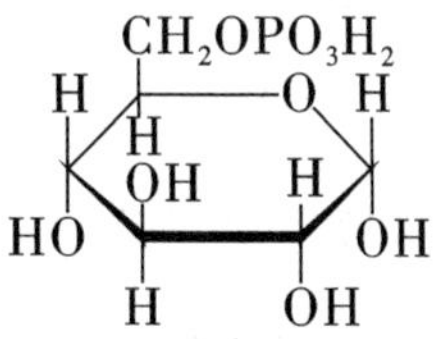   α-D-吡喃葡萄糖-6-磷酸酯

核糖和果糖也能在体内形成磷酸酯。如 β - 呋喃核糖 - 1 - 磷酸酯和 α - 呋喃果糖 - 1,6

- 二磷酸酯。

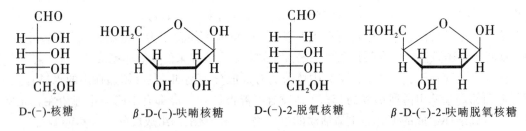

β-呋喃核糖-1-磷酸酯　　　　　　　　α-呋喃核糖-1,6-二磷酸酯

三、重要的单糖

1. D-(+)-葡萄糖　葡萄糖在自然界分布极广,在葡萄果实中含量较高,因而得名。动物体内也含有葡萄糖。存在于人体血液中的葡萄糖称作血糖。血糖的正常值为 3.9~6.1 mmol/L。

葡萄糖是一种重要的营养物质,是人体所需能量的主要来源,尤其是中枢神经系统活动所需的能量完全由葡萄糖氧化提供。因为它不需消化就可直接被人体吸收,所以是婴儿和体弱病人的良好滋补品。

葡萄糖注射液在临床上用于治疗水肿,并有强心利尿作用。葡萄糖氯化钠注射液在人体失水、失血时用作补充液。工业上葡萄糖是合成维生素 C 和制造葡萄糖酸钙等药物的原料。

2. D-(-)-果糖　果糖存在于水果和蜂蜜中。果糖是天然糖类中最甜的糖。果糖是己酮糖,游离状态时具有吡喃的结构,构成二糖或多糖时则具有呋喃糖的结构。在稀碱溶液中,果糖和葡萄糖可以相互转化。

3. D-(-)-核糖和 D-(-)-2-脱氧核糖　D-(-)-核糖和 D-(-)-2-脱氧核糖都是戊醛糖,它们是核酸的重要组成部分,它们的结构式如下:

D-(-)-核糖　　β-D-(-)-呋喃核糖　　D-(-)-2-脱氧核糖　　β-D-(-)-2-呋喃脱氧核糖

第二节　双　糖

双糖也叫二糖,是低聚糖中最重要的一种。双糖水解时能生成两个单糖分子。双糖根据性质上的差异分为还原性双糖和非还原性双糖两类。常见的双糖有蔗糖、麦芽糖、乳糖等,它们的分子式均为 $C_{12}H_{22}O_{11}$,互为同分异构体。

一、还原性双糖

1. 麦芽糖　麦芽糖存在于麦芽中,由麦芽中的淀粉酶使淀粉水解而得到。人体在消化食物时,淀粉被淀粉酶水解成麦芽糖,再经麦芽糖酶作用生成两分子 D-葡萄糖,所以麦芽糖是淀粉水解过程中的中间产物。

从分子结构看，麦芽糖由一分子 $\alpha-D-$ 吡喃葡萄糖 C^1 上的苷羟基与另一分子 $D-$ 吡喃葡萄糖 C^4 上的醇羟基脱水，通过 $\alpha-1,4$ 苷键连接而成。其结构式为：

$$\alpha\text{-}1,4\text{-苷键}$$

由于分子中仍保留着 1 个苷羟基，所以麦芽糖有还原性，是还原性二糖，能与托伦、斐林和班氏试剂发生反应。

麦芽糖是白色晶体，易溶于水，有甜味，但不如蔗糖甜。麦芽糖是饴糖的主要成分，可做糖果，也可作细菌的培养基。

2.乳糖 乳糖存在于人和哺乳动物的乳汁中，牛乳中的含量为 $40\sim50$ g/L，人乳中的含量为 $60\sim70$ g/L，它是婴儿发育必需的营养物质。

从分子结构看，乳糖由一分子 $\beta-D-$ 半乳糖 C^1 上的苷羟基和一分子 $D-$ 吡喃葡萄糖 C^4 上的醇羟基脱水，通过 $\beta-1,4$ 苷键连接而成。其结构式为：

$$\beta\text{-}1,4\text{-苷键}$$

由于分子中仍保留着 1 个苷羟基，所以乳糖也有还原性，属还原性二糖，能与托伦、斐林和班氏试剂发生反应。

乳糖是白色晶体，易溶于水，是制乳酪的副产品。医药上利用其吸湿性小的性质，作为药物的稀释剂，以配制散剂和片剂。

二、非还原性双糖

非还原性双糖是指分子结构中没有苷羟基，不能与托伦、斐林和班氏试剂发生反应，不能发生成酯反应和成苷反应。蔗糖是典型的非还原性双糖。

蔗糖在甜菜和甘蔗中含量丰富。各种植物的果实中几乎都有蔗糖。

从结构上看，蔗糖是由一分子 $\alpha-D-$ 吡喃葡萄糖 C^1 上的苷羟基与一分子 $\beta-D-$ 呋喃果糖 C^2 上的苷羟基脱水，以 $1,2-$ 苷键连接而成。其结构式可表示为：

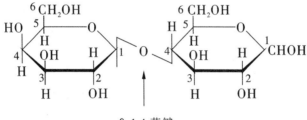

$$\alpha\text{-}\beta\text{-}1,2\text{-苷键}$$

因为结合是在两个苷羟基之间进行的，所以蔗糖分子中不再有完整的苷羟基，在水溶液中不能转变为开链醛式结构，因此蔗糖无还原性，属非还原性双糖。

蔗糖是白色晶体，易溶于水，难溶于有机溶剂。蔗糖被酶或酸水解后生成等物质的量的葡萄糖与果糖的混合物。常将蔗糖的水解称作转化，水解后的混合物称为转化糖。

第三节 多 糖

多糖是由许多单糖分子间脱水，通过苷键连接而成的高分子化合物，其相对分子质量大到几万至几百万。在多糖分子中，只存在极微量的苷羟基，且被隐藏在整个分子的内部空间里，所以多糖没有还原性，不能与托伦、斐林和班氏试剂发生反应。多糖是聚合程度不同的多种高分子化合物的混合物。

多糖为无定形粉末，没有甜味，一般难溶于水，有的多糖能与水形成胶体溶液。

多糖在自然界中分布很广，是生物体的重要组成成分。与人们关系密切的多糖有淀粉、糖原、纤维素等，它们均由 D - 葡萄糖组成，通式为 $(C_6H_{10}O_5)_n$。

一、淀 粉

淀粉是绿色植物光合作用的产物。它存在于植物的种子、果实和块茎中，是植物贮存的养料。淀粉为白色粉末，无色、无臭。淀粉是由 α - D - 葡萄糖分子间脱水缩合而成的多糖。根据结构不同，淀粉又可分为直链淀粉和支链淀粉。平时所说的淀粉是两种淀粉的混合物。

直链淀粉在淀粉中约占 20% ~ 30%，位于淀粉的内部，一般是由数百到数千个 α - D - 葡萄糖分子以 α - 1, 4 苷键连接而成的直链多糖。直链淀粉不易溶于冷水，可溶于热水形成胶体溶液。其结构式为：

淀粉与碘作用显蓝色或蓝紫色，加热褪色，冷却后颜色复现。这个反应非常灵敏，常用来鉴定淀粉或碘的存在。这是由于直链淀粉的链状分子卷曲盘绕成螺旋型，每转一圈约含6个葡萄糖单位(图 13 - 1)。螺旋中间的空穴恰巧容纳碘分子嵌入，并依靠分子间引力，使碘分子和淀粉之间结合成蓝色的复合物所致。

支链淀粉在淀粉中约占 70% ~ 80%，位于淀粉的外部，一般是由数千个到数万个 α - D - 葡萄糖分子缩合而成。支链淀粉分子结构高度分枝化，它由几百条短链组成。每条短链由 20 ~ 30 个 α - D - 葡萄糖单位以 α - 1, 4 苷键连接而成，这些短链之间又以 α - 1, 6 苷键连接起来，其结构较直链淀粉复杂得多(图 13 - 2)。

支链淀粉微溶于冷水，在热水中膨胀成浆糊状。

淀粉在酸或酶的作用下水解，逐步生成分子较小的多糖、二糖，最终生成 D - 葡萄糖。淀粉的水解过程可借水解产物与碘所显颜色的不同而确定。

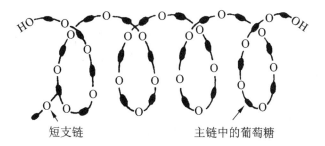

短支链　　　　　　　主链中的葡萄糖

图 13 - 1　直链淀粉螺旋构象示意图

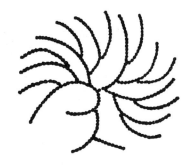

图 13 - 2　支链淀粉结构示意图

$(C_6H_{10}O_5)_n \longrightarrow (C_6H_{10}O_5)_{n-x} \longrightarrow C_{12}H_{22}O_{11} \longrightarrow C_6H_{12}O_6$

淀粉 $\longrightarrow$ 紫糊精 $\longrightarrow$ 红糊精 $\longrightarrow$ 无色糊精 $\longrightarrow$ 麦芽糖 $\longrightarrow$ D-葡萄糖

（蓝紫色）　（紫红色）　　（红色）　　　（无色）　　　（无色）　　　（无色）

二、糖　原

　　糖原是人与动物体内贮存的一种多糖，又称动物淀粉。主要存在于肝细胞及肌肉组织中。糖原对维持人体血糖浓度起着重要作用。血液中的葡萄糖含量增高时，多余的葡萄糖就结合成糖原贮存于肝内。当血液中葡萄糖含量降低时糖原就分解为葡萄糖进入血液，以维持血糖水平，供机体利用。

　　糖原的结构单位是 D - 葡萄糖，糖原的结构与支链淀粉相似，结构单位之间以 α - 1,4 - 苷键结合，链与链之间的连接点以 α - 1,6 - 苷键结合，但分支比支链淀粉更多、更复杂（图 13 - 3）。

　　糖原是无定形粉末，不溶于冷水，加热成为胶体溶液，与碘作用呈棕红色。

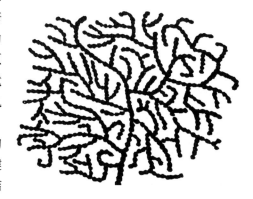

图 13 - 3　糖原结构示意图

三、纤维素

纤维素是自然界中分布最广泛的多糖。棉、麻及木材等结构物质由纤维素组成，植物细胞壁约50%是纤维素。纤维素是由成千上万个β-D-葡萄糖分子间脱水，通过β-1,4-苷键连接成不含支链的线性高分子物质(图13-4)。

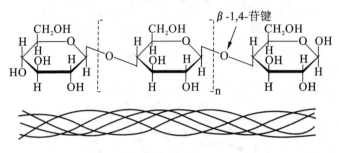

图13-4 绳索状纤维素示意图

纤维素呈绳索状长链排列，分子中的许多氢键使长链互相绞成绳索状。纤维素在高温高压下和无机酸共热，方能水解得到D-葡萄糖，人类消化道中由于缺乏使β-1,4-葡萄糖苷键分解的酶，因此不能将纤维素转化为葡萄糖而利用。但是食草动物(牛、羊等)的消化道中存在某些微生物，能分泌水解β-1,4-苷键的酶，所以纤维素是食草动物的营养源物质。

小　结

糖类是多羟基醛、多羟基酮及其脱水缩合物。

分　类	单　糖		二　糖		多　糖
代表物质	葡萄糖	果　糖	麦芽糖	蔗　糖	淀粉　糖原
结　构 特　征	多羟基醛	多羟基酮	存在 苷羟基	无 苷羟基	苷羟基 几乎被结合
	均存在苷羟基				
化性特征	还　原　糖		还原糖	非还原糖	非还原糖
主　要 化学性质	氧化反应　成苷反应 酯化反应		氧化反应 水解反应	水解反应	水解反应 与淀粉显色
鉴　别 方　法	1. 与托伦试剂(班氏试剂)发生反应的为还原性糖。 2. 遇碘液变为蓝紫色的为淀粉。				

（刘捷频）

习　题

一、填空题

1. 根据水解情况,糖类可分为_____、_____、_____三类。

2. 血液中的葡萄糖称为_____,正常人体含量为_____。

3. 蔗糖是由一分子_____糖的苷羟基与另一分子_____糖的_____基脱去一分子水而成的糖苷。

4. 天然淀粉由_____和_____组成。可溶性淀粉与碘作用显_____色。

5. 淀粉的组成单元是_____,纤维素的组成单元是_____。

二、写出下列化合物的哈沃斯结构式,并指出各结构式中的半缩醛羟基。

1. β-D-葡萄糖　　　2. α-D-果糖　　　3. α-D-甲基葡萄糖苷

4. α-D-6-磷酸葡萄糖　　　5. β-D-甲基呋喃果糖苷

三、命名下列化合物

1. 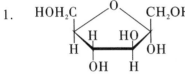　　　2.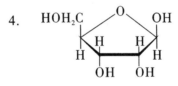

3. 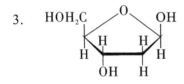　　　4.

四、指出下列化合物哪些具有还原性

1. 麦芽糖　　2. 脱氧核糖　　3. 葡萄糖　　4. 甲基核糖苷　　5. 蔗糖　　6. 淀粉

五、用简单的化学方法鉴别下列各组化合物

1. 葡萄糖、果糖

2. 麦芽糖、蔗糖、淀粉

第十四章

酯、脂类

第一节　酯

酯是羧酸衍生物的一种，它是羧酸和醇发生分子间脱水反应生成的产物。酯的通式

为：$R{-}\overset{\displaystyle O}{\overset{\|}{C}}{-}O{-}R'$。

一、酯的命名

酯的命名是根据形成它的酸和醇来命名，命名时酸的名称在前，醇的名称在后，将"醇"字改为"酸"字，称为"某酸某酯"。例如：

$$CH_3{-}\overset{\displaystyle O}{\overset{\|}{C}}{-}O{-}CH_2CH_3 \qquad\qquad \overset{\displaystyle O}{\underset{}{\bigcirc}}{-}\overset{\|}{C}{-}O{-}CH_3$$

乙酸乙酯　　　　　　　　　　　　苯甲酸甲酯

二、酯的性质

低级酯是具有水果香味的无色液体，许多水果的香味就是由酯发出的，如乙酸异戊酯有香蕉香味，正戊酸异戊酯有苹果香味等等。高级酯是不溶于水的液体或固体。

酯的主要化学性质是水解反应。在少量酸或碱的作用下，酯能水解生成羧酸和醇。酯在酸性条件下的水解是酯化反应的逆反应。

$$R{-}\overset{\displaystyle O}{\overset{\|}{C}}{-}OR' + H_2O \underset{\text{酯化反应}}{\overset{\text{水解反应}}{\rightleftharpoons}} RC{-}OH + R'OH$$

第二节　脂　类

脂类是油脂和类脂的总称，它们广泛存在于动植物体内。油脂是甘油和脂肪酸的酯；类脂是指在结构或性质上类似油脂的化合物，它包括磷脂、甾体化合物等。脂类化合物的共同特点是：难溶于水，易溶于有机溶剂，具有重要的生理作用，是生命活动不可缺少的物质。

脂类化合物对生物体具有重要的意义。它们中有的能提供能量，有的构成细胞膜，还有的属于激素，能调节物质代谢，控制生长发育。

一、油　脂

油脂是油和脂肪的总称。习惯上把常温时为液态的称为油。油大多来源于植物，如菜油、大豆油、花生油。常温时为固态、半固态的称为脂肪。脂肪大多来源于动物，如猪油、牛油等。

(一)油脂的组成和结构

油脂是一分子甘油和三分子高级脂肪酸所生成的酯，医学上称为甘油三酯，也叫做三酰甘油。油脂的通式如下：

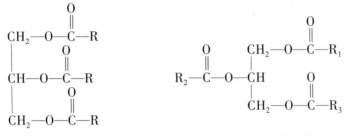

单三酰甘油(单甘油酯)　　　　　　混三酰甘油(混甘油酯)

式中 R_1、R_2、R_3 代表高级脂肪烃基，根据三个烃基相同与否可分为单三酰甘油(单甘油酯)和混三酰甘油(混甘油酯)。天然油脂大多为各种脂肪酸形成的混三酰甘油的混合物。

油脂中的高级脂肪酸大多用俗称，见表 14-1。

表 14-1　油脂中重要的高级脂肪酸

名　　称	结　构　式	熔点(℃)
月桂酸(十二酸)	$CH_3(CH_2)_{10}COOH$	44
软脂酸(十六酸)	$CH_3(CH_2)_{14}COOH$	63
硬脂酸(十八酸)	$CH_3(CH_2)_{16}COOH$	70
油酸(9-十八碳烯酸)	$CH_3(CH_2)_7CH=CH(CH_2)_7COOH$	16.3
亚油酸(9,12-十八碳二烯酸)	$CH_3(CH_2)_4CH=CHCH_2CH=CH(CH_2)_7COOH$	-5
亚麻酸(9,12,15-十八碳三烯酸)	$CH_3CH_2CH=CHCH_2CH=CHCH_2CH=CH(CH_2)_7COOH$	-11
花生四烯酸(5,8,11,14-二十碳四烯酸)	$CH_3(CH_2)_4CH=CHCH_2CH=CHCH_2CH=CHCH_2CH=$ $CH(CH_2)_3COOH$	-49.5

天然油脂中的脂肪酸有如下特点：碳链为直链状；碳原子数多为偶数，以含 16 和 18 个碳原子最为常见；脂肪酸的不饱和程度越大，熔点越低。所以脂肪中含饱和酸的甘油酯较多，油中含不饱和酸的甘油酯较多。脂肪酸中，饱和酸与油酸人体可以合成，亚油酸、亚麻酸、花生四烯酸等多双键不饱和脂肪酸不能由人和哺乳动物自身合成，需从食物中摄取，这些依赖于从食物中摄取的脂肪酸被称为营养必需脂肪酸。近年来从海洋鱼类所含的油脂中，分离出二十碳五烯酸(EPA)和二十二碳六烯酸(DHA)，这类脂肪酸具有降低血脂、抗动脉粥样硬化、抗血栓等作用，可防治心脑血管疾病，也是大脑所需的营养物质。

（二）油脂的性质

纯净的油脂无色、无味、无臭。天然油脂因溶有维生素和色素等而具有一定的颜色和气味。油脂比水轻，难溶于水，易溶于有机溶剂。天然油脂是各种混三酰甘油的混合物，所以没有固定的熔点、沸点。

油脂属于酯类，所以具有酯的一般性质；含碳碳双键的油脂还具有烯烃的典型性质。油脂的主要化学性质如下：

1. 皂化反应　油脂与碱溶液共热，水解生成甘油和高级脂肪酸盐。

$$
\begin{array}{l}
CH_2-O-\overset{\overset{\displaystyle O}{\|}}{C}-C_{17}H_{35} \\
CH-O-\overset{\overset{\displaystyle O}{\|}}{C}-C_{17}H_{35} \\
CH_2-O-\overset{\overset{\displaystyle O}{\|}}{C}-C_{17}H_{35}
\end{array}
+3NaOH \xrightarrow[\triangle]{H_2O}
\begin{array}{l}
CH_2-OH \\
CH-OH \\
CH_2-OH
\end{array}
+3C_{17}H_{35}COONa
$$

　　　硬脂酸甘油酯　　　　　　　　　　　　　　甘油　　　　硬脂酸钠（肥皂）

生成的高级脂肪酸钠是肥皂的主要成分。所以把油脂在碱性溶液中的水解反应称为皂化反应。

使 1 g 油脂完全皂化所需的 KOH 的毫克数称为皂化值。油脂的皂化值可反映油脂平均分子量的大小。皂化值越大，油脂的平均分子量越小。

2. 加成反应　含有不饱和脂肪酸的油脂，其分子中的碳－碳双键可以与氢、卤素等进行加成反应。

（1）加氢　油脂中不饱和酸的碳－碳双键在催化剂存在下可与氢发生加成反应，成为饱和脂肪酸含量较高的油脂。例如：

$$
\begin{array}{l}
C_{17}H_{33}COO-CH_2 \\
C_{17}H_{33}COO-CH \\
C_{17}H_{33}COO-CH_2
\end{array}
+3H_2 \xrightarrow[\text{加热、加压}]{\text{催化剂}}
\begin{array}{l}
C_{17}H_{35}COO-CH_2 \\
C_{17}H_{35}COO-CH \\
C_{17}H_{35}COO-CH_2
\end{array}
$$

　　　　油酸甘油酯（油）　　　　　　　　　　硬脂酸甘油酯（脂肪）

通过催化加氢，能使液态的油转变为半固态或固态的脂肪，故油脂加氢又叫油脂的硬化。硬化后的油脂熔点增大，稳定性增强，不易被空气氧化变质，有利于储存和运输。

（2）加碘　油脂中不饱和酸的碳－碳双键和碘可发生加成反应。在工业上，100 g 油脂能吸收的碘的克数叫做碘值。碘值越大，表示油脂的不饱和程度越高。

研究表明，长期食用饱和脂肪酸含量高（低碘值）的食物可致动脉血管硬化。所以，老年人应多食用不饱和脂肪酸含量高（高碘值）的豆类油、花生油，有利于身体健康。

3. 酸败　油脂在空气中放置过久，发生变质而产生难闻的气味，这种变化叫做酸败。酸败是油脂受光、热、水、空气中氧和微生物的作用，发生氧化、水解等一系列化学反应生成了有气味的小分子醛、酮、羧酸等。

酸败导致油脂中游离脂肪酸含量增加。中和 1 g 油脂中的游离脂肪酸所需 KOH 的毫克数称为油脂的酸值。酸值越大，表明油脂酸败程度越大。酸败的油脂不宜食用。

4.干化　某些油脂在空气中放置，会生成一层干燥而有韧性的薄膜，此现象称为干化。具有这种性质的油称为干化油。桐油是优良的干化油，它不但干化速度快，且形成的薄膜韧性好，并能耐冷、热和潮湿。

二、类　脂

类脂是存在于生物体内，性质类似于油脂的一类化合物。重要的类脂有磷脂、糖脂、蜡和甾体化合物等，这里主要介绍磷脂和甾体化合物。

（一）磷脂

磷脂是分子中含有磷酸酯类结构的脂类物质，存在于大脑、神经组织、肝脏和心脏中，是构成人体所有细胞与组织的成分。常见的磷脂有卵磷脂、脑磷脂两种，其结构与油脂相似，水解后除生成甘油和脂肪酸外，还有磷酸和含氮的有机碱。

1.卵磷脂　卵磷脂又叫磷脂酰胆碱，因在禽卵的卵黄中含量最为丰富而得名。其结构式如下：

$$
\begin{array}{l}
CH_2-O-\overset{\overset{O}{\parallel}}{C}-R_1 \\
CH-O-\overset{\overset{O}{\parallel}}{C}-R_2 \quad \Big\}\ 脂肪酸部分 \\
CH_2-O-\overset{\uparrow O}{P}-O-CH_2-CH_2-\overset{\overset{CH_3}{|}}{N^+}-CH_2-OH^- \\
\qquad\quad\ \underset{OH}{}\qquad\qquad\qquad\qquad\quad \underset{CH_3}{}
\end{array}
$$

甘油部分　磷酸部分　　　　胆碱部分

纯净的卵磷脂为白色蜡状物，在空气中易被氧化成黄色或棕色，极易吸水。它能促进肝中脂肪的运输，常用作抗脂肪肝的药物。

2.脑磷脂　脑磷脂又叫磷脂酰胆胺，其结构式为：

$$
\begin{array}{l}
CH_2-O-\overset{\overset{O}{\parallel}}{C}-R_1 \\
CH-O-\overset{\overset{O}{\parallel}}{C}-R_2 \quad \Big\}\ 脂肪酸部分 \\
CH_2-O-\overset{\uparrow O}{P}-O-CH_2-CH_2-NH_2 \\
\qquad\quad\ \underset{OH}{}
\end{array}
$$

甘油部分　磷酸部分　　乙醇胺部分

脑磷脂不稳定，在空气中易被氧化为棕黑色。脑磷脂与血液的凝固有关。

（二）甾体化合物

甾体化合物广泛存在于动、植物体内，其独特的生物学性质对机体的生理作用有十分重要的意义。

1.甾体化合物的基本结构　甾体化合物分子中均含有一个环戊烷并氢化菲(也叫甾烷)的基本骨架。

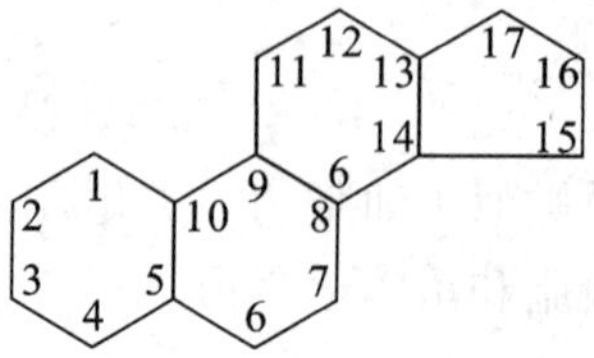

大多数甾体化合物除具有甾烷结构外,往往还在 C^{10} 和 C^{13} 上各连有一个甲基(也叫角甲基);在 C^{17} 上连有不同的烃基。甾体化合物的"甾"字形象地表达了这类化合物的基本结构特征。

2.重要的甾体化合物

(1)胆固醇(胆甾醇)　因最初从胆结石中得到而得名。其分子结构如下:

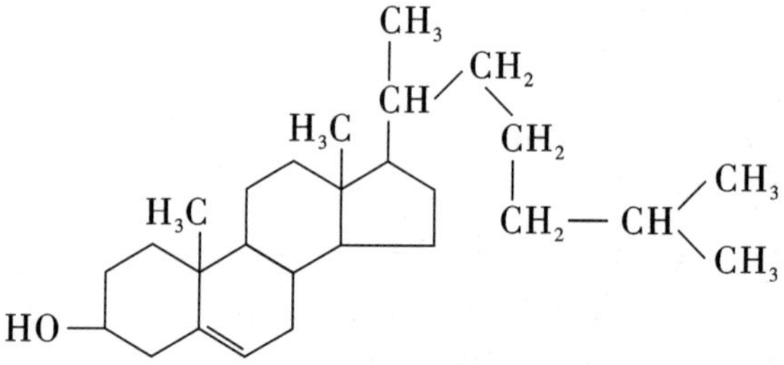

胆固醇

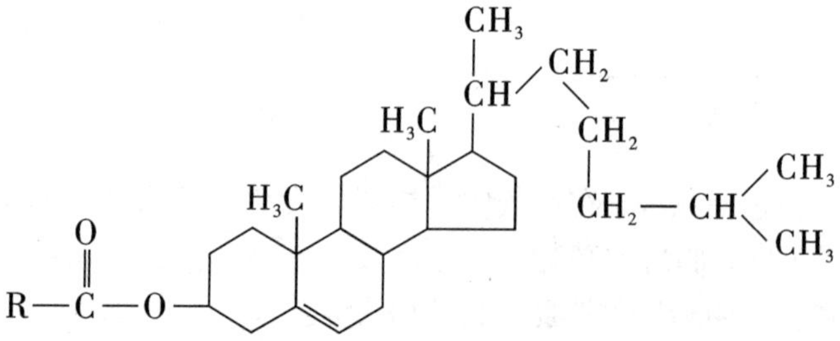

胆固醇酯

胆固醇大多以脂肪酸酯的形式广泛存在于动物的血液、脊髓、脑组织和神经组织中,鸡蛋的蛋黄中含量较高。它是生物膜的重要组成,在体内还能转变成维生素 D_3、类固醇激素、胆汁酸等重要物质。

(2)胆汁酸(胆甾酸)

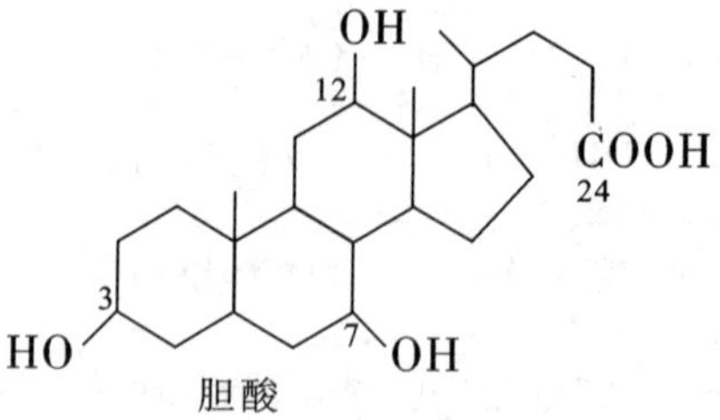

胆酸

胆汁酸是由胆固醇在肝细胞中转变而成,然后分泌到胆汁中,以胆汁酸的钾(或钠)盐形式存在,称为胆汁酸盐。胆汁酸具有乳化作用,能促进肠道中脂类的消化吸收。

（3）类固醇（甾类）激素　激素是一类能调节组织细胞代谢活动的生物活性物质，按其性质可分为含氮类激素和类固醇激素两大类。类固醇激素的基本结构中也含有甾体化合物母核。性激素和肾上腺皮质激素都属于类固醇激素。

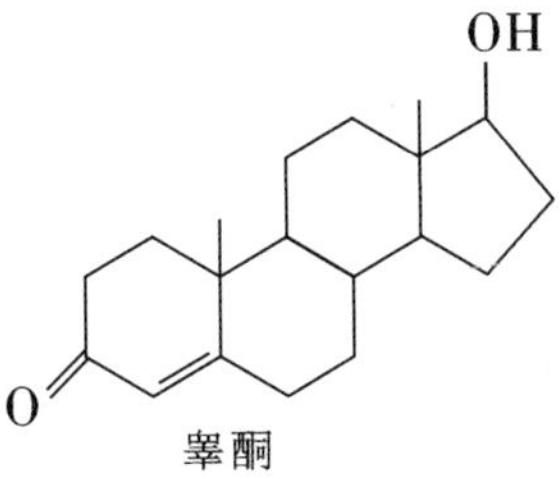

睾酮 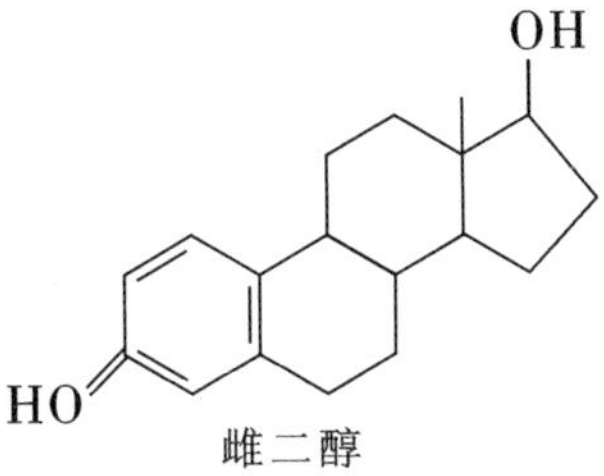　　　　　　　　雌二醇 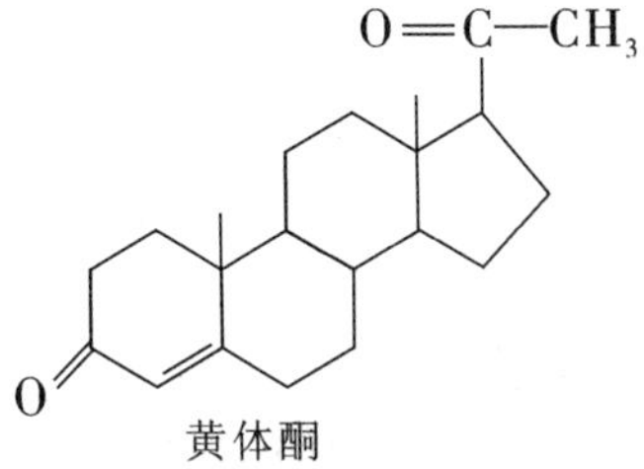　　　　　　　　黄体酮

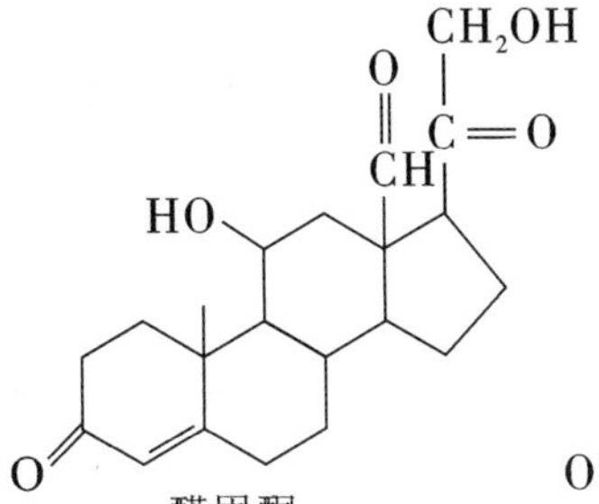

醛固酮 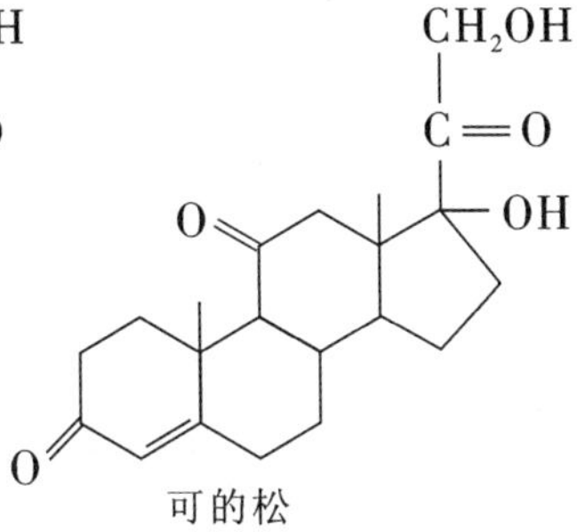　　　　　　　可的松 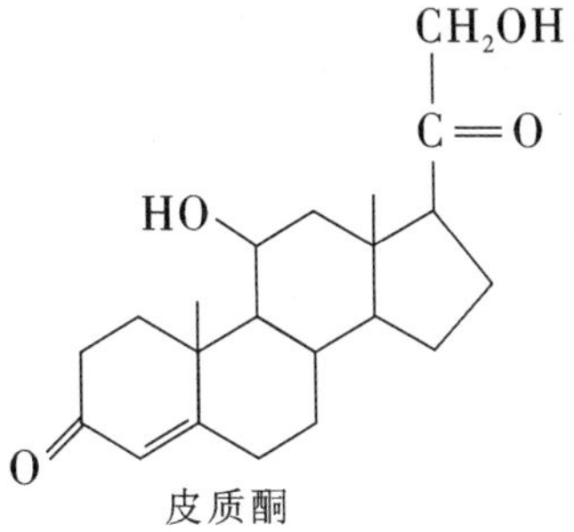　　　　　　　　皮质酮

小　结

酯属于羧酸的衍生物，是由羧酸和醇分子间脱水生成的化合物。

命名时称为"某酸某酯"。酯的主要化学性质是发生水解反应。

油脂是油和脂肪的总称。油脂在结构上可看成是高级脂肪酸和甘油所生成的酯。油脂的通式如下：

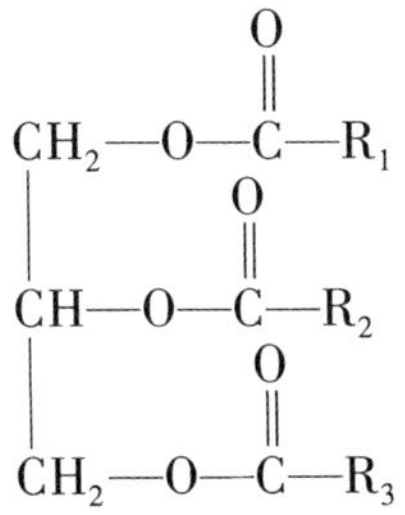

$$
\begin{array}{l}
CH_2-O-\overset{\displaystyle O}{\overset{\|}{C}}-R_1 \\
CH-O-\overset{\displaystyle O}{\overset{\|}{C}}-R_2 \\
CH_2-O-\overset{\displaystyle O}{\overset{\|}{C}}-R_3
\end{array}
$$

油脂的主要化学性质是发生水解反应、加成反应和酸败等。油脂在碱性条件下的水解称为皂化反应。油脂与氢的加成又称为油脂的硬化，硬化后的油脂转变为固态，有利于储存和运输。

类脂是指在结构或性质上类似油脂的化合物。重要的类脂有磷脂、甾体化合物等。

（刘捷频）

习　题

一、填空题

1.酯属于_____，可看作_____和_____发生分子间脱水而成的产物。

2.酯的重要化学性质是发生_____反应，生成_____和_____。因此该反应是_____反应的逆反应。

3.油脂是_____和_____的总称，常将常温下呈液态的称为_____，一般来源于植物;将常温下呈固态的称为_____，一般来源于动物。

4.油脂在结构上可看作由_____和_____所生成的酯。

5.多数脂肪酸在体内可以合成，但_____、_____和_____等少数脂肪酸在人体内不能合成，而营养上又是必不可少的，必须由_____供给，称为_____。

6.油脂在碱性条件下的水解反应称为_____反应。

7.油脂的氢化又称为油脂的_____。经过此反应，油脂一般由_____变为_____，便于贮存和运输。

8.类脂是存在于生物体内，性质_____的一类化合物。重要的类脂有_____、糖脂和_____等。

9.甾体化合物分子中均含有一个_____的基本骨架。

二、命名或写出结构式

1. $H-\overset{\displaystyle O}{\overset{\|}{C}}-O-CH_2CH_2CH_3$

2. 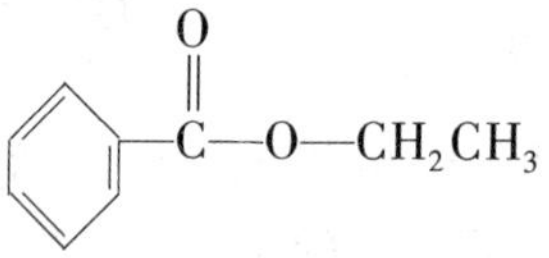 $C_6H_5-\overset{\displaystyle O}{\overset{\|}{C}}-O-CH_2CH_3$

3. $C_6H_5-CH_2-O-\overset{\displaystyle O}{\overset{\|}{C}}H$

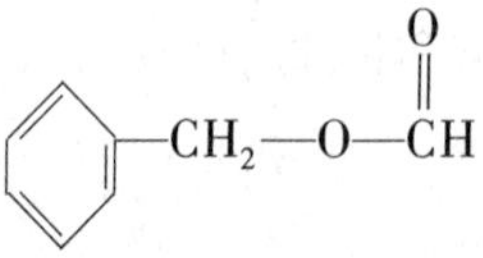

4. 油脂(通式)

三、名词解释

1.营养必需脂肪酸　　2.油脂的酸败

第十五章

氨基酸和蛋白质

蛋白质是生物体的重要组成成分,是生命的物质基础,各种生命现象都离不开蛋白质。人体内有 10 万多种蛋白质,不同的蛋白质具有不同的结构和功能。氨基酸是蛋白质的基本组成单位,因此应首先要了解氨基酸的结构和性质,才能更好地理解蛋白质的结构、性质和功能。

第一节　氨基酸

一、氨基酸的结构与分类

氨基酸属于取代羧酸,是指羧酸分子中烃基上的氢原子被氨基取代后的化合物。

（一）氨基酸的结构特点

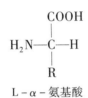

L - α - 氨基酸

组成蛋白质的氨基酸有 20 种,这些氨基酸在结构上有以下特点:

（1）α - 碳原子上都连接着氨基,所以称为 α - 氨基酸。

（2）α - 碳原子为手性碳原子(除甘氨酸外),因而有 L 型和 D 型两种异构体,构成人体蛋白质的氨基酸都属于 L 型 α - 氨基酸。

（3）从氨基酸的通式可看出,各种氨基酸只有 R 侧链不同,其余部分是相同的(除脯氨酸外)。

（4）脯氨酸的结构与通式不相符,它是一种亚氨基酸。

（二）氨基酸的分类

（1）根据氨基酸 R 侧链基团的种类不同,可将氨基酸分为脂肪族氨基酸、芳香族氨基酸(包括苯丙氨酸、酪氨酸和色氨酸)、杂环氨基酸(包括脯氨酸、色氨酸和组氨酸)。

（2）根据氨基酸 R 侧链的酸碱性,可将氨基酸分为中性氨基酸(表 15 - 1 中第 1 ~ 15 位氨基酸)、酸性氨基酸(表 15 - 1 中第 16 ~ 17 位氨基酸)、碱性氨基酸(表 15 - 1 中第 18 ~ 20 位氨基酸)。

二、氨基酸的两性电离和等电点

因为氨基酸分子中有酸性的羧基,也有碱性的氨基,所以氨基酸是两性化合物,能进行酸式电离和碱式电离。氨基酸分子中的—COOH 和—NH_2 可分别与碱和酸作用生成盐。还可以是同一个氨基酸分子中的—COOH 和—NH_2 相互作用生成分子内盐,从而使氨基酸分子成为既带正电荷又带负电荷的两性离子。

表 15 – 1 氨基酸分类表

氨基酸名称	简写符号	结 构 式		等电点(pI)
		侧 链 R 基 团	共 同 部 分	
1. 甘氨酸	甘,Gly,G	H—	CH—COOH ｜ NH₂	5.97
2. 丙氨酸	丙,Ala,A	CH₃—	CH—COOH ｜ NH₂	6.02
3. 缬氨酸	缬,Val,V	CH₃—CH— ｜ CH₃	CH—COOH ｜ NH₂	5.96
4. 亮氨酸	亮,Leu,L	CH₃—CH—CH₂— ｜ CH₃	CH—COOH ｜ NH₂	5.98
5. 异亮氨酸	异,Ile,I	CH₃—CH₂—CH— ｜ CH₃	CH—COOH ｜ NH₂	6.02
6. 苯丙氨酸	苯,Phe,F	苯基—CH₂—	CH—COOH ｜ NH₂	5.48
7. 脯氨酸	脯,ro,P	CH₂— H₂C CH₂—NH 为亚氨基	CH—COOH	6.30
8. 色氨酸	色,Trp,W	吲哚基—C—CH₂— N H	CH—COOH ｜ NH₂	5.89
9. 蛋氨酸	蛋,Met,M	CH₃—S—CH₂—CH₂—	CH—COOH ｜ NH₂	5.74
10. 丝氨酸	丝,Ser,S	HO—CH₂—	CH—COOH ｜ NH₂	5.68
11. 苏氨酸	苏,Thr,T	CH₃—CH— ｜ OH	CH—COOH ｜ NH₂	5.60
12. 酪氨酸	酪,Tyr,Y	HO—苯基—CH₂—	CH—COOH ｜ NH₂	5.66
13. 半胱氨酸	半,Cys,C	HS—CH₂—	CH—COOH ｜ NH₂	5.07
14. 天冬酰胺	天胺,Asn,N	H_2N—C—CH₂— ‖ O	CH—COOH ｜ NH₂	5.41

续上表

氨基酸名称	简写符号	结　构　式		等电点(pI)
		侧链R基团	共同部分	
15. 谷氨酰胺	谷胺, Gln, Q	$H_2N—\overset{\overset{\displaystyle}{\|\|}}{\underset{O}{C}}—CH_2—CH_2—$	$\overset{\displaystyle CH—COOH}{\underset{NH_2}{\|}}$	5.65
16. 谷氨酸	谷, Glu, E	$HOOC—CH_2—CH_2—$	$\overset{\displaystyle CH—COOH}{\underset{NH_2}{\|}}$	3.22
17. 天冬氨酸	天, Asp, D	$HOOC—CH_2—$	$\overset{\displaystyle CH—COOH}{\underset{NH_2}{\|}}$	2.77
18. 赖氨酸	赖, Lys, K	$H_2N—CH_2—CH_2—CH_2—CH_2—$	$\overset{\displaystyle CH—COOH}{\underset{NH_2}{\|}}$	9.74
19. 精氨酸	精, Arg, R	$H_2N—\overset{\overset{\displaystyle}{\|\|}}{\underset{NH}{C}}—NH—CH_2—CH_2—CH_2—$	$\overset{\displaystyle CH—COOH}{\underset{NH_2}{\|}}$	10.67
20. 组氨酸	组, His, H	$CH\!=\!C—CH_2—$ 咪唑环	$\overset{\displaystyle CH—COOH}{\underset{NH_2}{\|}}$	7.59

酸式电离：
$$R—\underset{NH_2}{\overset{\|}{CH}}—COOH \rightleftharpoons R—\underset{NH_2}{\overset{\|}{CH}}—COO^- + H^+$$

碱式电离：
$$R—\underset{NH_2}{\overset{\|}{CH}}—COOH + H_2O \rightleftharpoons R—\underset{NH_3^+}{\overset{\|}{CH}}—COOH + OH^-$$

与酸作用生成盐：
$$CH_2—COOH \atop {\underset{NH_2}{\|}} + HCl \longrightarrow CH_2—COOH \atop {\underset{NH_3^+Cl^-}{\|}}$$

与碱作用生成盐：
$$CH_2—COOH \atop {\underset{NH_2}{\|}} + NaOH \longrightarrow CH_2—COONa \atop {\underset{NH_2}{\|}} + H_2O$$

生成分子内盐：
$$R—\underset{NH_2}{\overset{\|}{CH}}—COOH \rightleftharpoons R—\underset{NH_3^+}{\overset{\|}{CH}}—COO^-$$

　　氨基酸是两性电解质，在水溶液中进行电离，既能进行酸式电离成为阴离子，也能进行碱式电离成为阳离子。其水溶液所带电荷状态与溶液的 pH 值有关。将氨基酸溶液酸化可抑制酸式电离，有利于碱式电离；将氨基酸溶液碱化则抑制碱式电离，有利于酸式电离。当氨基酸溶液处于某一 pH 值时，氨基酸的酸式电离程度与碱式电离程度相等，同一氨基酸分子所带正、负电荷相等成为两性离子，净电荷为零，此时溶液的 pH 值称为这种氨基酸的等电点，等电点用 pI 表示。

$$R-\underset{\underset{NH_2}{|}}{CH}-COO^- \underset{OH^-}{\overset{H^+}{\rightleftharpoons}} R-\underset{\underset{NH_3^+}{|}}{CH}-COO^- \underset{OH^-}{\overset{H^+}{\rightleftharpoons}} R-\underset{\underset{NH_3^+}{|}}{CH}-COOH$$

　　　　（阴离子）　　　　　　（两性离子）　　　　　　（阳离子）

　　溶液 pH > 等电点　　　溶液 pH = 等电点　　　溶液 pH < 等电点

不同的氨基酸其化学组成不相同，因而等电点也不同。碱性氨基酸的等电点都大于7；因为羧基的电离程度常大于氨基的电离程度，中性氨基酸的等电点稍小于7，在 5.07~6.30 之间；酸性氨基酸有两个羧基，其等电点则更小（表 15-1）。

第二节　蛋白质

氨基酸是蛋白质的基本组成单位，因而组成蛋白质的主要元素是碳、氢、氧、氮，此外有些蛋白质还含有少量的硫、磷、铜、铁、锌、钴、锰、钼、碘等。各种蛋白质的含氮量都比较接近，平均为16%，这是蛋白质组成元素的重要特点。由此可得出 100/16 = 6.25，即每克氮相当于含有 6.25g 蛋白质。因为生物体内的氮主要为蛋白质所含有，所以要测定生物样品中的蛋白质含量，只要测定其含氮量就可计算出蛋白质含量。计算公式为：

　　　　生物样品蛋白质含量（g%）= 每克样品中含氮量（g）× 6.25 × 100

氨基酸作为蛋白质的基本组成单位，首先由许多氨基酸按一定顺序排列形成多肽链，多肽链再折叠、盘曲成具有特定空间结构和功能的蛋白质。

一、肽的概念

一个氨基酸分子的 α-羧基与另一个氨基酸分子的 α-氨基脱水形成的酰胺键称为肽键。氨基酸之间以肽键连接所形成的化合物称为肽。

两个氨基酸通过肽键连接构成的肽称为二肽，3 个氨基酸构成的肽称为三肽，依此可形成四肽、五肽、六肽等等。一般认为 10 个以内的氨基酸构成的肽称为寡肽，10 以上氨基酸构成的肽称为多肽，多肽呈链状，故称多肽链。

氨基酸之间脱水形成肽键，使得多肽链中各个氨基酸的结构已不完整，因此，将多肽链中的氨基酸称为氨基酸残基。多肽链有两个末端，一端有游离的氨基，称为氨基末端或 N-末端；另一端有游离的羧基，称为羧基末端或 C-末端。书写时，一般把 N-末端写在左边，C-末端写在右边。多肽链中氨基酸排列顺序从 N-末端向 C-末端方向编号。

二、蛋白质分子结构

（一）蛋白质的一级结构

蛋白质多肽链中氨基酸的排列顺序称为蛋白质的一级结构。肽键是蛋白质一级结构中的主要化学键，也是蛋白质分子中的主键。构成人体蛋白质的氨基酸虽然只有 20 种，但它们可按不同的数量、不同的比例及不同的排列顺序形成数以万计的功能各异的蛋白质分子。

最先被测知一级结构的蛋白质分子是胰岛素。胰岛素是由两条多肽链构成的，分别称为 A 链和 B 链，A 链由 21 个氨基酸残基组成，B 链由 30 个氨基酸残基组成，两链之间通过 2 个二硫键连接。

A链： H₂N-甘-异-缬-谷-谷酰-半-半-苏-丝-异-半-丝-亮-酪-谷酰-亮-谷-天冬酰-酪-半-天冬酰-COOH

B链： H₂N-苯-缬-天冬酰-谷酰-组-亮-半-甘-丝-组-亮-缬-谷-丙-亮-酪-亮-缬-半-甘-谷-精-甘-苯-苯-酪-苏-脯-赖-苏-COOH

（二）蛋白质的空间结构

根据多肽链折叠盘曲的复杂程度及涉及范围，将蛋白质空间结构分为二级结构、三级结构和四级结构。蛋白质空间结构也称蛋白质构象。

1. 蛋白质的二级结构 蛋白质二级结构是指多肽链主链原子的局部空间排列，不涉及各个氨基酸残基侧链的构象。其结构形式主要有 α-螺旋、β-折叠（又称β-片层），此外还有 β-转角和无规卷曲。

（1）α-螺旋 多肽链主链呈有规律的螺旋式盘曲，每 3.6 个氨基酸残基盘曲一圈，螺旋圈上下相邻的原子可形成氢键以维持螺旋结构的稳定（图 15-1）。

（2）β-折叠 多肽链来回折叠形成较为伸展的锯齿状结构，两段以上的β-折叠结构可平行排列，并通过两链间的氢键维持其稳定（图 15-2）。

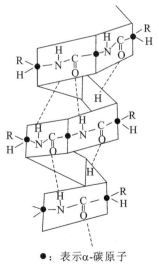

●：表示α-碳原子

图 15-1 α-螺旋示意图

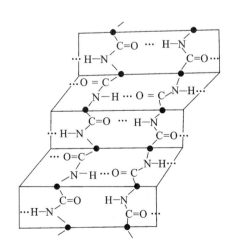

图 15-2 β-折叠示意图

2. 蛋白质的三级结构　蛋白质三级结构是指多肽链主链及侧链上所有原子的空间排列情况。由于多肽链侧链基团的相互作用，从而使具有二级结构的多肽链进一步卷曲成球形或椭圆球形结构(图 15-3)。形成三级结构时，蛋白质分子中的亲水基团大多分布在分子表面，而疏水基团则包埋在分子内部，从而使蛋白质分子具有亲水性质。R 侧链上基团相互作用形成的各种次级键(副键)是维持三级结构稳定的因素，如疏水作用、氢键、离子键及范德华力等，其中最重要的是疏水作用。有些蛋白质分子由一条多肽链构成，那么它必须具备三级结构才能表现出生物活性。

3. 蛋白质的四级结构　在由两条或两条以上的多肽链构成的蛋白质分子中，每条具有独立三级结构的多肽链称为一个亚基。蛋白质分子中各个亚基之间通过非共价键缔合而成的空间构象称为蛋白质的四级结构(图 15-4)。连接各亚基的非共价键主要是氢键和离子键。一个蛋白质分子中的亚基可以相同，也可以不同。由 2 个亚基构成的蛋白质称为二聚体，由 4 个亚基构成的蛋白质则称为四聚体。如血红蛋白就是由 2 个 α 亚基和 2 个 β 亚基($\alpha_2\beta_2$)构成的四聚体。

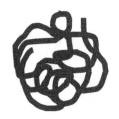

图 15-3　蛋白质三级结构示意图

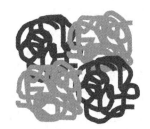

图 15-4　蛋白质四级结构示意图

三、蛋白质结构与功能的关系

(一)蛋白质一级结构与功能的关系

不同的蛋白质具有不同的功能，是因为它们各自的空间结构不同，而不同的空间结构又是由其一级结构所决定的。因此，蛋白质一级结构是蛋白质特定的空间结构和功能的基础。一级结构不同的蛋白质或多肽，其空间结构和功能也不相同；而一级结构相似的蛋白质或多肽，其空间结构和功能也相似。如由神经垂体释放的抗利尿激素(也称血管升压素)和催产素，化学结构上均为九肽，在氨基酸的组成及排列顺序上很接近，只有 2 个氨基酸残基的区别(图 15-5)，因而它们的功能就有相似之处。抗利尿激素的主要生理功能是促进肾远曲小管和集合管对水的重吸收，使尿量减少(抗利尿)，但也有微弱的催产素样作用；催产素的主要生理功能是促进乳汁的排出和刺激子宫肌的收缩，但也有微弱的抗利尿作用。

蛋白质一级结构的改变，也会引起蛋白质空间结构及功能的改变，甚至会导致疾病。如镰刀形红细胞贫血就是由于血红蛋白 β 链一级结构异常所造成的。血红蛋白 β 链由 146 个氨基酸组成，第 6 位正常为谷氨酸，而这种病人血红蛋白 β 链的第 6 位氨基酸是缬氨酸(基因异常所致，详见第二十二章)，仅 1 个氨基酸的不同就造成血红蛋白结构及功能上的异常。当氧分压降低时，这种异常的血红蛋白极易聚集成纤维状，使红细胞内渗透压降低，引起细胞脱水萎陷成镰刀形。这种形状的红细胞运氧能力降低并脆性增加易于被破坏而造成贫血。

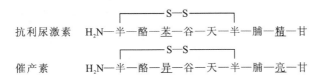

图 15 – 5 抗利尿激素与催产素一级结构的比较

（二）蛋白质空间结构与功能的关系

蛋白质空间结构是其功能的基础，空间结构改变就会引起其功能的改变，空间结构完全被破坏则导致功能的丧失。比如，由 124 个氨基酸组成的单链蛋白质核糖核酸酶，其空间结构的维持主要靠分子中的 4 个二硫键和许多氢键，它的催化功能就依赖于这种特定空间结构的稳定。如果在核糖核酸酶的溶液中加入 β 巯基乙醇，使分子中二硫键还原而断裂，并加入尿素破坏分子中的氢键，结果使该酶的空间结构不能维持而丧失催化功能。如果再用透析法去除溶液中的 β 巯基乙醇和尿素，并使分子中的巯基缓慢、温和地氧化，重新形成二硫键，酶的空间结构则得以恢复，催化功能也逐渐恢复（图 15 – 6）。

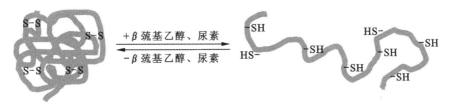

图 15 – 6 核糖核酸酶结构与功能关系示意图

四、蛋白质的理化性质

（一）蛋白质的两性电离和等电点

蛋白质是由氨基酸组成的，虽然蛋白质分子中氨基酸的 α - 氨基和 α - 羧基大多已脱水形成肽键，不再电离，但在多肽链的两端仍有游离的氨基和羧基可以电离，并且酸性氨基酸、碱性氨基酸侧链上的酸碱性基团也可电离，因此蛋白质和氨基酸一样，能进行两性电离，是两性电解质。在酸性溶液中，促使氨基电离使蛋白质分子带正电荷成为阳离子；在碱性溶液中，促使羧基电离使蛋白质分子带负电荷成为阴离子。当蛋白质溶液处于某一 pH 值时，蛋白质分子所带正、负电荷相等成为两性离子，净电荷为零，此时溶液的 pH 值称为这种蛋白质的等电点（pI）。不同的蛋白质等电点是不相同的，含酸性基团较多的蛋白质等电点偏低，含碱性基团较多的蛋白质等电点偏高。人体内的蛋白质等电点大多在 5.0 左右，因此在 pH 值 7.4 的体液中以阴离子形式存在。

$$
\begin{array}{ccc}
\overset{\displaystyle NH_3^+}{\underset{\displaystyle COOH}{P}} & \underset{\displaystyle H^+}{\overset{\displaystyle OH^-}{\rightleftharpoons}} & \overset{\displaystyle NH_3^+}{\underset{\displaystyle COO^-}{P}} & \underset{\displaystyle H^+}{\overset{\displaystyle OH^-}{\rightleftharpoons}} & \overset{\displaystyle NH_2}{\underset{\displaystyle COO^-}{P}}
\end{array}
$$

蛋白质正离子	蛋白质兼性离子	蛋白负离子
pH < pI	pH = pI	pH > pI
向负极移动	停留在原点	向正极移动

带电荷的粒子在电场中移动的现象称为电泳。带正电荷的蛋白质在电场中向负极移动；带负电荷的蛋白质在电场中向正极移动。人的血清中存在多种蛋白质，可通过电泳将它们分离开。电泳分离蛋白质的基本原理是：不同的蛋白质等电点不同，因而在同一 pH 环境中所带电荷的性质及带电荷的多少就不同，如果带相同性质的电荷，带电荷多的移动快，带电荷少的移动慢；此外，不同的蛋白质分子大小、分子形状也不相同，分子小、分子呈球形或分子对称则移动快，分子大、分子呈纤维状或不对称则移动慢。因此血清中各种蛋白质在电场中泳动的速度不同而得以分离。若以醋酸纤维薄膜作为支持物进行蛋白质电泳，在 pH8.6 的环境下，血清蛋白质带负电荷，在电场中向正极移动，电泳后可将血清蛋白质分为 5 条区带，按电泳速度快慢依次为清蛋白、α_1球蛋白、α_2球蛋白、β球蛋白和γ球蛋白（图 15－7）。对血清蛋白质的分离及含量测定，有助于某些疾病的辅助诊断。

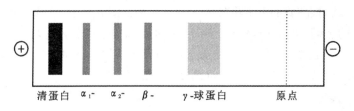

图 15－7 血清蛋白质醋酸纤维薄膜电泳示意图谱

（二）蛋白质的胶体性质

蛋白质是高分子化合物。蛋白质的分子量很大，通常都在 1 万以上，甚至有的达数千万。蛋白质分子直径在 1～100 nm 的范围内，属于胶体粒子。蛋白质溶液为胶体溶液，并且很稳定。使蛋白质溶液稳定的因素有两个：一是蛋白质颗粒表面的水化膜。这是由于蛋白质颗粒表面分布着许多亲水基团，可吸引水分子而形成一层水化膜，蛋白质颗粒之间有水化膜隔离而不至于聚集沉淀。二是蛋白质颗粒表面带有同种电荷。在非等电点 pH 环境下，同种蛋白质表面都带有相同的电荷，由于同种电荷的排斥也防止了蛋白质颗粒的聚集沉淀。如果消除使蛋白质稳定的这两个因素，即破坏颗粒表面的水化膜及中和颗粒表面的电荷，就能使蛋白质从溶液中沉淀析出。

蛋白质分子颗粒很大，不能透过半透膜。因此可用不同孔径的半透膜（制成透析袋）来分离蛋白质，将蛋白质与其他小分子化合物分开，这种方法称为透析。人体内的细胞膜、毛细血管壁、肾小球基膜等都属于半透膜。这有助于体内的各种蛋白质依其功能的不同而有规律地分布在血管内外及细胞内外。肾小球基膜可阻止血液中大分子蛋白质的滤过，因而蛋白质不会随尿排出，患肾炎时，由于基膜的损伤，尿中可出现大量蛋白质。

（三）蛋白质的变性作用

蛋白质在某些物理及化学因素的作用下，空间结构被破坏，从而导致其理化性质改变和生物活性丧失，这种现象称为蛋白质变性。引起蛋白质变性的物理因素有高温、高压、紫外线照射、震荡、超声波等；化学因素有强酸、强碱、重金属盐、有机溶剂等。这些理化因素破坏了维持蛋白质空间结构的次级键而导致蛋白质变性，但没有肽键的断裂，蛋白质一级结构不发生改变。蛋白质变性后表现为溶解度降低、易被蛋白酶水解及生物活性丧失。

蛋白质变性在临床上及人类生活中应用很广泛：如高温、高压、酒精、紫外线可消毒灭菌；误服重金属盐如醋酸铅、氯化汞等中毒者，可口服牛奶或生蛋清，在肠道中重金属离子与这些蛋白质生成变性的不溶物，以减缓重金属离子的吸收；活性蛋白质制剂如酶、疫苗等放在冰箱里低温保存，可以防止其变性失活；蛋白质变性后肽键充分暴露，易被蛋白酶水解，因此煮熟的蛋白质容易消化吸收。

第三节　酶

酶是由活细胞产生的，能作用于其特异底物，发挥高度催化效率的蛋白质。在体外，我们要合成或分解某些有机物，必须在高温或强酸、强碱等剧烈条件下进行。然而在生物体内，条件虽然十分温和，但许多复杂的化学反应却进行得十分顺利和迅速，就是由于生物体内存在具有高度催化效率的酶。体内的物质代谢过程是由一系列连续的化学反应组成的，称之为生物化学反应，而这些生物化学反应几乎都是在酶的催化下完成的，任何一种酶的质或量的异常，都会导致不同程度的物质代谢障碍，甚至引起疾病。由此可见，酶在生命活动中占有极其重要的地位。近年来又发现了一类新的催化剂，其化学本质是 RNA 或 DNA，分别称为核酶或脱氧核酶，底物是核酸。

酶所催化的反应称为酶促反应；被酶催化的物质称为底物；酶所具有的催化能力称为酶活性；酶失去催化能力称为酶失活。

一、酶作用的特点

酶是生物催化剂，有一般催化剂的共性，如：少量催化剂就能发挥较大的催化作用，并且其自身在反应前后不发生改变；催化机理都是降低化学反应的活化能；对可逆反应，催化剂不能改变反应的平衡点，只能缩短达到平衡的时间，等等。但酶是由活细胞产生的高分子化合物，它还具有与一般催化剂不同的特点：高度催化效率，高度特异性，高度不稳定性及酶活性的可调节性。

（一）高度催化效率

催化剂和酶都能加快化学反应速度，这是由于降低了反应的活化能，使反应沿着活化能阈较低的途径进行。而酶比一般催化剂有更高的催化效率。一般来说，酶促反应速度比一般催化剂所催化的反应速度高 $10^7 \sim 10^{13}$ 倍。这是因为酶能更大幅度地降低活化能，使反应速度更快。例如，过氧化氢酶对 H_2O_2 的分解速度比 Fe^{2+} 的催化速度快 10^9 倍。

（二）高度特异性

一般催化剂对其所催化的物质没有专门的要求，即一种催化剂可催化不同类型的多种物质反应。如盐酸可催化蛋白质水解，可催化脂肪水解，还可催化淀粉水解。而酶却不同，一种酶只能作用于一种底物或一类化合物，作用范围比较局限，对所作用的物质有选择性。如蛋白酶只能使蛋白质水解，对脂肪和淀粉不起作用；脂肪酶只能催化脂肪水解，也不能催化蛋白质和淀粉。酶对其作用的底物有严格的选择性并能产生一定的产物，酶的这种特性称为酶的特异性或专一性。根据酶对底物选择的严格程度不同，可将酶的特异性分为三种。

1. 绝对特异性　一种酶只能对一种底物起催化作用，或者只能催化一种化学反应，这种酶对底物的严格选择性称为酶的绝对特异性。例如脲酶只能催化尿素水解成 NH_3 和 CO_2，而不能催化与尿素结构非常相似的甲基尿素水解。

$$H_2N\!-\!\overset{\overset{\displaystyle O}{\|}}{C}\!-\!NH_2 \;+\;H_2O\xrightarrow{\;脲酶\;}2NH_3+CO_2$$

2. 相对特异性　一种酶能作用于一类化合物或一种化学键，这种酶对底物不太严格的选择性称为相对特异性。这类酶较多，如酯酶能作用于酯类化合物中由不同的有机酸和醇形成的酯键；蛋白酶或肽酶能水解蛋白质或多肽中由不同的氨基酸组成的多种肽键。

3. 立体异构特异性　有些底物具有立体异构体，一种酶只能作用于其中的一种异构体，对其他的异构体不起作用，这种现象称为立体异构特异性。如 L - 乳酸脱氢酶只能催化 L - 乳酸脱氢生成丙酮酸，而对 D - 乳酸却无催化作用。

（三）高度不稳定性

酶的化学本质是蛋白质。酶的活性依赖于酶分子特定的空间结构。高温、紫外线、剧烈震荡、重金属盐、强酸、强碱、有机溶剂等能使蛋白质变性的理化因素，都可导致酶的失活。因此，临床上进行酶活性测定及保存酶制剂时要避免这些因素的影响。

（四）酶活性的可调节性

体内酶的活性可受到多种因素的调节，如代谢物对酶的反馈调节，酶本身的变构与修饰，酶原的激活，神经激素对酶的调节等。通过对酶活性的调节，进而调节机体的物质代谢速度，以满足机体在不同生理状况下的需要。

二、酶的分子组成及结构

（一）酶的分子组成

依酶的分子组成不同可将体内酶分为单纯酶和结合酶两类。

1. 单纯酶　单纯酶类，本质为单纯蛋白质，全部由氨基酸组成。单纯酶的催化活性仅由蛋白质的结构所决定。脲酶及消化道中的水解酶如蛋白酶、淀粉酶、脂肪酶等均属于此类酶。

2. 结合酶　结合酶类是由蛋白质部分（又称酶蛋白）和非蛋白部分（又称辅助因子）组成，其催化活性是由这两部分共同决定的。单独的酶蛋白或单独的辅助因子均无活性，只有当两者结合在一起构成全酶才有催化活性。

$$全酶\begin{cases}酶蛋白\\[4pt]辅助因子\begin{cases}辅酶\\辅基\end{cases}\end{cases}$$

结合酶的辅助因子可以是金属离子，如 Mg^{2+}、K^+、Fe^{2+}、Zn^{2+}、Cu^{2+} 等，也可以是小分子有机物，如 B 族维生素。根据辅助因子与酶蛋白结合的紧密程度不同，可将辅助因子分为辅酶与辅基两类。与酶蛋白结合疏松的称为辅酶，如 NAD^+（尼克酰胺腺嘌呤二核苷酸）、$NADP^+$（尼克酰胺腺嘌呤二核苷酸磷酸）；与酶蛋白结合紧密的称为辅基，如 FAD（黄素腺嘌呤二核苷酸）、FMN（黄素单核苷酸）。酶蛋白和辅助因子在酶促反应中的作用是不同的。酶蛋白部分决定酶的特异性，即酶蛋白的结构决定了它所结合的底物类型；辅助因子决定酶催化的反应类型，因为辅助因子在酶促反应中起着传递电子、原子或某些化学基团的作用，如辅基 FAD 的作用是传递氢原子，FAD 参与构成的酶其催化反应类型是递氢反应。

一种酶蛋白只能与一种辅助因子结合成一种特异的酶；而一种辅助因子则可与不同的酶

蛋白构成多种特异的酶。体内酶的种类很多，而辅助因子的种类却是有限的。如乳酸脱氢酶的辅酶是 NAD^+，琥珀酸脱氢酶的辅基是 FAD。此外，NAD^+ 也是苹果酸脱氢酶、3-磷酸甘油醛脱氢酶的辅酶，FAD 还是脂肪酰辅酶 A 脱氢酶的辅基。

（二）酶的活性中心

在酶分子中，与酶活性密切相关的化学基团称为酶的必需基团。常见的必需基团有丝氨酸残基上的羟基、半胱氨酸残基上的巯基、谷氨酸残基上的 γ-羧基、组氨酸残基上的咪唑基等。这些必需基团随着酶蛋白空间结构的形成彼此靠近，集中在一起形成具有一定空间构象的区域，该区域能与特异的底物结合，并将底物转变成产物。这个空间区域就称为酶的活性中心。对于结合酶来说，辅酶或辅基也参与活性中心的构成。活性中心是酶发挥催化作用的关键部位，当酶受到某些理化因素作用，使其空间结构遭到破坏时，酶的活性中心也被破坏，酶的活性便丧失。

酶活性中心的必需基团分为结合基团和催化基团两种。结合基团的作用是与底物相结合，形成酶-底物复合物；催化基团的作用则是影响底物分子中某些键的稳定性，促使底物转变成产物。有些必需基团兼有这两种作用，称为结合兼催化基团。还有些必需基团并不参与活性中心的构成，既没有结合作用，也没有催化作用，但对于维持酶活性中心的空间结构是不可缺少的，这些基团称为活性中心外必需基团（图 15-8）。

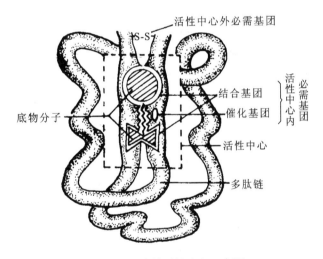

图 15-8 酶的活性中心示意图

（三）酶原

并不是所有的酶分泌出来就有活性。有些酶在细胞内合成或分泌时并没有活性，这种无活性的酶的前身物称为酶原。酶原没有活性是因为还没有形成活性中心或活性中心被其他基团所掩盖没有暴露出来。酶原在一定条件下可转变为有活性的酶，此过程称为酶原激活。酶原激活过程实际上就是酶的活性中心形成或暴露的过程。在这个过程中，酶分子内肽链的一处或多处断裂，释放出一个或几个肽段，使分子构象发生一定程度的改变，形成活性中心成为有活性的酶。

如图 15-9 所示，胰蛋白酶原从胰腺通过胰管排入小肠后，在肠激酶的催化下，其 N 末端第 6 位赖氨酸残基与第 7 位异亮氨酸残基之间的肽键被切断,水解掉一个六肽,分子构象发生改变,必需基团聚集在一起形成活性中心,从而使无活性的胰蛋白酶原转变成具有催化活性的胰蛋白酶。

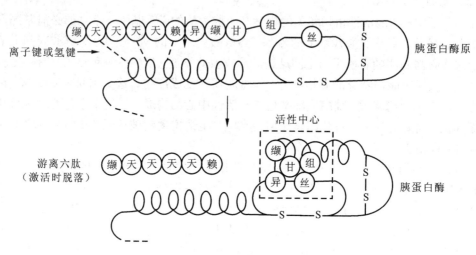

图 15 - 9　胰蛋白酶原的激活示意图

胃蛋白酶、弹性蛋白酶、糜蛋白酶、羧基肽酶等消化道的酶,在初分泌时也都是以酶原的形式存在,后在一定的条件下被激活。

$$胰蛋白酶原 \xrightarrow{肠激酶或胰蛋白酶} 胰蛋白酶 + 六肽$$

$$胃蛋白酶原 \xrightarrow{H^+ 或胃蛋白酶} 胃蛋白酶 + 6 个多肽片段$$

$$弹性蛋白酶原 \xrightarrow{胰蛋白酶} 弹性蛋白酶 + 几个片段$$

$$糜蛋白酶原 \xrightarrow{胰蛋白酶或糜蛋白酶} \alpha - 糜蛋白酶 + 2 个二肽$$

为什么一些酶先以酶原的形式存在,然后再经历激活过程呢?这些酶以酶原形式存在有着重要的生理意义:①蛋白酶以酶原的形式合成和分泌,可避免活性的蛋白酶对分泌细胞的自身消化。例如胰腺分泌的胰蛋白酶原和糜蛋白酶原,需排入肠道内被激活后才具有催化蛋白质水解的活性,从而保证胰腺组织不被破坏。急性胰腺炎的发生,就是由于某些原因使胰蛋白酶原等在胰腺组织中被激活,引起胰腺组织自身消化的结果。②保证酶在特定的部位或特定的情况下发挥作用。如胰蛋白酶发挥作用的场所是肠道,因此胰腺分泌的蛋白酶原到达肠道后才被激活;正常情况下,血液中的凝血酶大多以酶原的形式存在,当组织损伤血管破裂时凝血酶原被大量激活,从而促进血液凝固,防止大量出血。

(四)同工酶

同工酶是指催化的化学反应相同,但酶蛋白的分子结构、理化性质、免疫学性质乃至对底物的亲和力均不相同的一组酶。现已发现几百种酶都有同工酶,如乳酸脱氢酶、6 - 磷酸葡萄糖脱氢酶、碱性磷酸酶、酸性磷酸酶等。研究较多的是乳酸脱氢酶(LDH)。LDH 是由四个亚基组成的四聚体,其亚基有 H 亚基(心肌型亚基)和 M 亚基(骨骼肌型亚基)两种类型,这两种亚基按不同比例可组成五种同工酶,即 $LDH_1(H_4)$、$LDH_2(H_3M)$、$LDH_3(H_2M_2)$、

$LDH_4(HM_3)$、$LDH_5(M_4)$（图 15 – 10）。由于它们的分子结构不同，在电场中泳动速度就不同，可通过电泳将这五种同工酶分离。

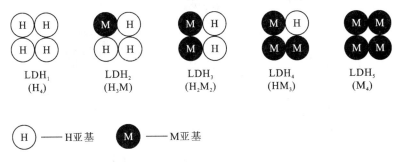

$$LDH_1 \quad LDH_2 \quad LDH_3 \quad LDH_4 \quad LDH_5$$
$$(H_4) \quad (H_3M) \quad (H_2M_2) \quad (HM_3) \quad (M_4)$$

H —— H亚基　　M —— M亚基

图 15 – 10　乳酸脱氢酶同工酶亚基组成示意图

5 种 LDH 同工酶在各组织器官中的分布和含量是不相同的：心肌中以 LDH_1 活性最高；肝和骨骼肌中以 LDH_5 活性最高。这种不同的分布与不同组织器官的代谢特征是相适应的：心肌中 LDH_1 对乳酸的亲和力大，其主要作用是催化乳酸脱氢生成丙酮酸，再进一步氧化分解供给能量；骨骼肌中 LDH_5 对丙酮酸亲和力大，其主要作用是催化丙酮酸加氢还原成乳酸，有利于骨骼肌的糖酵解过程。

$$
\begin{array}{ccc}
\text{COOH} & & \text{COOH} \\
| & \text{NADH+H}^+ \quad \text{NAD}^+ & | \\
\text{C}=\text{O} & \xleftrightarrow{\text{乳酸脱氢酶}} & \text{CHOH} \\
| & & | \\
\text{CH}_3 & & \text{CH}_3 \\
\text{丙酮酸} & & \text{乳酸}
\end{array}
$$

同工酶的不同分布也为临床上一些脏器病变的诊断提供了理论依据。例如，患肝病时，血清中 LDH_5 活性升高；心肌梗死、心肌炎时，血清中 LDH_1 活性升高。因此，通过血清中乳酸脱氢酶同工酶的测定及酶谱的分析，可协助医生对这些疾病的的诊断。

三、酶的作用机理

酶具有高度的催化效率是由于酶能大幅度地降低反应的活化能，使反应沿着活化能阈较低的途径进行。酶降低活化能的机理，目前多用中间产物学说来解释：即底物与酶的活性中心结合，形成不稳定的酶–底物复合物（称为中间产物），催化基团使底物分子中的敏感键产生张力、变形、易于断裂，从而在耗能较少的情况下促使底物转变成产物。

中间产物学说可表示为：

$$E + S \Longleftrightarrow ES \longrightarrow E + P$$

底物结构与酶活性中心的构象并不是机械性的互补，即两者结合前并不十分吻合，当底物与酶接近时相互诱导，结构上发生相适应的改变，进而相互结合（图 15 – 11）。这种底物与酶的结合方式称为诱导契合学说。

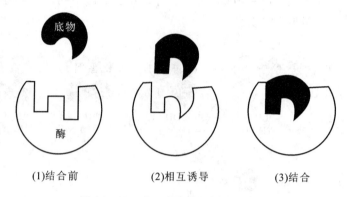

(1)结合前　　　　　(2)相互诱导　　　　　(3)结合

图 15 – 11　酶 – 底物诱导契合示意图

四、影响酶促反应速度的因素

酶是蛋白质，许多因素如环境温度、pH 值、激活剂与抑制剂等都会影响酶的结构或酶的电离状态，从而改变酶的活性及酶促反应速度。

（一）温度对酶促反应速度的影响

和其他化学反应一样，随着温度的升高酶促反应速度加快。但酶是蛋白质，随着温度的升高酶蛋白变性失活的速度也加快，反而使反应速度减慢。在某一温度时，酶促反应速度最快，此温度称为酶的最适温度。人体内大多数酶的最适温度接近于体温，在 35～40℃范围内。当环境温度低于最适温度时，酶促反应速度随温度升高而加快；环境温度高于最适温度时，酶促反应速度随温度升高而减慢；当温度达到 50℃或 60℃以上时，酶的破坏便显著加强，如超过 80℃，大多数酶会不可逆地变性失活（图 15 – 12）。

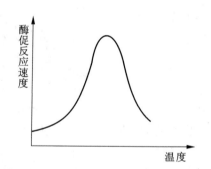

图 15 – 12　温度对酶促反应速度的影响

低温可使酶活性降低，但并不破坏酶的结构，当温度回升后，酶活性又得以恢复。临床上一些酶、活性蛋白质、疫苗等制剂必须放在冰箱中低温保存以保持其活性。低温麻醉也是利用降低体温使体内酶活性降低而减慢细胞代谢速度，以增强病人在手术时对氧和营养物质缺乏的耐受性

（二）pH 值对酶促反应速度的影响

酶促反应介质的 pH 值可影响酶蛋白的电离及带电荷状态，特别是酶活性中心必需基团的电离状态影响着酶与底物的结合。此外，辅助因子及底物的电离状态，也影响酶与底物的结合。当反应介质处于某一 pH 值时，酶与底物的电离状态最适合于它们的相互结合，使酶促反应速度最快，该 pH 值称为酶的最适 pH。由于不同酶的化学组成不同，以及所要求的底物不同，因此体内各种酶的最适 pH 都不相同，多数在中性、弱酸或弱碱性的范围内。但也有例外，如胃蛋白酶的最适 pH 约为 1.8，胰蛋白酶的最适 pH 为 9 左右。当介质的 pH 值高于或低于最适 pH 时，酶活性就会降低，距离最适 pH 越远酶活性则越低，甚至变性失活

（图 15 - 13）。因此，在测定酶活性时应选择适当的缓冲溶液，以保证酶促反应能够在相对恒定的最适 pH 环境下进行。

（三）激活剂对酶促反应速度的影响

凡能使酶活性增强的物质都称为酶的激活剂。这里分为两种情况：一是无活性的酶原经激活剂的作用变成有活性的酶。如肠激酶是胰蛋白酶原的激活剂，盐酸是胃蛋白酶原的激活剂。二是有活性的酶在激活剂的作用下使其活性增强。这类激活剂常为一些无机离子，如 Mg^{2+} 是多种激酶和合成酶的激活剂，Cl^- 是唾液淀粉酶的激活剂。

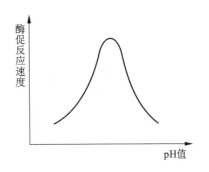

图 15 - 13　pH 值对酶促反应速度的影响

（四）抑制剂对酶促反应速度的影响

凡能降低酶活性而又不引起酶蛋白变性的物质称为酶的抑制剂。根据抑制剂与酶蛋白结合的紧密程度，可分为不可逆性抑制和可逆性抑制。

1. 不可逆性抑制　抑制剂与酶蛋白分子中的必需基团以共价键结合，用透析或超滤的方法不能除去抑制剂，这种抑制作用称为不可逆性抑制。如某些重金属离子（Hg^{2+}、Ag^+、Pb^{2+} 等）及 As^{3+}（如含砷化合物路易斯毒气、砒霜等）能与巯基酶分子中的巯基上的硫共价结合而使酶活性受到抑制。临床上常用二巯基丙醇（BAL）等含巯基的化合物作为解毒剂来恢复酶的活性。

二巯基丙醇

有机磷农药敌敌畏、敌百虫、1059 等能不可逆地与体内胆碱酯酶结合导致机体中毒。这些农药与体内胆碱酯酶活性中心丝氨酸残基上的羟基结合，生成磷酰化羟基酶，从而抑制该酶活性，使乙酰胆碱水解速度减慢，造成乙酰胆碱在体内堆积，出现胆碱使神经兴奋性增强的一系列中毒表现，如流涎、多汗、瞳孔缩小等。临床上可用解磷定、氯磷定等药物解毒，这些药物能与磷酰化羟基酶的磷酰基结合使酶游离出来恢复活性。

有机磷化合物　　　羟基酶　　　失活的酶　　　酸

2. 可逆性抑制　抑制剂与酶蛋白以非共价键结合，用透析或超滤的方法可以除去抑制剂而解除抑制，这种抑制作用称为可逆性抑制。根据抑制剂的结构特点以及与酶结合的部位，可分为竞争性抑制和非竞争性抑制。这里主要介绍竞争性抑制。

当抑制剂的结构与底物结构相似时，抑制剂可与底物竞争同一酶的活性中心，阻碍底物与酶结合，使酶－底物复合物减少，反应速度减慢，这种抑制作用称为竞争性抑制。抑制作用的强弱取决于抑制剂浓度和底物浓度的相对比值，抑制剂浓度增加则抑制作用增强；底物浓度增加则能减弱抑制剂的抑制作用。

竞争性抑制作用可表示为：

$$E + S \rightleftharpoons ES \longrightarrow E + P$$
$$+$$
$$I$$
$$\Updownarrow$$
$$EI$$

E：酶　S：底物　P：产物　I：抑制剂

草酰乙酸、丙二酸的结构与琥珀酸的结构相似，因而是琥珀酸脱氢酶的竞争性抑制剂。

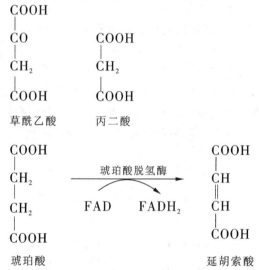

有些药物就是作为酶的竞争性抑制剂来发挥其药理作用的。如磺胺药与对氨基苯甲酸的结构相似，而某些细菌在生长繁殖中要以对氨基苯甲酸、二氢喋呤和谷氨酸为原料，在二氢叶酸合成酶的催化下合成二氢叶酸，二氢叶酸再还原成四氢叶酸。四氢叶酸的作用是参与嘌呤、嘧啶的合成，与核酸的合成密切相关。因此，磺胺药能竞争性抑制二氢叶酸合成酶，使细菌体内二氢叶酸乃至四氢叶酸合成减少，进而影响核酸的合成，抑制细菌的生长繁殖（图15－14）。根据竞争性抑制的特点，磺胺药作为竞争性抑制剂，使用时必须保持药物在血液中的浓度明显高于对氨基苯甲酸的浓度，才能有效地发挥其抑菌作用。

图15－14　磺胺类药物作用机制示意图

另外，一些抗癌药物也是通过竞争性抑制某些酶的活性来阻止肿瘤细胞的分裂增殖。如氟尿嘧啶、甲氨喋呤、巯嘌呤等分别是脱氧胸苷酸合成酶、二氢叶酸还原酶及次黄嘌呤－鸟嘌呤磷酸核糖转移酶的竞争性抑制剂。

五、酶与医学的关系

（一）酶与疾病的关系

酶与生命活动密切相关。体内物质代谢过程就是由一系列酶促反应构成的，如果体内某种酶先天性缺乏或活性改变，都会引起代谢过程障碍甚至导致疾病。

1. 先天性酶缺陷所致疾病　由于遗传的异常造成某种酶基因先天性缺乏。如红细胞6－磷酸葡萄糖脱氢酶缺乏者，吃生蚕豆可引起溶血（称为蚕豆病），吃了某些药物也可引起溶血（称为药物性溶血性贫血）；酪氨酸酶缺乏，使黑色素细胞合成黑色素障碍引起白化病；苯丙氨酸羟化酶缺乏引起体内苯丙酮酸生成增多，导致苯丙酮酸尿症。

2. 酶活性受抑制所致疾病　中毒性疾病多为体内酶活性受抑制所引起的。如有机磷农药抑制胆碱酯酶，重金属离子（如Hg^{2+}、Ag^+、Pb^{2+}）及As^{3+}（如吡霜）抑制巯基酶，氰化物抑制细胞色素C氧化酶，从而出现各种中毒症状。

（二）酶在疾病诊断中的价值

人的血清中存在有多种酶，正常情况下这些酶的活性比较恒定，仅在一个小范围内波动。许多疾病常伴有血清中某些酶活性的改变，测定相关酶的活性，有助于对这些疾病的诊断。如患肝炎时，血清丙氨酸氨基转移酶（ALT）活性升高；心肌炎及心肌梗死时，血清天冬氨酸氨基转移酶（AST）活性升高；急性胰腺炎时，血清淀粉酶活性升高；有机磷农药中毒时，血清胆碱酯酶活性降低；前列腺癌时，血清酸性磷酸酶活性升高；佝偻病、胆道阻塞时，血清碱性磷酸酶活性升高等等。

（三）酶在疾病治疗中的应用

酶在临床上最早用于助消化，随着酶的新用途不断发现，其在疾病治疗中的应用范围也越来越广。如多酶片含有胃蛋白酶、胰蛋白酶等，可用于助消化；糜蛋白酶、胰蛋白酶、木瓜蛋白酶等能使脓液液化，可用于外科清创、净化伤口；尿激酶、纤溶酶用来防治血栓形成等等。

小　结

氨基酸是蛋白质的基本组成单位，有20种，都是L型α－氨基酸。氨基酸分子中有碱性的氨基，又有酸性的羧基，因而是两性电解质，能进行两性电离。氨基酸通过肽键连接所形成的化合物称为肽。多肽链卷曲折叠成特定的空间结构就形成了有特定功能的蛋白质分子。

蛋白质多肽链中氨基酸排列顺序称为蛋白质的一级结构。蛋白质的空间结构包括二级结构、三级结构和四级结构。蛋白质一级结构和空间结构都与蛋白质的功能密切相关，一级结构的改变、空间结构的改变或破坏，都会引起蛋白质功能的改变或丧失。蛋白质和氨基酸一样，也能进行两性电离。当蛋白质所带正、负电荷相等时溶液的 pH 值称为该蛋白质的等电点。环境的 pH 值大于蛋白质的等电点时，这种蛋白质带负电荷；环境的 pH 值小于蛋白质的等电点时，则带正电荷。血清中有许多种蛋白质，都是以阴离子形式存在的。蛋白质溶液是胶体稳定的亲水胶体溶液，使其稳定的因素有两个：一是蛋白质颗粒表面的水化膜；二是蛋白质颗粒表面的同种电荷。氢键、离子键等次级键是维持蛋白质空间结构的作用力，当这些键受到高温、紫外线、强酸、强碱、有机溶剂等多种理化因素作用时可发生断裂，从而使蛋白质空间结构不能维持而破坏，引起蛋白质理化性质改变和生物活性丧失，这种现象称为蛋白质变性。蛋白质变性时一级结构不改变。

　　酶是由活细胞产生的具有催化功能的蛋白质，又称生物催化剂。酶与一般催化剂相比，具有高度催化效率、高度特异性、高度不稳定性及活性可调节性等特点。酶的化学本质是蛋白质。根据酶的化学组成可将酶分为单纯酶和结合酶。结合酶由酶蛋白和辅助因子组成。酶蛋白在酶促反应中的作用是决定酶的特异性；辅助因子在酶促反应中的作用是决定酶促反应的类型。酶起催化作用的关键部位称为活性中心，活性中心是指酶分子中由必需基团构成的具有一定空间构象的区域，这个区域能与底物结合并将其转变成产物。如果酶的空间结构被破坏，必然会导致活性中心的破坏，使酶活性丧失。有些酶刚刚合成及分泌时没有活性，这种无活性的酶的前体称为酶原。酶原在一定条件下可被激活成有活性的酶。这些酶以酶原的形式存在有重要的生理意义。温度、pH值、激活剂及抑制剂等多种因素可影响酶的活性，进而影响酶促反应速度。当某种抑制剂的结构与底物结构相似时，它与这种底物竞争同一酶的活性中心，从而阻碍底物与酶结合，使反应速度减慢，这种抑制称为竞争性抑制作用。磺胺类药能抗菌就是因为它的结构与对氨基苯甲酸结构相似，可作为某些细菌体内二氢叶酸合成酶的竞争性抑制剂，抑制细菌体内二氢叶酸及四氢叶酸的合成，进而抑制细菌的生长繁殖。酶与生命活动密切相关，体内酶的缺乏或酶的质和量的改变都会引起代谢障碍，甚至导致疾病。酶在临床上的疾病诊断和治疗中也起着重要作用。

（余庆皋）

习　题

一、填空题

1.蛋白质的基本组成单位是_____，蛋白质水解的最终产物是_____。

2.氨基酸分子中含有酸性的_____，还含有碱性的_____，所以氨基酸是两性化合物，能进行两性电离。酸性基团电离使氨基酸带_____电荷，碱性基团电离使氨基酸带_____电荷。

3.组成蛋白质的氨基酸中，具有亚氨基的是_____，分子中没有手性碳原子的是_____，分子中有巯基的是_____。

4.蛋白质分子中的主键是_____，维持蛋白质二级结构的键是_____。

5.血清中的蛋白质以_____离子形式存在。

6.使蛋白质溶液稳定的因素有_____和_____。

7.在酶促反应中，决定酶特异性的是_____，决定酶促反应类型的是_____。

8.Hg^{2+}、Ag^+等重金属离子可抑制体内_____酶，解毒剂为_____；有机磷农药可抑制_____酶，解毒剂为_____。

9.磺胺药具有抗菌作用是因为其结构与_____相似，因而能竞争性抑制_____酶。

二、名词解释

1. 蛋白质等电点　　2. 蛋白质变性　　3. 酶　　4. 酶的活性中心　　5. 竞争性抑制

三、问答题

1. 什么是酶原及酶原激活？酶原激活有什么生理意义？

2. 图示磺胺类药的抗菌机制。

第十六章

核　酸

1868 年，瑞士外科医生米歇(F. Miescher)从脓细胞核中分离出一类含磷量较高的酸性化合物，该类物质后来被称为核酸。核酸可分为脱氧核糖核酸(DNA)和核糖核酸(RNA)两大类。DNA 主要存在于细胞核中，少量在线粒体内。DNA 是遗传信息的载体，与生物的繁殖、遗传、变异有密切的关系。RNA 主要存在于细胞质中，少量在细胞核中。RNA 参与遗传信息的表达，也可作为某些病毒的遗传信息载体。RNA 可分为信使核糖核酸(mRNA)、转运核糖核酸(tRNA)、核蛋白体核糖核酸(rRNA)三种，mRNA 约占 RNA 总量的 2% ~3% ；tRNA 约占总量的 10% ~25% ；rRNA 约占总量的 75% ~80% 。

第一节　核酸的分子组成

一、核酸的基本组成单位——核苷酸

(一)核苷酸的组成

核酸由 C、H、O、N、P 五种元素组成。核酸虽是高分子化合物，但其基本组成单位并不复杂，核酸水解生成核苷酸，核苷酸是核酸的基本组成单位。核苷酸继续水解产生核苷和磷酸，核苷再进一步水解可得到含氮碱基和戊糖。故核苷酸由碱基、戊糖、磷酸组成。

$$核酸(RNA 或 DNA)\rightarrow 核苷酸 \rightarrow \begin{cases} 磷酸 \\ 核苷 \rightarrow \begin{cases} 戊糖(核糖或脱氧核糖) \\ 含氮碱(嘌呤碱和嘧啶碱) \end{cases} \end{cases}$$

1. 碱基　核酸分子中的碱基分嘌呤与嘧啶两类，主要有五种。嘌呤碱主要有腺嘌呤(A)和鸟嘌呤(G)。嘧啶碱主要有胞嘧啶(C)、尿嘧啶(U)和胸腺嘧啶(T)。各种碱基的结构式如图 16 – 1。

DNA 中主要含有 A、G、C、T 四种碱基，RNA 中主要含有 A、G、C、U 四种碱基。某些核酸特别是 tRNA 分子中还含有其他碱基，称为稀有碱基，如黄嘌呤、次黄嘌呤、二氢尿嘧啶、甲基胞嘧啶等。

2. 戊糖　DNA 中含 D – 2 – 脱氧核糖，RNA 中含 D – 核糖。核酸中戊糖的碳原子按 1′到 5′顺序编号，其结构式如下(见图 16 – 2)：

两类核酸分子组成的区别见表 16 – 1。

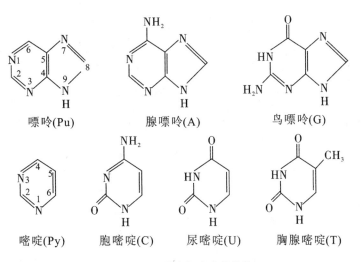

嘌呤(Pu)　腺嘌呤(A)　鸟嘌呤(G)

嘧啶(Py)　胞嘧啶(C)　尿嘧啶(U)　胸腺嘧啶(T)

图 16－1　嘌呤与嘧啶的结构

β-D-核糖　β-D-2-脱氧核糖

图 16－2　戊糖结构

表 16－1　两类核酸的分子组成

分子组成	RNA	DNA
磷酸	磷酸	磷酸
戊糖	D－核糖	D－2－脱氧核糖
碱基	腺嘌呤(A)	腺嘌呤(A)
	鸟嘌呤(G)	鸟嘌呤(G)
	胞嘧啶(C)	胞嘧啶(C)
	尿嘧啶(U)	胸腺嘧啶(T)

(二) 核苷

核苷是碱基与戊糖以糖苷键连接而成的化合物。糖苷键是由戊糖的第 1 位碳原子上的羟基与嘧啶的第 1 位氮原子或嘌呤第 9 位氮原子上的氢脱水而形成。核糖与碱基形成的化合物称为核糖核苷，简称为核苷；脱氧核糖与碱基形成的化合物称为脱氧核糖核苷，简称脱氧核苷。核苷的命名是在核苷的前面加上碱基的名称，如腺嘌呤核苷(简称腺苷)、胞嘧啶脱氧核苷(简称脱氧胞苷)等等，依次类推。核苷的结构式见图 16－3。

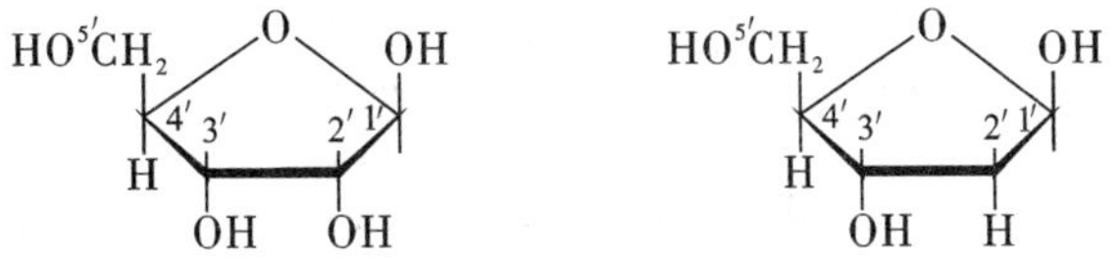

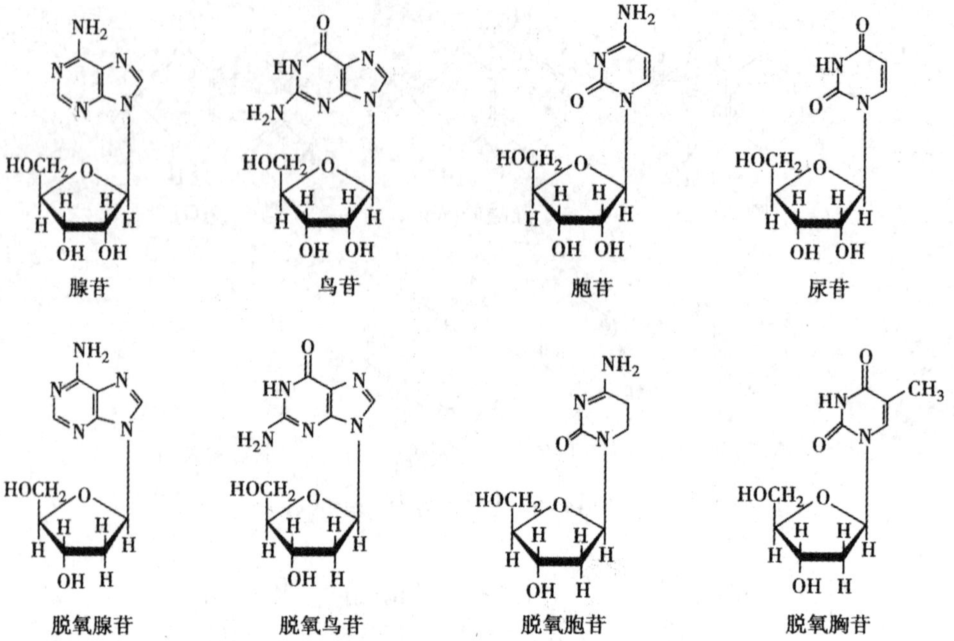

图 16 - 3 核苷的结构式

（三）核苷酸的结构

核苷或脱氧核苷分子中戊糖上的羟基与磷酸通过酯键相连接而成的化合物称为核苷酸或脱氧核苷酸。生物体内多数核苷酸的磷酸是与戊糖的 5′ 羟基形成酯键连接，形成 5′ 核苷酸或 5′ - 脱氧核苷酸。含有 1 个磷酸基团的核苷酸称为一磷酸核苷，常用代号 NMP 表示，其中 N 代表 "核苷"，M 代表 "一"，P 代表磷酸。如一磷酸腺苷的符号为 AMP，一磷酸脱氧胸苷的符号为 dTMP 等等，以此类推（图 16 - 4）。

一磷酸核苷是核酸的基本单位，组成 RNA 的基本单位是四种一磷酸核苷（NMP），组成 DNA 的基本单位是四种一磷酸脱氧核苷（dNMP），见表 16 - 2。

表 16 - 2 两类核酸的基本组成单位

RNA		DNA	
一磷酸腺苷（AMP）	一磷酸胞苷（CMP）	一磷酸脱氧腺苷（dAMP）	一磷酸脱氧胞苷（dCMP）
一磷酸鸟苷（GMP）	一磷酸尿苷（UMP）	一磷酸脱氧鸟苷（dGMP）	一磷酸脱氧胸苷（dTMP）

二、体内重要的游离核苷酸

核苷酸除构成核酸外，在体内还有一些具有重要生理功能的游离核苷酸，它们在物质代谢和信息传递中具有重要的作用。

（一）多磷酸核苷酸

含 2 个磷酸基团的核苷酸称为二磷酸核苷（NDP），含 3 个磷酸基团的核苷酸称为三磷酸

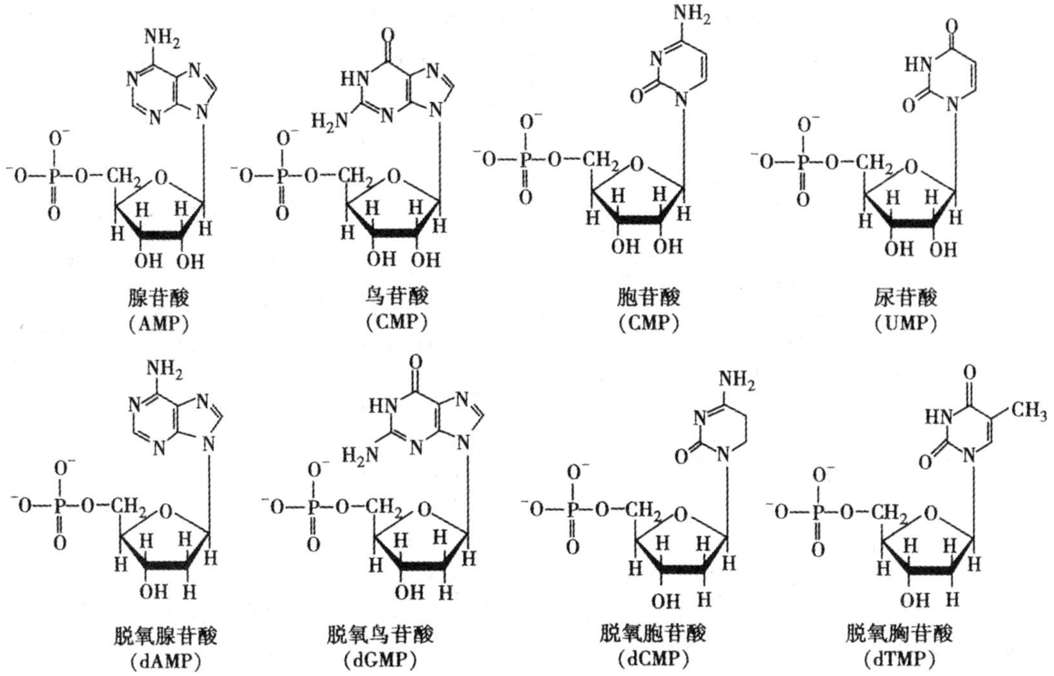

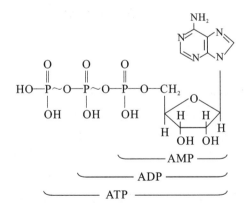

图 16 - 4 核苷酸的结构

核苷(NTP)。二磷酸核苷和三磷酸核苷称为多磷酸核苷。常见的多磷酸核苷是在 5′ - NMP 的磷酸基上进一步磷酸化而形成的。下面是腺苷酸的结构,图 16 - 5。

图 16 - 5 腺苷酸的结构

式中"~"表示高能键,含有高能键的化合物称为高能化合物。ADP 与 ATP 是高能化合物,所含的磷酸酐键称为高能磷酸键,用 ~P 表示。ATP 分解成 ADP 时释放出能量,ADP 磷酸化为 ATP 时储存能量。各种多磷酸核苷都能发生这种能量转换过程,如 UTP、CTP、GTP 分别在体内糖原、磷脂、蛋白质的合成反应中提供能量。

（二）环化核苷酸

核苷酸的 C - 5′的磷酸与 C - 3′的羟基脱水通过酯键形成内环，此种核苷酸称为 3′，5′环化核苷酸。体内重要的核苷酸有 3′，5′- 环化腺苷酸（cAMP）和 3′，5′- 环化鸟苷酸（cGMP），结构式如下：

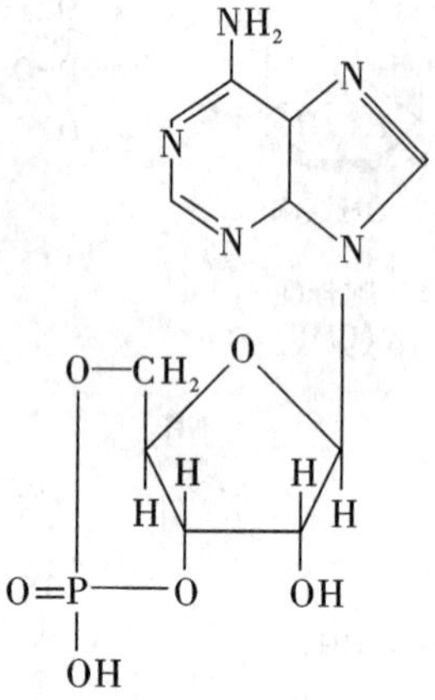

3′5′-环化腺苷酸(cAMP) 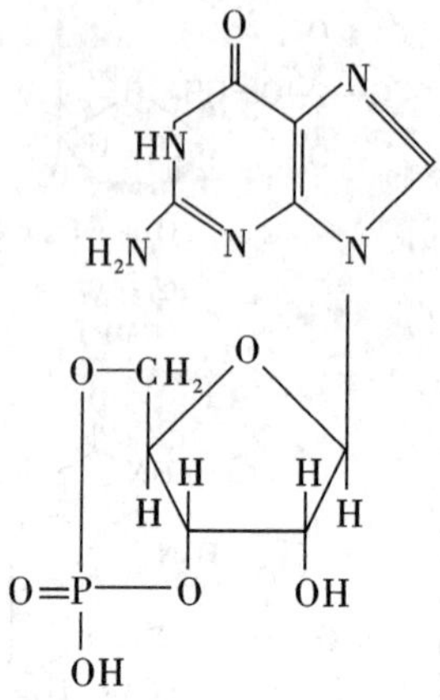　　　　　　3′5′-环化鸟苷酸(cGMP)

环化核苷酸在体内含量甚微，但广泛存在于组织细胞内，是细胞内信息传递的中间媒介，被称为激素作用的"第二信使"。

（三）辅酶类核苷酸

体内有些辅酶或辅基的成分属于核苷酸结构，如尼克酰胺腺嘌呤二核苷酸（NAD^+）、尼克酰胺腺嘌呤二核苷酸磷酸（$NADP^+$）、黄素单核苷酸（FMN）、黄素腺嘌呤二核苷酸（FAD）、辅酶 A 等。它们是许多酶的辅助因子，在生物氧化和物质代谢中起着重要作用。

第二节　核酸的分子结构

一、核酸的一级结构

一个核苷酸的 C - 3′羟基与另一个核苷酸 C - 5′磷酸脱水形成的酯键称为 3′，5′- 磷酸二酯键。多个单核苷酸通过 3′，5′- 磷酸二酯键连接而成的化合物称为多核苷酸（图 16 - 6）。多核苷酸链中核苷酸的排列顺序称为核酸的一级结构。在多核苷酸链中由戊糖和磷酸相互交替连接成链的骨架，各种核酸的戊糖 - 磷酸的长链骨架是一样的，但是碱基的排列顺序不同，故核酸的一级结构也可定义为多核苷酸链中的碱基排列顺序。

多核苷酸链有两端，其中一端为核苷酸的 5′- 磷酸称为 5′- 磷酸末端，或称 5′- 末端；另一端为核苷酸的 3′- 羟基，称为 3′- 羟基末端，或称 3′- 末端。在书写多核苷酸链时，要按 5′→3′顺序由左向右书写。由于多核苷酸链很长，可用图 16 - 7 所示简式表示。

二、核酸的空间结构

核酸的空间结构包括二级结构与三级结构。

（一）DNA 的空间结构

1953 年，Watson 和 Crick 根据 X 射线衍射图谱和各种化学分析的数据，提出了 DNA 的

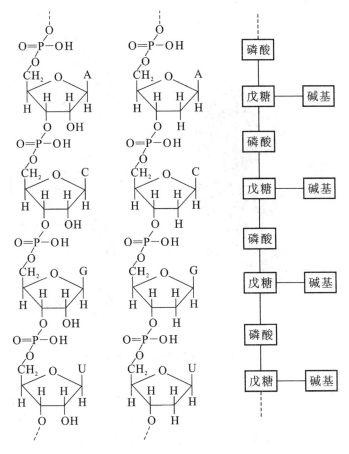

图 16－6　多核苷酸链结构示意图

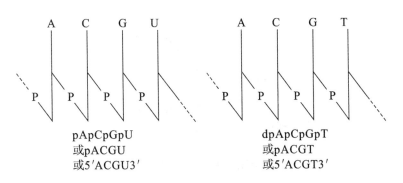

pApCpGpU
或pACGU
或5′ACGU3′

dpApCpGpT
或pACGT
或5′ACGT3′

图 16－7　多核苷酸链的简写式

二级结构为双螺旋结构。这不仅解释了 DNA 的理化性质，也把结构与功能联系起来，极大地促进了分子生物学的发展与研究。DNA 双螺旋结构学说的要点是：

1. DNA 分子是由两条相互平行、走向相反（一条为 3′→5′，另一条为 5′→3′）的脱氧多核苷酸链围绕同一中心轴以右手螺旋方式盘绕而成的双螺旋结构。两链以磷酸脱氧核糖链为骨架，位于螺旋外侧，碱基位于螺旋内侧，碱基平面与中心轴垂直（图 16 - 8）。

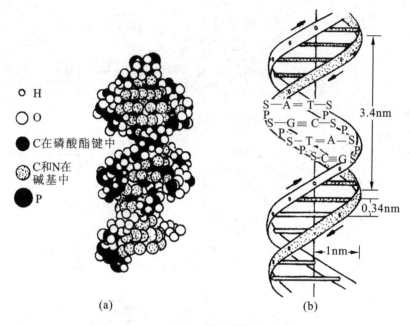

图 16 - 8　DNA 分子双螺旋结构模型及其图解

2. 一条链上的每一个碱基与另一条链上处于同一平面的碱基通过氢键形成碱基对。其中 A 与 T 通过两个氢键相连，G 与 C 通过三个氢键相连，这种碱基配对规律称为碱基互补规律（图 16 - 9）。配对的两个碱基称为互补碱基，通过碱基互补而结合的两条链彼此称为互补链。碱基对之间的距离为 0.34nm，螺旋每旋转一周含 10 个碱基对，螺距为 3.4nm。螺旋的直径为 2nm。

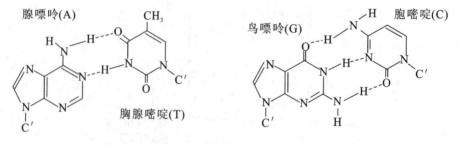

图 16 - 9　碱基对结构

3. 维持 DNA 双螺旋结构稳定的主要因素有二：横向力量是碱基对之间的氢键，纵向力量是碱基堆积力。

DNA 的双螺旋结构尚可形成开链环状、闭链环状、麻花状的超螺旋结构，这些更为复杂的结构即 DNA 的三级结构。

（二）RNA 的空间结构

RNA 通常以单链形式存在。其单链结构也可以通过自身盘曲折叠形成局部的双螺旋区和双螺旋结构。在双链区，A 与 U 通过两个氢键连接配对，G 与 C 通过三个氢键连接配对。不能配对的碱基膨出形成突环（图 16 – 10）。RNA 种类较多，不同的 RNA 具有不同的空间结构。目前对 tRNA 的二级结构研究得较清楚。各种 tRNA 的一级结构互不相同，但它们的二级结构都是三叶草形（图 16 – 11），并具有下列共同特点。

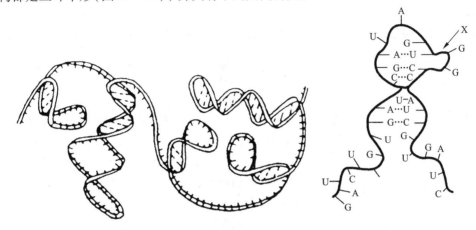

图 16 – 10　RNA 局部螺旋结构

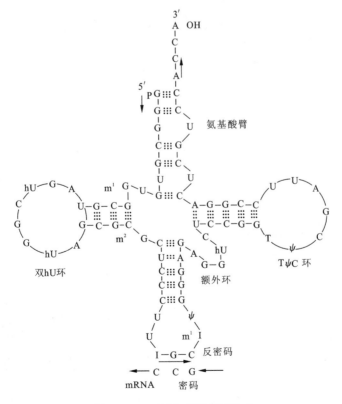

图 16 – 11　tRNA 三叶草形结构

（1）氨基酸臂　5′-末端和3′-末端是由5~7个碱基对构成的氨基酸臂。各种tRNA氨基酸臂的3′-末端都是 -C-C-A-OH。

（2）反密码环　与氨基酸臂相对应的部位具有由7个核苷酸组成的突环，此环中间部位的3个核苷酸组成反密码子，故此环命名为反密码环。

（3）二氢尿嘧啶环（DHU环）　由3~11个核苷酸组成，因含二氢尿嘧啶而得名。

（4）额外环　又称附加叉，由3~18个核苷酸组成。不同的tRNA，此环的核苷酸数目不同，故又称可变环。

（5）TψC环　TψC由7个核苷酸组成，因环中含胸苷（T）、假尿苷（ψ）和胞苷（C）而得名。

小　结

核酸是以核苷酸为基本组成单位的生物大分子，分为DNA和RNA两大类。RNA又有mRNA、tRNA、rRNA三种。DNA的基本单位是脱氧核苷酸，其分子中的碱基成分为A、G、C、T。RNA的基本单位是核糖核苷酸，其分子中的碱基成分为A、G、C、U。DNA分子含D-2-脱氧核糖，RNA中含D-核糖。核苷酸由碱基、戊糖和磷酸组成。碱基与戊糖通过糖苷键构成核苷，核苷与磷酸通过酯键连接成核苷酸。

体内还有游离的核苷酸，如多磷酸核苷、环化核苷酸和辅酶类核苷酸。

核苷酸之间通过3′,5′-磷酸二酯键彼此连接形成多核苷酸。多核苷酸链中核苷酸的排列顺序称为核酸的一级结构。DNA的二级结构为双螺旋结构，它是由两条反向平行的脱氧多核苷酸链，围绕同一个中心轴盘绕而成。双螺旋结构的骨架由磷酸和戊糖形成，两链之间的碱基通过氢键按A与T，G与C配对相连。

RNA由一条多核苷酸链组成，其局部可形成双链区或突环。tRNA的二级结构为三叶草形结构。

（韩剑岚）

习　题

一、填空题

1.体内两种重要的环化核苷酸是＿＿＿＿＿＿、＿＿＿＿＿＿。

2.DNA分子中的碱基配对规律是＿＿＿＿与＿＿＿＿。RNA分子中的碱基配对规律是＿＿＿＿与＿＿＿＿。

3.单核苷酸由＿＿＿＿、＿＿＿＿和＿＿＿＿组成的，维持核酸一级结构的化学键是＿＿＿＿。

4.在一个DNA分子中，若A的分子占30.2%，则C的分子数占＿＿＿＿。

二、名词解释

1.互补链　　2.多核苷酸　　3.多磷酸核苷　　4.核酸的一级结构

三、问答题

1.列表比较DNA与RNA的基本成分与基本组成单位。

2.简述双螺旋结构的要点。

生物化学篇

　　人类在生命活动过程中不断与周围环境进行物质交换，机体从外界环境摄取糖、脂肪、蛋白质等营养物质。这些营养物质在体内经历合成代谢或分解代谢，在合成代谢中作为原料用以合成自身结构物质，完成机体的生长、发育、更新、修复、繁殖等功能；在分解代谢中作为能源物质，氧化分解产生能量供机体各种生命活动所利用。代谢过程中产生的代谢废物又通过机体的排泄器官排到环境中去。机体与外界的这种物质交换过程称为新陈代谢，也称物质代谢。本篇首先介绍维生素对机体的代谢调节作用及维生素缺乏所引起的各种维生素缺乏症；然后介绍生物氧化过程，即营养物质在体内怎样氧化分解释放能量，以及能量的利用、转移及储存；最后再分别阐述糖、脂类和蛋白质在体内的分解代谢和合成代谢，以及遗传信息的传递过程。

第十七章

维生素

维生素是维持机体正常代谢和功能所必需的一类低分子有机化合物。大多数维生素在体内不能合成,即使少数可以合成但合成量也很少,满足不了机体的需要。因此,人类所需要的维生素必须由食物来供给。

维生素在体内不参与组织细胞结构的组成,也不是能源物质,不能氧化供能。维生素主要是参与体内的物质代谢与能量代谢过程。虽然机体每天对各种维生素的需要量并不大,只以毫克甚至微克来计算,但维生素的缺乏也将导致机体代谢障碍,甚至引起维生素缺乏症。

引起维生素缺乏症的常见原因有:①摄入量少。因食物的贮存、加工方法不当造成维生素损失,或偏食,以至于从食物中摄取的维生素数量减少。②肠道吸收少。慢性腹泻、胆道阻塞等原因造成维生素吸收减少。③需要量增加而未及时补充。如儿童、孕妇、乳母等对维生素的需要量比一般人要多,但未能充足供给。④长期服用抗菌素。肠道细菌能产生一些可被机体利用的维生素,如维生素 K、B_6、生物素、叶酸等,如果长期服用某些抗菌素,抑制了肠菌的生长繁殖,使这些维生素的来源减少。

按维生素的溶解性质不同,将它们分为两大类:脂溶性维生素和水溶性维生素。脂溶性维生素包括维生素 A、D、E、K。水溶性维生素包括 B 族维生素和维生素 C,B 族维生素有维生素 B_1、B_2、PP、B_6、泛酸、生物素、叶酸、B_{12}。

第一节　脂溶性维生素

脂溶性维生素均不溶于水,而易溶于脂类及脂溶剂。脂溶性维生素在食物中常与脂类共存,肠道吸收时也伴随脂类共同吸收,需要胆汁酸的协助。胆道阻塞或长期腹泻时,脂类吸收不良也伴有脂溶性维生素的吸收减少。当机体摄入量较多时,脂溶性维生素可在体内储存,储存部位主要是肝脏。表 17 - 1 列出了几种脂溶性维生素的来源、活性形式、生理功能及缺乏症。

表 17 - 1　脂溶性维生素

名　称	来　源	活性形式	生　理　功　能	缺乏症
维生素 A(抗干眼病维生素)	肝、奶类、蛋黄、鱼肝油、胡萝卜等	11 - 顺视黄醛、视黄醇、视黄酸	1. 参与视紫红质的合成,维持暗视觉 2. 维持上皮组织结构与功能的健全 3. 促进生长发育 (长期过量摄入可致维生素 A 中毒)	夜盲症 干眼病

续上表

名　称	来　源	活性形式	生　理　功　能	缺乏症
维生素 D（抗佝偻病维生素）	肝、奶类、蛋黄、鱼肝油等，皮下组织的 7－脱氢胆固醇经阳光照射可转变成维生素 D_3	$1,25(OH)_2D_3$	促进钙磷的吸收，升高血钙、血磷，促进骨组织钙化（长期过量摄入可致维生素 D 中毒）	儿童：佝偻病成人：软骨病
维生素 E（生育酚）	植物油	生育酚	1. 抗氧化作用，防止生物膜被氧化 2. 与生殖功能有关	人类尚未发现缺乏症
维生素 K（凝血维生素）	菜花、菠菜、肝等，肠道细菌也能合成	2－甲基－1,4－萘醌	参与肝脏合成凝血因子 Ⅱ、Ⅶ、Ⅸ、Ⅹ	皮下、肌肉出血，胃肠道出血

第二节　水溶性维生素

　　水溶性维生素在体内不能大量贮存，摄入量超过机体需要时，多余部分则随尿液排出，所以必须经常从食物中摄取补充。B 族维生素在体内主要以酶的辅助因子形式参与物质代谢。表 17－2 列出了各种水溶性维生素的来源、生理功能、与辅酶（辅基）的关系及缺乏症。

表 17－2　水溶性维生素

名　称	来　源	生　理　功　能	参与构成的酶	辅酶或辅基形式	缺乏症
维生素 B_1（硫胺素、抗脚气病维生素）	酵母、瘦肉、豆类、谷物外皮等	1. 是 α－酮酸氧化脱羧酶系的辅酶成分，参与糖代谢 2. 抑制胆碱酯酶的活性，帮助消化	α－酮酸氧化脱羧酶系	TPP（焦磷酸硫胺素）	脚气病、末梢神经炎
维生素 B_2（核黄素）	酵母、肝、蛋黄、豆类等	是黄素酶的辅基成分，参与生物氧化中的递氢过程	黄素酶	FAD（黄素腺嘌呤二核苷酸）FMN（黄素单核苷酸）	口角炎、唇炎、舌炎、阴囊炎等
维生素 PP（尼克酸、尼克酰胺）	酵母、花生、瘦肉等	是多种脱氢酶的辅酶成分、参与生物氧化中的递氢过程	多种脱氢酶	NAD^+（辅酶Ⅰ）$NADP^+$（辅酶Ⅱ）	癞皮病
维生素 B_6（吡哆醇、吡哆醛、吡哆胺）	酵母、蛋黄、肉、肝、鱼等，肠道细菌也能合成	是转氨酶及氨基酸脱羧酶的辅酶成分，参与氨基酸分解代谢	转氨酶 氨基酸脱羧酶	磷酸吡哆醛磷酸吡哆胺磷酸吡哆醛	人类尚未发现缺乏症
泛酸（遍多酸）	广泛存在于动植物性食物中，肠道细菌也能合成	是辅酶 A 的组成成分，参与物质代谢中的转酰基作用	酰基转移酶	CoA（辅酶 A）	人类尚未发现缺乏症

续上表

名　称	来　源	生　理　功　能	参与构成的酶	辅酶或辅基形式	缺乏症
生物素	存在于动植物性食物中,肠道细菌也能合成	是羧化酶的辅酶,转移CO_2,参与物质代谢中的羧化过程	羧化酶	生物素	人类尚未发现缺乏症
叶酸	绿色蔬菜、酵母、肝,肠道细菌也能合成	以FH_4的形式作为一碳单位转移酶的辅酶,与核酸的合成及血细胞的成熟有关	一碳单位转移酶	FH_4(四氢叶酸)	巨幼红细胞贫血
维生素 B_{12}(钴胺素)	肝、肉、牛奶、酵母等,肠道细菌也能合成	参与甲基的转移,提高叶酸的利用率,与血细胞成熟有关	甲基转移酶	钴胺素	巨幼红细胞贫血
维生素 C(抗坏血酸)	鲜枣、柑橘、西红柿、青椒等	1.参与羟化反应:促进胶原蛋白的合成,维持结缔组织及毛细血管壁的正常结构和功能 2.参与氧化还原反应:维持谷胱甘肽的还原状态;促进肠道铁的吸收			坏血病

小　结

　　维生素是维持机体正常代谢和功能所必需的一类低分子有机化合物。大多数维生素在体内不能合成,或合成量太少满足不了机体的需要,因此各种维生素只能从食物中获得。维生素在体内主要参与物质代谢过程,某种维生素的缺乏将导致相应的维生素缺乏症。但维生素A或维生素D摄入过多可导致中毒。按溶解性的不同,将维生素分为脂溶性维生素和水溶性维生素两类。

　　脂溶性维生素包括维生素A、D、E、K四种,它们常伴随着食物中的脂类共同吸收。肝胆疾患时会引起脂溶性维生素的吸收障碍。维生素A与暗视觉及上皮组织的健全有关,缺乏时可引起夜盲症和干眼病。维生素D可促进钙磷的吸收和骨组织的钙化,缺乏时引起佝偻病。维生素E有抗氧化作用并与动物的生殖功能有关,临床上用维生素E预防及治疗流产。维生素K参与肝脏合成凝血因子Ⅱ、Ⅶ、Ⅸ、Ⅹ,缺乏时凝血功能障碍而出现皮下、肌肉、胃肠道出血。

　　水溶性维生素包括B族维生素和维生素C。B族维生素在体内主要参与辅酶或辅基的构成。维生素B_1与焦磷酸结合成TPP,作为α-酮酸脱氢酶系的辅酶参与糖代谢,缺乏时引起脚气病。维生素B_2参与构成FAD和FMN,作为黄素酶(一类脱氢酶)的辅基参与生物氧化,缺乏时引起口角炎、唇炎、舌炎等口部炎症。维生素PP参与构成NAD^+和$NADP^+$,作为多种脱氢酶的辅酶参与生物氧化,缺乏时引起癞皮病。维生素B_6在体内以其磷酸酯的形式参与氨基酸代谢,磷酸吡哆醛和磷酸吡哆胺是转氨酶的辅酶,磷酸吡哆醛还是氨基酸脱羧酶的辅酶。泛酸参与 CoA 的组成, CoA 是酰基转移酶的辅酶。生物素是羧化酶的辅酶, 参与体内的羧化过程。叶酸和维生素 B_{12} 都参与一碳单位代谢, 与细胞的成熟有关, 四氢叶酸是一碳单位的载体, 维生素 B_{12} 可提高叶酸的利用率, 两者缺乏都可引起巨幼红细胞贫血。维生素 C 可促进胶原蛋白的合成, 维持结缔组织及毛细血管的正常结构, 缺乏时可出现牙龈出血、皮下出血、伤口不易愈合等症状, 称为坏血病。维生素 C 通过其还原性可促进食物中铁的吸收。

（张　诺）

习　题

一、填空题

1. 摄入过多可引起中毒的维生素是＿＿＿＿＿＿和＿＿＿＿＿＿。

2. 婴幼儿经常晒太阳可防止维生素＿＿＿＿的缺乏, 可预防＿＿＿＿＿病。

3. 脚气病是由于缺乏＿＿＿＿所引起的, 夜盲症是由于缺乏＿＿＿＿所引起的。

4. 维生素 C 的缺乏病是＿＿＿＿＿; 叶酸的缺乏病是＿＿＿＿; 维生素 B_{12} 的缺乏病是＿＿＿＿。

5. FAD 中含有维生素＿＿＿＿; $NADP^+$ 中含有维生素＿＿＿＿＿; TPP 中含有维生素＿＿＿＿; HSCoA 中含有的维生素是＿＿＿＿＿。

6. 可促进肠道钙磷吸收的维生素是＿＿＿＿; 可促进凝血因子合成的维生素是＿＿＿＿＿; 与暗视觉有关的维生素是＿＿＿＿。

二、名词解释

维生素

三、问答题

1. 引起维生素缺乏症的常见原因有哪些?

2. 用表列出各种 B 族维生素与辅酶以及相应酶的关系。

第十八章

生物氧化

　　机体每天各种生理活动都需要消耗大量的能量，这些能量由摄入体内的营养物质来提供。糖、脂肪、蛋白质等营养物质在体内彻底氧化生成二氧化碳和水并释放能量的过程称为生物氧化。生物氧化过程中有氧的消耗及二氧化碳的产生，因此生物氧化又称为组织呼吸或细胞呼吸。本章叙述生物氧化过程中二氧化碳和水的生成方式，以及怎样将氧化过程中释放的能量转变为机体生理活动可直接利用的能量形式。

　　糖、脂肪、蛋白质等有机物在体内氧化及在体外燃烧的最终产物都是二氧化碳和水，并释放出等量的能量，但生物氧化与体外燃烧过程有显著的不同。生物氧化的特点是：①反应条件不同。生物氧化是在体内 37℃ 左右的温度、近中性的 pH 值并在含有水的温和环境下进行的酶促反应。②氧化方式不同。体内物质氧化的主要方式是脱氢、脱电子氧化，而不是直接被 O_2 所氧化。物质氧化脱下的氢通过呼吸链传递给氧生成水。③CO_2 产生的方式不同。生物氧化中产生的 CO_2 来自于有机酸的脱羧反应，而不是 C 与 O_2 的直接化合。④能量的释放过程和形式不同。生物氧化过程中产生的能量是逐步释放的，所释放的能量一部分以热能形式散发，这部分能量不能被机体生理活动所利用，但可以用来维持体温；另一部分则以化学能的形式储存在高能化合物（主要是 ATP）中，这是机体可利用的能量形式。

第一节　生物氧化中 CO_2 的生成

　　生物氧化中产生的 CO_2 来自于有机酸脱羧。根据脱去 CO_2 的羧基在有机酸分子中的位置，可将脱羧反应分为 α - 脱羧和 β - 脱羧，其中伴有氧化的称为氧化脱羧，不伴有氧化的称为单纯脱羧。有机酸的脱羧方式有 4 种：

　　1. α - 单纯脱羧

$$R{-}\underset{\underset{\text{氨基酸}}{\overset{|}{COOH}}}{\overset{|}{CH}}{-}NH_2 \longrightarrow R{-}CH_2{-}NH_2 + CO_2$$
$$\text{胺}$$

　　2. α - 氧化脱羧

$$CH_3COCOOH + HSCoA \xrightarrow[\underset{NAD^+}{\qquad} \underset{NADH+H^+}{\qquad}]{\text{丙酮酸脱氢酶系}} CH_3CO{\sim}SCoA + CO_2$$

丙酮酸　　　　　　　　　　　　　　　　　　　　　　乙酰CoA

3. β – 单纯脱羧

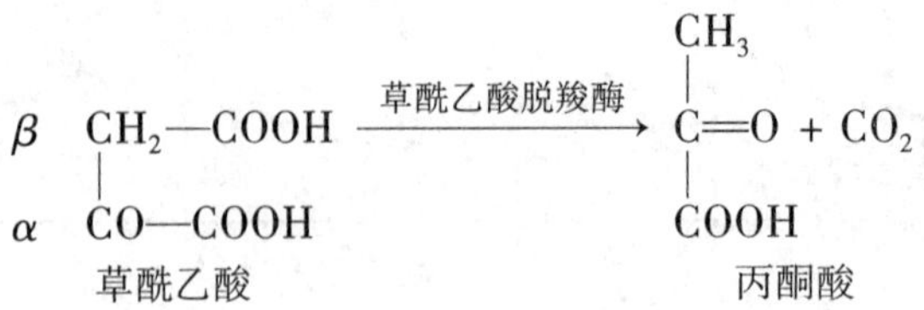

$$\beta\ \underset{\alpha}{\overset{CH_2-COOH}{\underset{|}{CO-COOH}}} \xrightarrow{\text{草酰乙酸脱羧酶}} \underset{\text{丙酮酸}}{\overset{CH_3}{\underset{|}{C=O}}} + CO_2$$

草酰乙酸　　　　　　　　　　丙酮酸

4. β – 氧化脱羧

$$\beta\ \underset{\alpha}{\overset{CH_2COOH}{\underset{|}{CH(OH)COOH}}} \xrightarrow[\underset{NAD^+}{} \quad \underset{NADH+H^+}{}]{\text{苹果酸酶}} \underset{\text{丙酮酸}}{\overset{CH_3}{\underset{|}{COCOOH}}} + CO_2$$

苹果酸

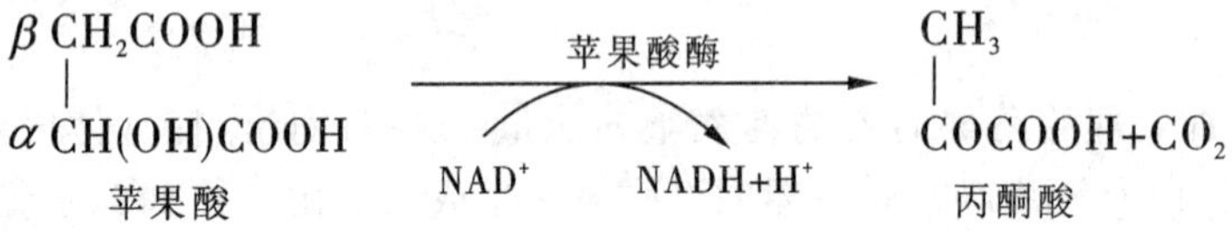

第二节　生物氧化中 H_2O 的生成

一、呼吸链的概念

呼吸链是指一系列递氢体和递电子体按一定顺序排列在线粒体内膜上构成一个链式反应体系，这个体系在将代谢物脱下的氢传递给氧生成 H_2O 的过程中产生能量，这个体系与细胞利用氧密切相关，故称为呼吸链。

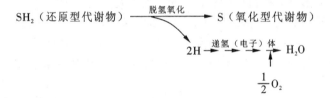

$$SH_2\ (\text{还原型代谢物}) \xrightarrow{\text{脱氢氧化}} S\ (\text{氧化型代谢物})$$

$$2H \xrightarrow{\text{递氢（电子）体}} H_2O$$

$$\frac{1}{2}O_2$$

图 18 – 1　呼吸链中 H_2O 的生成

二、呼吸链的组成

组成呼吸链的递氢体和递电子体是一些酶和辅酶，包括以下 5 类：

(一) 尼克酰胺核苷酸

NAD^+（尼克酰胺腺嘌呤二核苷酸）和 $NADP^+$（尼克酰胺腺嘌呤二核苷酸磷酸）是体内多种脱氢酶的辅酶，其分子中的尼克酰胺部分具有可逆地加氢和脱氢的性质，从而使 NAD^+ 和 $NADP^+$ 在生物氧化中起递氢体的作用。NAD^+、$NADP^+$ 的分子组成如图 18 – 2 所示：

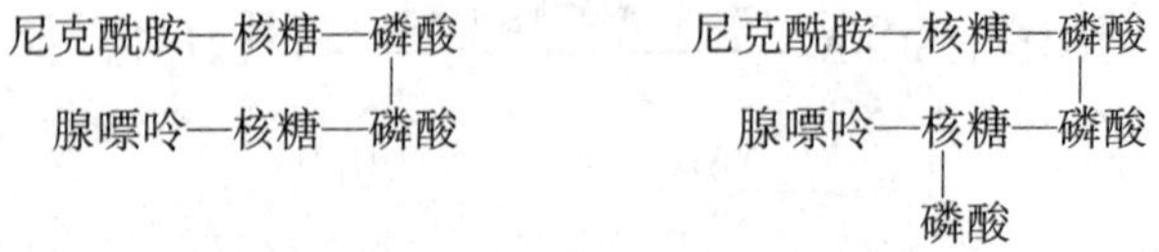

尼克酰胺—核糖—磷酸　　　　　　尼克酰胺—核糖—磷酸

腺嘌呤—核糖—磷酸　　　　　　　腺嘌呤—核糖—磷酸

　　　　　　　　　　　　　　　　　　　　　　磷酸

NAD^+（辅酶 Ⅰ，Co Ⅰ）　　　　$NADP^+$（辅酶 Ⅱ，Co Ⅱ）

图 18 – 2　NAD^+ 和 $NADP^+$ 的分子组成

图 18-3 显示了 NAD$^+$ 和 NADP$^+$ 的递氢机制：当这两种辅酶为氧化型时，分子中尼克酰胺吡啶环上的氮呈五价，带正电荷。代谢物经脱氢酶催化脱下一对氢(2H)时，其中一个电子中和了吡啶环上氮的正电荷，氮由五价变成三价，并发生环的双键易位，另一个氢原子则加到吡啶环氮对侧的碳原子上。因此，尼克酰胺只接受了 2H 中的一个氢原子和一个电子，另一个质子(H$^+$)则留在介质中。

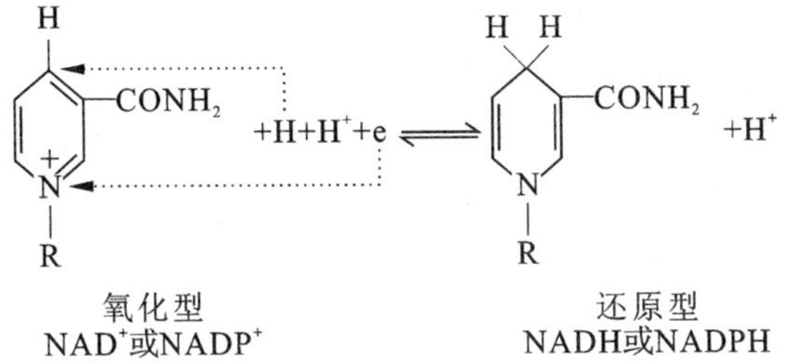

图 18-3　NAD$^+$ 和 NADP$^+$ 的递氢机制

（二）黄素酶

黄素酶是一类以 FMN(黄素单核苷酸)和 FAD(黄素腺嘌呤二核苷酸)为辅基的脱氢酶。如 FMN 是 NADH 脱氢酶的辅基，FAD 是琥珀酸脱氢酶、脂酰 CoA 脱氢酶以及(线粒体内的) α-磷酸甘油脱氢酶的辅基。这两种辅基的分子组成中都含有核黄素，核黄素中的异咯嗪部分具有可逆地加氢和脱氢的性质，因而 FMN 和 FAD 在生物氧化中作为递氢体。FMN、FAD 的分子组成及递氢机制见图 18-4 和图 18-5。

图 18-4　FMN 和 FAD 的分子组成

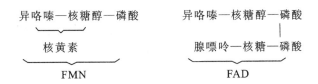

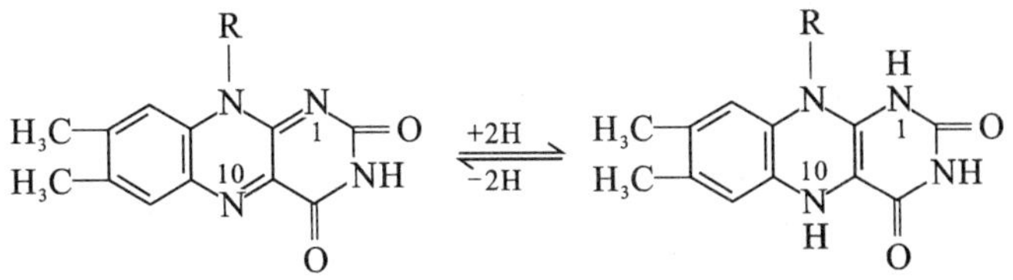

图 18-5　FMN 和 FAD 的递氢机制

（三）辅酶 Q

辅酶 Q 又称泛醌，是脂溶性醌类化合物，广泛存在于生物界。辅酶 Q 是递氢体，它分子中的苯醌结构能可逆地加氢和脱氢(图 18-6)。

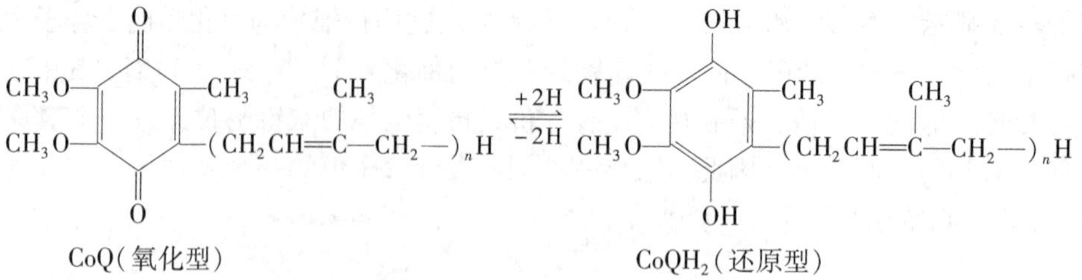

图 18 - 6　CoQ 的递氢机制

(四)铁硫蛋白

铁硫蛋白(Fe—S)是电子传递体,是一类分子中含有等量铁和硫的蛋白质(Fe_2S_2,Fe_4S_4),其中的铁离子可以通过二价和三价形式的相互转变来传递电子。

$$Fe^{3+} \underset{-e}{\overset{+e}{\rightleftharpoons}} Fe^{2+}$$

(五)细胞色素

细胞色素(Cyt)是一类以铁卟啉为辅基的色蛋白,为单电子传递体,通过辅基铁卟啉中的铁离子可逆地接受和释放电子来发挥其电子传递作用。

$$Cyt - Fe^{3+} \underset{-e}{\overset{+e}{\rightleftharpoons}} Cyt - Fe^{2+}$$

呼吸链内主要含有 $Cytb$、$Cytc_1$、$Cytc$、$Cyta$ 和 $Cyta_3$,由于 $Cyta$ 和 $Cyta_3$ 结合比较紧密不易分开,常统称为 $Cytaa_3$。呼吸链中,电子在细胞色素间的传递排列顺序是 $Cytb \rightarrow Cytc_1 \rightarrow Cytc \rightarrow Cytaa_3$,最后,$Cytaa_3$ 将电子由 $Cytc$ 传递给氧,使氧激活成氧离子(O^{2-}),因此将 $Cytaa_3$ 称为细胞色素 C 氧化酶。

上述的这些递氢体和递电子体,在线粒体内膜上大多以复合体的形式组成呼吸链,形成的复合体主要有 4 种(表 18 - 1)。

表 18 - 1　呼吸链中的复合体种类及组成

复合体种类	复合体名称	复合体组成
复合体 I	NADH - CoQ 还原酶	黄素蛋白(辅基 FMN)、铁硫蛋白
复合体 II	琥珀酸 - CoQ 还原酶	黄素蛋白(辅基 FAD)、铁硫蛋白
复合体 III	细胞色素 C 还原酶	$Cytb$、$Cytc_1$、铁硫蛋白
复合体 IV	细胞色素 C 氧化酶	$Cytaa_3$

三、呼吸链中氢和电子的传递

线粒体内有 2 条重要的呼吸链:NADH 氧化呼吸链和 $FADH_2$ 氧化呼吸链。如果是由以 NAD^+ 为辅酶的脱氢酶催化,代谢物脱下的氢由 NAD^+ 接受进入 NADH 氧化呼吸链;如果是由以 FAD 为辅基的脱氢酶催化,代谢物脱下的氢由 FAD 接受进入 $FADH_2$ 氧化呼吸链。

(一)NADH 氧化呼吸链

NADH 氧化呼吸链由 NAD^+、复合体 I、CoQ、复合体 III、细胞色素 C 以及复合体 IV 组成。当 SH_2（还原型代谢物）受到以 NAD^+ 为辅酶的脱氢酶（如苹果酸脱氢酶、异柠檬酸脱氢酶）催化时，其分子中的 2 个氢原子被酶激活脱下，由 NAD^+ 接受生成 $NADH+H^+$。接着在以 FMN 为辅基的 NADH-CoQ 还原酶催化下，将 $NADH+H^+$ 中的 2 个氢原子传递给 FMN 生成 $FMNH_2$，$FMNH_2$ 再将 2H 传递给 CoQ 生成 $CoQH_2$。然后 $CoQH_2$ 把 2H 中含有的 2e 传递给细胞色素体系，而 $2H^+$ 则留在介质中。2e 首先由 Cytb 接受，然后按 $Cytb \rightarrow c_1 \rightarrow c \rightarrow aa_3 \rightarrow 1/2O_2$ 的顺序传递给氧，最后由 $Cytaa_3$ 将电子交给氧，使氧激活成 O^{2-}，再与介质中的 $2H^+$ 结合成 H_2O（图 18-7）。

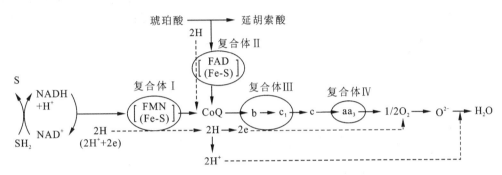

图 18-7　NADH 氧化呼吸链及 FADH$_2$ 氧化呼吸链电子传递示意图

（二）$FADH_2$ 氧化呼吸链（琥珀酸氧化呼吸链）

$FADH_2$ 氧化呼吸链由复合体 Ⅱ、CoQ、复合体 Ⅲ、细胞色素 C 以及复合体 Ⅳ组成。代谢物受到以 FAD 为辅基的脱氢酶（如琥珀酸脱氢酶、脂酰 CoA 脱氢酶）催化时，其分子中脱下的 2H 由 FAD 接受生成 $FADH_2$。然后 $FADH_2$ 将 2H 传递给 CoQ，CoQ 再将 2H 中的 2e 通过细胞色素体系传递给氧，激活的氧与存留于介质中的 $2H^+$ 结合成 H_2O（图 18-7）。

体内大多数代谢物脱氢氧化都是由以 NAD^+ 为辅酶的脱氢酶催化，并且脱下的氢在通过 NADH 氧化呼吸链传递给氧生成 H_2O 的过程中释放的能量也较多，因此，NADH 氧化呼吸链是线粒体中的主要呼吸链。

第三节　ATP 的生成与利用

体内有 2 种生成 ATP 的方式：底物水平磷酸化和氧化磷酸化。

一、底物水平磷酸化

在物质分解代谢过程中，有些底物由于其分子内部能量重排而产生高能键，此高能键可直接转移给 ADP（或 GDP）生成 ATP，这种生成 ATP 的方式称底物水平磷酸化。例如：

$$1,3-二磷酸甘油酸 + ADP \xrightarrow{\text{磷酸甘油酸激酶}} 3-磷酸甘油酸 + ATP$$

$$磷酸烯醇式丙酮酸 + ADP \xrightarrow{\text{丙酮酸激酶}} 烯醇式丙酮酸 + ATP$$

$$琥珀酰 CoA + H_3PO_4 + GDP \xrightarrow{\text{琥珀酸硫激酶}} 琥珀酸 + HSCoA + GTP$$

$$GTP + ADP \longrightarrow GDP + ATP$$

二、氧化磷酸化

代谢物脱下的氢经线粒体呼吸链氧化生成水的过程中伴有能量的释放,所释放的能量可使 ADP 磷酸化生成 ATP,这种氢的氧化与 ADP 磷酸化之间的偶联作用称为氧化磷酸化。氧化磷酸化是体内生成 ATP 的主要方式。

实验表明,呼吸链中氧化磷酸化的偶联部位,即 ATP 生成的部位有三个:NADH 至 CoQ 之间,Cytb 至 Cytc 之间,Cytaa$_3$ 至 O$_2$ 之间。因此,每 2H 经 NADH 氧化呼吸链氧化生成 1 分子水时,以氧化磷酸化的方式生成 3 分子 ATP;而 2H 经 FADH$_2$ 氧化呼吸链氧化时,则只能生成 2 分子 ATP(图 18 – 8)。

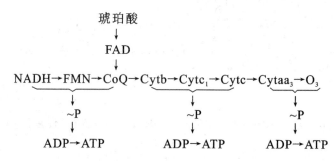

图 18 – 8　氧化磷酸化偶联部位示意图

三、影响氧化磷酸化的因素

(一)ADP 的调节作用

ADP 浓度是调节氧化磷酸化速度的主要因素。当生理活动消耗大量 ATP 时,ADP 浓度升高,使氧化磷酸化速度加快以补充 ATP。氧化磷酸化速度加快使 NADH 迅速减少,NAD$^+$ 浓度升高,可间接促进三羧酸循环(见糖代谢)等氧化过程以提供更多的 NADH。反之,当机体耗能减少时,ADP 浓度降低,ATP 浓度升高,则氧化磷酸化速度减慢,造成 NADH 堆积,使三羧酸循环速度减慢。这种调节有利于机体合理地利用体内能源物质,避免浪费。

(二)氧化磷酸化的抑制剂

1.抑制氢或电子传递的物质　如鱼藤酮、异戊巴比妥、抗霉素 A、一氧化碳和氰化物等。这类物质作用于呼吸链的某一环节,阻断氢和电子在呼吸链中的传递,从而抑制氧化磷酸化作用。其抑制环节如图 18 – 9 所示。

2.解偶联剂　这类物质不阻断氢和电子在呼吸链中的传递,而是抑制 ADP 磷酸化生成 ATP 的过程,即解除氢的氧化与 ADP 磷酸化之间的偶联作用。2,4 – 二硝基苯酚就是最早发现的解偶联剂。在解偶联剂的作用下,氢的氧化照样进行,能量的释放也不受影响,但所释放的能量不能储存到 ATP 分子中,机体得不到可利用的能量。

3.甲状腺激素的影响　甲状腺激素能诱导细胞膜上 Na$^+$、K$^+$—ATP 酶的生成,从而加速 ATP 的分解,使 ADP 浓度升高,促进氧化磷酸化过程。甲状腺功能亢进的病人,体内甲状腺激素水平较高,因此 ATP 的分解与生成都增强,导致机体耗氧量和产热量增加。因此,病人

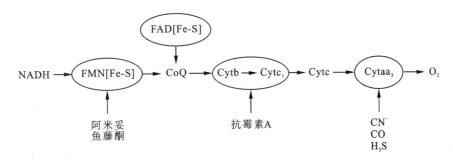

图 18 – 9　呼吸链抑制剂对呼吸链的抑制部位

基础代谢率升高，并出现食欲亢进、怕热、多汗等症状。

四、ATP 的利用、转化和储存

（一）ATP 的利用

水解时所释放的能量大于 20 kJ/mol 的化学键，称为高能键，用 ~ 表示。含有高能键的化合物称为高能化合物。体内的高能键主要是高能磷酸键，用 ~ P 表示。含有 ~ P 的化合物称为高能磷酸化合物，体内高能磷酸化合物很多，如 ATP 等各种三磷酸核苷和 ADP 等各种二磷酸核苷，以及 1,3 – 二磷酸甘油酸、磷酸烯醇式丙酮酸、磷酸肌酸等都属于高能磷酸化合物。ATP 水解生成 ADP 和无机磷酸时或 ADP 水解生成 AMP 和无机磷酸时，都可释放 30.5 kJ/mol 能量，机体主要以前一种方式获得可利用的能量。此外，体内还有含高能硫酯键的高能化合物，如乙酰 CoA、琥珀酰 CoA、脂酰 CoA 等。

生物氧化的主要生理意义就是为机体的各种生理活动提供能量。在生物氧化过程中释放的能量大约 60% 是以热能的形式散发，这种能量只能用于维持体温，不能为生理活动所利用；大约 40% 的能量以化学能的形式储存在高能化合物的高能键中，当高能键水解断裂时再将这些能量释放出来供机体利用。体内最重要的高能化合物是 ATP，它是机体生命活动的直接供能物质。

ATP 的生成可以将营养物质氧化时释放的能量以化学能的形式储存起来，成为机体可利用的能量形式。当机体需要时，ATP 水解成 ADP，再将这些能量释放出来以满足各种需能活动。ADP 又可通过底物水平磷酸化和氧化磷酸化作用重新获得高能磷酸键而生成 ATP。

$$ADP + Pi \underset{能量}{\overset{能量}{\rightleftharpoons}} ATP$$

（二）ATP 的转化

ATP 虽然是体内多种生理活动的直接供能物质，但有些代谢过程却是由其他三磷酸核苷来供能的。如糖原合成需要由 UTP 供能；磷脂合成需要 CTP 供能；蛋白质合成需要 GTP 供能。这些三磷酸核苷中的高能磷酸键不是在生物氧化中生成的，而是由 ATP 提供的。

$$\left.\begin{matrix} UDP \\ CDP \\ GDP \end{matrix}\right\} \xrightarrow[核苷二磷酸激酶]{ATP \quad ADP} \left\{\begin{matrix} UTP \\ CTP \\ GTP \end{matrix}\right.$$

（三）ATP 的储存

机体在安静状态下耗能较少时，ATP 供过于求，ATP 分子中的高能磷酸键在肌酸磷酸激酶（CPK）的催化下转移给肌酸（C）生成磷酸肌酸（C ～ P）而储存。

$$ATP + C \xrightarrow{CPK} C \sim P + ADP$$

磷酸肌酸在脑和肌肉组织中含量较多，是这些组织贮能的一种形式。但磷酸肌酸所含的高能键不能直接被机体所利用。当脑或肌肉组织耗能增加时，ATP 减少，ADP 增多，磷酸肌酸又可将高能磷酸键转移给 ADP 生成 ATP 再被利用。

由此可见，体内能量的释放、利用、转移和储存都是以 ATP 为中心，通过 ATP 与 ADP 的相互转变来完成的（图 18 – 10）。

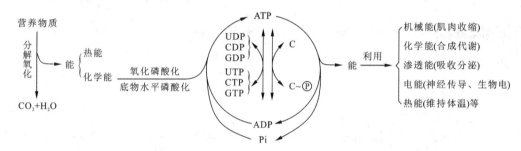

图 18 – 10　体内能量的释放、利用、转移和储存

小　结

营养物质在体内彻底氧化生成二氧化碳和水并释放能量的过程称为生物氧化。本章主要围绕生物氧化中 CO_2、H_2O、ATP 的生成来叙述。CO_2 的生成来自于有机酸的脱羧；代谢物脱下的氢经呼吸链传递给氧生成 H_2O；通过底物水平磷酸化和氧化磷酸化两种方式产生 ATP。

线粒体是机体能量代谢的中心，因为机体产能的主要结构——呼吸链存在于线粒体内膜上。呼吸链是指一系列递氢体和递电子体按一定顺序排列在线粒体内膜上构成一个链式反应体系，这个体系与细胞利用氧的呼吸过程密切相关，故称为呼吸链，也称电子传递链。线粒体内重要的呼吸链有两条，即 NADH 氧化呼吸链和 $FADH_2$ 氧化呼吸链。代谢物脱下的氢进入哪条呼吸链，取决于催化代谢物脱氢的酶。如果是由以 NAD^+ 为辅酶的脱氢酶催化，脱下的氢由 NAD^+ 接受进入 NADH 氧化呼吸链氧化；如果是由以 FAD 为辅基的脱氢酶所催化，脱下的氢则由 FAD 接受进入 $FADH_2$ 氧化呼吸链氧化。NADH 氧化呼吸链是线粒体中的主要呼吸链。

含有高能键的化合物称为高能化合物，体内最重要的高能化合物是 ATP，ATP 也是为机体供能的主要形式。体内 ATP 的生成有底物水平磷酸化和氧化磷酸化两种方式。底物水平磷酸化是指将底物分子中的高能键直接转移给 ADP 生成 ATP 的过程。氧化磷酸化是指代谢物脱下的氢经线粒体呼吸链氧化生成水的过程中伴有能量释放，所释放的能量可使 ADP 磷酸化生成 ATP。氧化磷酸化是体内生成 ATP 的主要方式。在 NADH 氧化呼吸链中氧化磷酸化的偶联部位有 3 个，每 2H 经这条呼吸链氧化可生成 3 分子 ATP；而在 $FADH_2$ 氧化呼吸链中偶联部位只有 2 个,因此每 2H 经 $FADH_2$ 氧化呼吸链氧化,只能生成 2 分子 ATP。影响氧化磷酸化速度的主要因素是 ADP 浓度,此外还受某些抑制剂及甲状腺激素的影响。

生成 ATP 的主要意义就是将营养物质氧化时所释放的能量以化学能形式储存起来,成为机体可利用的能量形式。糖原合成、磷脂合成、蛋白质合成时还分别需要 UTP、CTP 和 GTP 供能,ATP 可将其高能键转移给 UDP、CDP 及 GDP,生成 UTP、CTP 和 GTP。当机体在安静状态下,ATP 供过于求时,其分子中的高能磷酸键可转移给肌酸生在磷酸肌酸而储存。生物氧化过程中能量的生成、利用、转移及储存都是以 ATP 为中心,通过 ATP 与 ADP 的相互转变来实现的。

（余庆皋）

习　题

一、填空题

1. 代谢物脱下的氢由 FAD 接受,进入＿＿＿＿＿＿氧化呼吸链;代谢物脱下的氢由 NAD^+ 接受,进入＿＿＿＿＿＿氧化呼吸链。

2. 生物氧化中产生的 CO_2 来自＿＿＿＿＿＿;代谢物脱下的氢经＿＿＿＿＿＿传递与＿＿＿＿＿＿结合生成 H_2O ;ATP 的生成有＿＿＿＿＿＿和＿＿＿＿＿＿两种方式。

3. 1 分子 NADH 经呼吸链氧化可产生＿＿＿＿＿＿分子 ATP;1 分子 $FADH_2$ 经呼吸链氧化可产生＿＿＿＿＿＿分子 ATP。

4. NADH 氧化呼吸链中偶联部位有＿＿＿＿＿＿个;$FADH_2$ 氧化呼吸链中偶联部位有＿＿＿＿＿＿个。

二、名词解释

1. 生物氧化　　2. 呼吸链　　3. 氧化磷酸化　　4. 底物磷酸化

三、问答题

绘出 NADH 氧化呼吸链和 $FADH_2$ 氧化呼吸链递氢及递电子过程。

第十九章

糖代谢

第一节 概 述

一、糖的生理功能

糖的主要生理功能有以下四个方面。

（一）氧化供能

生命活动需要能量，糖是最主要的能源物质。人体所需能量的50%~70%来自糖的氧化分解，每克葡萄糖彻底氧化可释放16.7 kJ(4 kcal)的能量，其中约40%用于合成 ATP 等高能化合物，其余的以热能形式散发用于维持体温。

（二）储存能量

糖原是糖的储存形式，也是机体储存能量的重要方式。当机体需要时，肝糖原分解及肌糖原经乳酸循环均可有效地维持血糖浓度，保证重要生命器官的能量供应。

（三）构成组织细胞的基本成分

糖是体内重要的结构物质，如核糖与脱氧核糖是核酸的组成成分；糖与脂类结合形成糖脂，糖还与蛋白质结合成糖蛋白。糖脂与糖蛋白不仅是构成生物膜和神经组织及结缔组织的基本成分，而且其糖链部分还参与细胞间的识别、信息传递、免疫等过程。

（四）转变成其他物质

糖在体内极易变成脂肪酸和甘油，进而合成脂肪；糖也可转变成某些氨基酸以供机体合成蛋白质所需；糖还可转变成胆固醇、葡萄糖醛酸等物质。

二、糖的代谢概况

食物中糖主要是多糖淀粉，先后在唾液和胰液中的淀粉酶、糊精酶及麦芽糖酶的作用下被完全水解成单糖葡萄糖，在小肠上段被吸收。葡萄糖经门静脉入肝，其中一部分在肝进行代谢，另一部分则经肝静脉入血循环，运输到全身各组织。葡萄糖在肝脏大部分用于合成肝糖原；一部分或氧化分解供给肝本身活动所需的能量，或转化为脂肪、氨基酸等物质。空腹或饥饿时肝糖原又可分解成葡萄糖释放入血以补充血糖，维持血糖浓度的相对恒定。进入血循环的葡萄糖在流经各组织时，被组织细胞摄取利用可氧化供能，也可转变为脂肪、氨基酸，还可转变为糖原储备，其中以肌糖原最多。肌糖原不能直接分解成葡萄糖，但肌肉是人体耗能最多的组织，当剧烈运动时，肌糖原经无氧分解产生乳酸，大部分乳酸经血液循环回到肝脏可重新转变成糖原或葡萄糖，葡萄糖又可经血循环到肌组织中再合成糖原，该过程称为乳酸循环。因此,肌糖原对血糖浓度起间接调节作用。

糖代谢是指葡萄糖在体内所发生的一系列酶促反应,糖的分解代谢主要用以完成能量供应任务,而糖原的合成与分解主要用以协调糖的储存和利用及维持血糖浓度的恒定。

第二节 糖的分解代谢

糖在体内的分解代谢途径主要有三条:①机体在缺氧情况下,糖分解产能的途径——糖酵解;②机体在氧供应充足的情况下,糖分解产能的途径——糖的有氧氧化;③磷酸戊糖途径。

一、糖酵解

(一)糖酵解的概念
体内葡萄糖或糖原在氧供应不足的情况下,分解为乳酸的过程称为糖酵解。
(二)糖酵解反应过程
糖酵解在全身各组织细胞的胞液中均可进行,依其反应特点可分成3个阶段:
第一阶段是活化裂解阶段,葡萄糖裂解为2分子磷酸丙糖。第二阶段是产能阶段,磷酸丙糖经一系列反应转变为丙酮酸。第三阶段是丙酮酸加氢还原为乳酸。
1. 活化裂解阶段 葡萄糖在己糖激酶催化下,由ATP提供磷酸基团和能量生成6-磷酸葡萄糖,该过程为葡萄糖的活化。己糖激酶是糖酵解的关键酶。关键酶是指催化代谢途径中不可逆反应步骤,起着调控代谢通路的闸门作用的酶,其活性受到变构剂和激素的调节。

糖原进行糖酵解时,首先在磷酸化酶催化下生成1-磷酸葡萄糖,后者在磷酸葡萄糖变位酶催化下生成6-磷酸葡萄糖,此过程不需要消耗ATP。

6-磷酸葡萄糖在磷酸己糖异构酶催化下,发生异构反应生成6-磷酸果糖,然后在磷酸果糖激酶作用下,由ATP提供磷酸基生成1,6-二磷酸果糖。磷酸果糖激酶是糖酵解途径中的第二个关键酶。从上述反应表明从1分子葡萄糖开始反应消耗2分子ATP;而从糖原开始则只消耗1分子ATP。1,6-二磷酸果糖经醛缩酶的催化,裂解为2分子磷酸丙糖,即3-磷酸甘油醛和磷酸二羟丙酮,二者是同分异构体,在磷酸丙糖异构酶催化下,可以互相转变。由于3-磷酸甘油醛可继续氧化分解移去,故磷酸二羟丙酮可以全部经异构转变为3-磷酸甘油醛。所以这一阶段可以看成一分子葡萄糖转变成2分子3-磷酸甘油醛。

2.氧化产能阶段　3-磷酸甘油醛在3-磷酸甘油醛脱氢酶催化下,脱氢氧化的同时被磷酸化生成含有高能磷酸键的1,3-二磷酸甘油酸,此反应以NAD^+为受氢体。1,3-二磷酸甘油酸再经磷酸甘油酸激酶催化,将高能键转移给ADP形成ATP,而本身转变为3-磷酸甘油酸。

3-磷酸甘油酸在变位酶的作用下形成2-磷酸甘油酸。2-磷酸甘油酸经烯醇化酶作用脱水形成含有高能键的磷酸烯醇式丙酮酸。磷酸烯醇式丙酮酸在丙酮酸激酶催化下将高能键转移给ADP生成ATP和烯醇式丙酮酸,后者自发转变为丙酮酸。丙酮酸激酶是糖酵解途径中又一关键酶。氧化产能阶段以底物水平磷酸化方式共生成4分子ATP。

3.丙酮酸还原成乳酸　在乳酸脱氢酶的催化下由辅酶$NADH + H^+$作为供氢体(来源于3-磷酸甘油醛的脱氢反应),丙酮酸还原生成乳酸,所生成NAD^+可接受3-磷酸甘油醛脱下的氢转变成$NADH + H^+$,这样就可以保证糖酵解途径在缺氧情况下不断地进行。

糖酵解途径归纳于图 19 - 1。

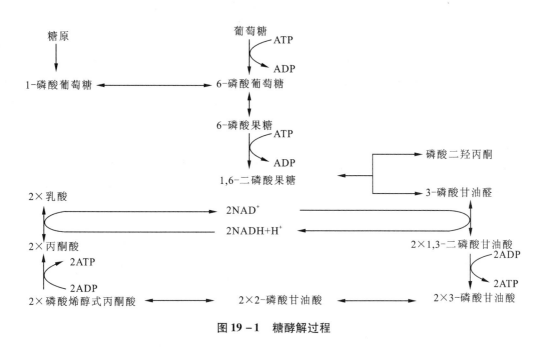

图 19 - 1　糖酵解过程

（三）糖酵解的生理意义

1. 糖酵解是机体在缺氧情况下获得能量的重要方式。1 分子葡萄糖经糖酵解可净生成 2 分子 ATP，若从糖原开始，则净生成 3 分子 ATP。在生理性缺氧情况下，如剧烈运动时，肌肉处于相对缺氧状态，则糖酵解加强以补充运动所需的能量。在病理性缺氧情况下，如心衰、呼吸障碍、大失血等造成机体缺氧时，也通过加强糖酵解来满足能量需求。但糖酵解过度，会使乳酸堆积而发生酸中毒。

2. 成熟红细胞因无线粒体，则仅靠糖酵解获得能量。某些组织细胞如视网膜、睾丸、白细胞、肿瘤细胞等即使在有氧条件下仍以糖酵解为主获得能量。

二、糖的有氧氧化

（一）有氧氧化的概念

葡萄糖或糖原在有氧条件下彻底氧化生成 CO_2 和 H_2O 并释放大量能量的过程，称为糖的有氧氧化。

（二）有氧氧化的反应过程

糖的有氧氧化分三个阶段进行：①葡萄糖或糖原转变为丙酮酸；②丙酮酸进入线粒体，生成乙酰辅酶 A；③ 乙酰辅酶 A 进入三羧酸循环彻底氧化。

1. 丙酮酸的生成　此阶段的反应步骤与糖酵解相同，在胞液中进行。所不同的是生成的 $NADH + H^+$ 不参与丙酮酸还原为乳酸的反应，而是经 NADH 氧化呼吸链氧化成水，并生成 ATP。

2. 丙酮酸氧化脱羧生成乙酰辅酶 A　丙酮酸由胞液进入线粒体，在丙酮酸脱氢酶复合体催化下进行氧化脱羧，并与辅酶 A 结合生成乙酰辅酶 A，此反应不可逆。其总反应如下：

$$CH_3COCOOH+HSCoA \xrightarrow[\text{丙酮酸脱氢酶复合体}]{NAD^+ \quad NADH+H^+} CH_3CO{\sim}SCoA+CO_2$$

丙酮酸 乙酰 CoA

此多酶复合体是由丙酮酸脱氢酶、二氢硫辛酸转乙酰基酶、二氢硫辛酸脱氢酶和 5 种辅酶组成。焦磷酸硫胺素(TPP)是丙酮酸脱氢酶的辅酶,含维生素 B_1;硫辛酸及辅酶 A 是二氢硫辛酸转乙酰基酶的辅酶,辅酶 A 含泛酸;FAD 及 NAD^+ 是二氢硫辛酸脱氢酶的辅酶,FAD 含维生素 B_2、NAD^+ 含维生素 PP。

3. 乙酰 CoA 进入三羧酸循环 三羧酸循环又称柠檬酸循环。循环是在线粒体内由草酰乙酸与乙酰 CoA 缩合成含有 3 个羧基的柠檬酸开始,经历 4 次脱氢和 2 次脱羧反应后,又以草酰乙酸的再生成结束。每一次循环相当于 1 个乙酰基被氧化。三羧酸循环的全过程如图 19 – 2 所示。

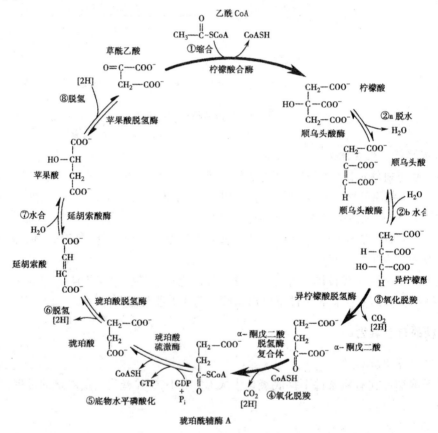

图 19 – 2 三羧酸循环

(1) 柠檬酸的生成 乙酰 CoA 和草酰乙酸在柠檬酸合酶催化下,缩合成含三个羧基的柠檬酸并释放 CoA。反应所需能量来自乙酰 CoA 的高能硫酯键水解。这是三羧酸循环的第一个不可逆反应,柠檬酸合酶是三羧酸循环中的关键酶。

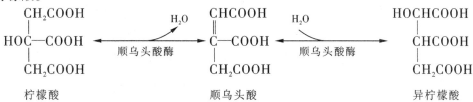

乙酰CoA　　　　草酰乙酸　　　　　　　　　　　柠檬酸

（2）异柠檬酸的生成　由顺乌头酸酶催化，柠檬酸先脱水生成顺乌头酸，然后再加水生成异柠檬酸。

$$\underset{\text{柠檬酸}}{\overset{\text{CH}_2\text{COOH}}{\underset{\text{CH}_2\text{COOH}}{\text{HOC—COOH}}}} \underset{\text{顺乌头酸酶}}{\overset{\text{H}_2\text{O}}{\rightleftharpoons}} \underset{\text{顺乌头酸}}{\overset{\text{CHCOOH}}{\underset{\text{CH}_2\text{COOH}}{\overset{\parallel}{\text{C—COOH}}}}} \underset{\text{顺乌头酸酶}}{\overset{\text{H}_2\text{O}}{\rightleftharpoons}} \underset{\text{异柠檬酸}}{\overset{\text{HOCHCOOH}}{\underset{\text{CH}_2\text{COOH}}{\text{CHCOOH}}}}$$

（3）异柠檬酸氧化脱羧　由异柠檬酸脱氢酶催化下，异柠檬酸脱氢脱羧转变成 α – 酮戊二酸，辅酶 NAD^+ 接受氢成为 $NADH+H^+$。此反应不可逆，异柠檬酸脱氢酶是三羧酸循环的关键酶。

$$\underset{\text{异柠檬酸}}{\overset{\text{HOCHCOOH}}{\underset{\text{CH}_2\text{COOH}}{\text{CHCOOH}}}} \xrightarrow[\text{异柠檬酸脱氢酶}]{\overset{NAD^+\quad CO_2\quad NADH+H^+}{\curvearrowright}} \underset{\alpha\text{-酮戊二酸}}{\overset{\text{COCOOH}}{\underset{\text{CH}_2\text{COOH}}{\text{CH}_2}}}$$

（4）α – 酮戊二酸氧化脱羧　α – 酮戊二酸在 α – 酮戊二酸脱氢酶复合体催化下生成琥珀酰 CoA 和 CO_2。反应不可逆，这也是一个关键步骤，该酶是关键酶。此过程类似丙酮酸氧化脱羧过程，其复合体组成也类似丙酮酸脱氢酶复合体。

$$\underset{\alpha\text{-酮戊二酸}}{\overset{\text{COCOOH}}{\underset{\text{CH}_2\text{COOH}}{\text{CH}_2}}} \xrightarrow[\alpha\text{-酮戊二酸脱氢酶复合体}]{\overset{NAD^+HSCoA\quad CO_2\quad NADH+H^+}{\curvearrowright}} \underset{\text{琥珀酰CoA}}{\overset{\text{CH}_2\text{CO~SCoA}}{\underset{\text{CH}_2\text{COOH}}{}}}$$

（5）琥珀酸的生成　在琥珀酸硫激酶催化下，琥珀酰 CoA 将高能键的能量转移给 GDP 生成 GTP，自身转变成琥珀酸，这是三羧酸循环中唯一的底物水平磷酸化生成 ATP 步骤。GTP 能把高能键转移给 ADP，生成 ATP。

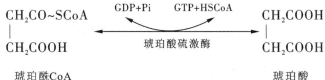

琥珀酰CoA　　　　　　　　　　　　　　琥珀酸

（6）琥珀酸氧化生成延胡索酸　琥珀酸在琥珀酸脱氢酶作用下，脱氢氧化生成延胡索酸。琥珀酸脱氢酶的辅基是 FAD，接受琥珀酸脱下的氢生成 $FADH_2$。

$$\underset{\text{琥珀酸}}{\overset{\displaystyle CH_2COOH}{\underset{\displaystyle |}{\overset{\displaystyle |}{CH_2COOH}}}} \xrightleftharpoons[\text{琥珀酸脱氢酶}]{FAD \qquad FADH_2} \underset{\text{延胡索酸}}{\overset{\displaystyle CHCOOH}{\underset{\displaystyle \|}{HCCOOH}}}$$

（7）延胡索酸加水成为苹果酸　延胡索酸经延胡索酸酶催化加水转变为苹果酸。

$$\underset{\text{延胡索酸}}{\overset{\displaystyle CHCOOH}{\underset{\displaystyle \|}{HCCOOH}}} \xrightarrow[\text{延胡索酸酶}]{H_2O} \underset{\text{苹果酸}}{\overset{\displaystyle CH(OH)COOH}{\underset{\displaystyle |}{CH_2COOH}}}$$

（8）苹果酸氧化为草酰乙酸　苹果酸脱氢酶的辅酶是 NAD^+，接受苹果酸脱下的氢还原成 $NADH + H^+$，苹果酸则氧化成草酰乙酸完成一次三羧酸循环。

$$\underset{\text{苹果酸}}{\overset{\displaystyle CH(OH)COOH}{\underset{\displaystyle |}{CH_2COOH}}} \xrightleftharpoons[\text{苹果酸脱氢酶}]{NAD^+ \qquad NADH+H^+} \underset{\text{草酰乙酸}}{\overset{\displaystyle COCOOH}{\underset{\displaystyle |}{CH_2COOH}}}$$

（三）三羧酸循环的特点

1. 三羧酸循环是机体主要的产能途径　一次三羧酸循环有四次脱氢反应，共生成 3 分子 $NADH + H^+$ 和 1 分子 $FADH_2$ 进入呼吸链经氧化磷酸化可生成 11 分子 ATP；一次底物水平磷酸化生成 1 分子 ATP，所以一次三羧酸循环共生成 12 分子 ATP。

2. 三羧酸循环是单向反应体系　三羧酸循环中的柠檬酸合酶、异柠檬酸脱氢酶、α - 酮戊二酸脱氢酶系是该代谢途径的关键酶，关键酶所催化的是单向不可逆反应，所以三羧酸循环是不能逆转的。

3. 草酰乙酸的补充　草酰乙酸能够通过丙酮酸羧化得到补充，以维持三羧酸循环的连续性。催化这一反应的酶是丙酮酸羧化酶，辅酶是生物素。

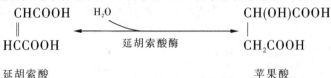

（四）糖有氧氧化的生理意义

1. 糖有氧氧化是体内产能的主要途径　1 分子葡萄糖在体内彻底氧化生成 CO_2 和 H_2O 时，可净生成 38 分子（或 36 分子）ATP，在一般生理条件下，体内大多数组织细胞皆从糖的有氧氧化获得能量。其产能情况详见表 19 - 1。

2. 三羧酸循环是糖、脂肪和蛋白质在体内彻底氧化的共同途径　乙酰 CoA 不仅来自糖，也来自脂肪及某些氨基酸，故三大营养物质均能以乙酰 CoA 的形式进入此循环被彻底氧化。

3. 三羧酸循环是糖、脂肪和氨基酸代谢联系的枢纽　如糖代谢的中间产物丙酮酸、α - 酮戊二酸及草酰乙酸通过氨基化可分别生成丙氨酸、谷氨酸和天冬氨酸。糖代谢中间产物乙酰 CoA 是合成脂肪酸的原料。脂肪代谢的中间产物甘油与脂肪酸都可进入三羧酸循环氧化。

氨基酸代谢的产物 α – 酮酸也可转变为糖。故糖、脂肪与氨基酸能通过三羧酸循环途径中的中间产物互相转变。

4. 三羧酸循环的中间成分可用于重要物质的合成　如琥珀酰 CoA 参与血红素的合成。

表 19 – 1　葡萄糖有氧氧化生成 ATP 统计

	反　　应	辅酶	ATP 数
第一阶段	葡萄糖→6 – 磷酸葡萄糖		– 1
	6 – 磷酸果糖→1,6 – 二磷酸果糖		– 1
	2 × 3 – 磷酸甘油醛→2 × 1,3 – 二磷酸甘油酸	NAD$^+$	2 × 3 或 2 × 2*
	2 × 1,3 – 二磷酸甘油酸→2 × 3 – 磷酸甘油酸		2 × 1
	2 × 磷酸烯醇式丙酮酸→2 × 丙酮酸		2 × 1
第二阶段	2 × 丙酮酸→2 × 乙酰辅酶 A	NAD$^+$	2 × 3
第三阶段	2 × 异柠檬酸→2 × α – 酮戊二酸	NAD$^+$	2 × 3
	2 × α – 酮戊二酸→2 × 琥珀酰 CoA	NAD$^+$	2 × 3
	2 × 琥珀酰 CoA→2 × 琥珀酸		2 × 1
	2 × 琥珀酸→2 × 延胡索酸	FAD	2 × 2
	2 × 苹果酸→2 × 草酰乙酸	NAD$^+$	2 × 3
	净生成 ATP 数		38（或 36）

注：* 　NADH + H$^+$ 经苹果酸穿梭进入线粒体产生 3 个 ATP；如经磷酸甘油穿梭进入线粒体，则产生 2 个 ATP。

三、磷酸戊糖途径

糖酵解与有氧氧化虽是体内糖分解代谢的主要途径，但在肝、脂肪组织、红细胞、肾上腺皮质、性腺等组织中还存在磷酸戊糖途径。此反应过程均在胞液中进行。

（一）反应过程

磷酸戊糖途径分为两个阶段进行。第一阶段是氧化生成磷酸戊糖；第二阶段是基团转移反应。

1. 第一阶段　磷酸戊糖途径的起始物是 6 – 磷酸葡萄糖，它在 6 – 磷酸葡萄糖脱氢酶及 6 – 磷酸葡萄糖酸脱氢酶（辅酶均是 NADP$^+$）作用下，经 2 次脱氢和 1 次脱羧反应，6 – 磷酸葡萄糖转变为 5 – 磷酸核酮糖并生成 2 分子 NADPH + H$^+$ 和 1 分子 CO_2。6 – 磷酸葡萄糖脱氢酶是此途径的限速酶。

5 – 磷酸核酮糖在不同酶的催化下，可以转变为 5 – 磷酸木酮糖及 5 – 磷酸核糖。

2. 第二阶段　第一阶段生成的 5 – 磷酸核糖是合成核酸的原料，超过核酸生物合成需要的 5 – 磷酸核糖经过一系列的反应代谢生成 6 – 磷酸果糖及 3 – 磷酸甘油醛，二者均可进入糖酵解或有氧氧化途径继续代谢。

可见磷酸戊糖途径、糖酵解与有氧氧化是互相联系的，如图 19 – 4 所示。

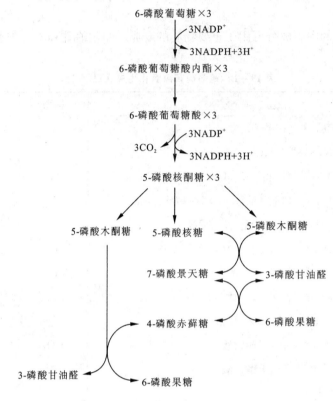

图 19 – 3 磷酸戊糖途径示意意图

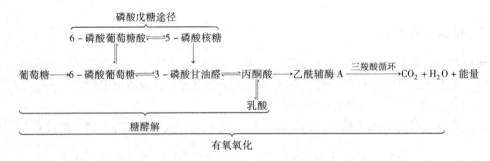

图 19 – 4 磷酸戊糖途径与糖酵解及有氧氧化的相互联系

（二）生理意义

磷酸戊糖途径的主要生理意义是提供 NADPH 及磷酸戊糖。

1. NADPH 的作用

（1）作为供氢体，为体内脂肪酸、胆固醇及类固醇激素的生物合成提供氢。故磷酸戊糖途径在脂肪酸及固醇类化合物合成旺盛的组织中很活跃。

（2）NADPH 是谷胱甘肽还原酶的辅酶。对维持细胞中还原型谷胱甘肽（G – SH）的正常含量具有重要作用。G – SH 可保护巯基酶、膜蛋白、血红蛋白上的巯基免遭氧化，从而保护红细胞的完整性。6 – 磷酸葡萄糖脱氢酶缺陷的病人，因 NADPH 缺乏，G – SH 含量减少，在某些因素诱发下则易发生溶血。

（3）NADPH 作为供氢体，参与体内激素、药物、毒物的生物转化过程。

2.磷酸戊糖途径是体内唯一生成 5 - 磷酸核糖的途径，为机体合成核苷酸及核酸提供原料。在核酸及蛋白质合成旺盛的组织中，此代谢途径也比较活跃。

第三节 糖原的合成与分解

糖原是葡萄糖在体内的储存形式，是以葡萄糖为单位通过 $\alpha - 1,4 -$ 糖苷键相连接成直链，由 $\alpha - 1,6 -$ 糖苷键相连接产生分支的多糖。体内大多数组织中都含有糖原，但以肝脏和肌肉中含量最多，肝糖原约 100 g，肌糖原约 250 g。糖原在体内储存虽少，但它是体内可迅速动用的糖的储备物质。

一、糖原的合成

由单糖（葡萄糖、果糖或半乳糖等）合成糖原的过程称为糖原的合成。整个反应过程在细胞液中进行。

葡萄糖合成糖原包括四步反应。

（1）葡萄糖磷酸化

$$葡萄糖 + ATP \xrightarrow{\text{己糖激酶}} 6 - 磷酸葡萄糖 + ADP$$

（2）生成 1 - 磷酸葡萄糖

$$6 - 磷酸葡萄糖 \xrightarrow{\text{磷酸葡萄糖变位酶}} 1 - 磷酸葡萄糖$$

（3）生成尿苷二磷酸葡萄糖（UDPG）

$$1 - 磷酸葡萄糖 + UTP \xrightarrow{\text{UDPG 焦磷酸化酶}} UDPG + PPi$$

（4）合成糖原

$$糖原引物（Gn） + UDPG \xrightarrow{\text{糖原合成酶}} 糖原（Gn + 1） + UDP$$

糖原的合成是消耗能量的过程，除消耗 ATP 外，还需有 UTP 参加。糖原分子每增加 1 个葡萄糖单位需要消耗 2 个高能磷酸键，即相当于 2 分子 ATP。糖原合成酶是糖原合成的关键酶。

二、糖原的分解

糖原分解成葡萄糖的过程称为糖原分解。其过程并非糖原合成的逆过程，反应过程如下：

（1）1 - 磷酸葡萄糖的生成

$$糖原（Gn） + Pi \xrightarrow{\text{磷酸化酶}} 糖原（G_{n-1}） + 1 - 磷酸葡萄糖$$

（2）6 - 磷酸葡萄糖的生成

$$1 - 磷酸葡萄糖 \xrightarrow{\text{磷酸葡萄糖变位酶}} 6 - 磷酸葡萄糖$$

（3）水解成葡萄糖

$$6 - 磷酸葡萄糖 + H_2O \xrightarrow{\text{葡萄糖 - 6 - 磷酸酶}} 葡萄糖 + Pi$$

磷酸化酶是糖原分解的关键酶。肝及肾中存在着葡萄糖–6–磷酸酶，能水解6–磷酸葡萄糖生成葡萄糖，肝糖原分解后能迅速补充血糖。由于肌组织缺乏葡萄糖–6–磷酸酶，肌糖原分解为6–磷酸葡萄糖后，不能直接转变成葡萄糖，只能经过糖酵解生成乳酸再经糖异生作用转变成葡萄糖。

三、糖原合成和分解的生理意义

糖原合成和分解对维持血糖浓度的相对恒定起了重要的作用。饭后，从肠道吸收的大量葡萄糖进入血液使血糖升高，通过糖原的合成使血糖很快降至正常浓度，不至于从尿中排出而浪费。空腹时，血糖被各组织利用而下降，肝糖原则及时分解，使血糖不会低于正常浓度，从而保证重要器官的能量供应。

第四节　糖异生

糖异生是指非糖物质转变为葡萄糖或糖原的过程。能转变为糖的非糖物质主要是生糖氨基酸、乳酸、甘油等。在生理情况下，肝是糖异生的主要器官，其次为肾。长期饥饿时，肾脏糖异生加强。

一、糖异生途径

糖异生途径基本上是糖酵解的逆反应过程。糖酵解途径大多数反应步骤是可逆的，但由己糖激酶、磷酸果糖激酶和丙酮酸激酶催化的反应不可逆，所以糖异生途径中必须由另外的酶催化才能通过这三步不可逆反应。

（一）丙酮酸羧化支路

丙酮酸不能直接逆转为磷酸烯醇式丙酮酸。但在丙酮酸羧化酶的催化下丙酮酸可以生成草酰乙酸，然后经磷酸烯醇式丙酮酸羧激酶作用，草酰乙酸脱羧基并从 GTP 获得磷酸基生成磷酸烯醇式丙酮酸，此过程称为丙酮酸羧化支路。

$$
\begin{array}{ccc}
\text{COOH} & \text{COOH} & \text{COOH} \\
| & | & | \\
\text{C}=\text{O} & \text{C}=\text{O} & \text{C}-\text{O}\sim\circledP \\
| & | & \| \\
\text{CH}_3 & \text{CH}_2\text{COOH} & \text{CH}_2
\end{array}
$$

丙酮酸　　　　　　　　　草酰乙酸　　　　　　　磷酸烯醇式丙酮酸

丙酮酸 $\xrightarrow[\text{丙酮酸羧化酶}]{\text{ATP}\quad CO_2\quad \text{ADP+Pi}}$ 草酰乙酸 $\xrightarrow[\text{磷酸烯醇式丙酮酸羧激酶}]{\text{GTP}\quad \text{GDP}\quad CO_2}$ 磷酸烯醇式丙酮酸

（二）1,6–二磷酸果糖转变成6–磷酸果糖

1,6–二磷酸果糖在果糖二磷酸酶的催化下水解生成6–磷酸果糖。

$$1,6\text{–二磷果糖} + H_2O \xrightarrow{\text{果糖二磷酸酶}} 6\text{–磷酸果糖} + Pi$$

（三）6–磷酸葡萄糖水解生成葡萄糖

在葡萄糖–6–磷酸酶催化下，6–磷酸葡萄糖水解为葡萄糖。

$$6\text{–磷酸葡萄糖} + H_2O \xrightarrow{\text{葡萄糖–6–磷酸酶}} \text{葡萄糖} + Pi$$

丙酮酸羧化酶、磷酸烯醇式丙酮酸羧激酶、果糖二磷酸酶和葡萄糖–6–磷酸酶是糖异生途径的关键酶。它们主要存在肝和肾皮质，所以其他组织和器官不能进行糖异生作用。糖

异生过程见图 19 –5。

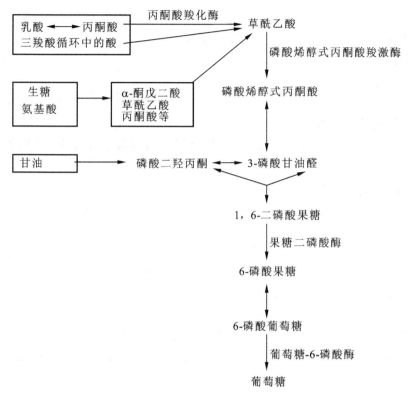

图 19 –5 糖异生过程

二、糖异生的生理意义

（一）饥饿情况下维持血糖浓度恒定

人体储备糖原的能力有限，在饥饿时，靠肝糖原分解葡萄糖仅能维持血糖浓度 8 ~ 12 小时，此后机体主要依靠糖异生来维持血糖浓度恒定，这对保证脑组织及红细胞执行正常功能有重要意义。

（二）有利于乳酸的利用

剧烈运动时，肌糖原经糖酵解生成大量乳酸，由血液运输至肝，进行糖异生作用转变成肝糖原或葡萄糖，这对于回收乳酸分子中的能量、更新肝糖原、防止发生因乳酸堆积引起的代谢性酸中毒有重要意义。

第五节 血 糖

血液中的葡萄糖称为血糖。正常人空腹血糖浓度为 3.9 ~ 6.1 mmol/L（葡萄糖氧化酶法）。血糖浓度的相对恒定，是机体对血糖的来源与去路进行精细调节，使之维持动态平衡的结果。

一、血糖的来源与去路

（一）血糖的来源

血糖的来源主要包括：①食物糖类的消化吸收；②肝糖原分解生成葡萄糖释放入血；③饥饿时非糖物质的糖异生作用。

（二）血糖的去路

血糖的去路主要包括：①氧化分解供应能量；②合成糖原储存；③转变为其他物质，血糖可转变为脂肪及某些非必需氨基酸，还可转变为其他单糖及衍生物，如核糖、葡萄糖醛酸等；④随尿排出，血糖浓度大于 8.8 mmol/L（肾糖阈），超过肾小管对糖的重吸收能力时，糖可随尿排出。

二、血糖浓度调节

（一）肝对血糖浓度的调节

肝对血糖浓度的稳定具有重要作用。当餐后血糖浓度升高时，肝糖原合成增加，而使血糖水平不至过度升高；空腹时肝糖原分解加强，用以补充血糖浓度；饥饿或禁食情况下，肝的糖异生作用加强，以有效地维持血糖浓度。

（二）激素对血糖的调节

调节血糖激素分为两类：胰岛素是唯一降低血糖的激素；升高血糖的激素有肾上腺素、胰高血糖素、糖皮质激素和生长素。现将各种激素调节糖代谢的机制列于表 19 – 2。

表 19 – 2　　激素对血糖的调节机制

激素		调节血糖浓度的机制
降低血糖的激素	胰岛素	1. 增加组织细胞对葡萄糖的通透性，促进糖进入细胞内氧化分解 2. 促进糖原的合成 3. 抑制糖异生 4. 促进糖转变成脂肪
升高血糖的激素	胰高血糖素	1. 促进肝糖原分解成葡萄糖 2. 促进糖异生
	肾上腺素	1. 促进肝糖原、肌糖原分解 2. 促进糖异生
	糖皮质激素	1. 抑制肌肉和脂肪组织利用葡萄糖 2. 增强肝外组织蛋白分解成氨基酸，促进糖异生作用
	生长素	1. 促进糖异生 2. 抑制肌肉和脂肪组织利用葡萄糖

三、低血糖和高血糖

（一）低血糖

血糖浓度低于 3.3 mmol/L 时的代谢状态称低血糖。此时脑组织对低血糖出现反应，表现为头昏、心悸、出冷汗及饥饿感等症状，严重时发生低血糖昏迷。如及时静脉输入葡萄糖，症状能够缓解。引起低血糖的原因有：①饥饿时间过长或持续地剧烈运动；②胰腺 β – 细胞器质性病变；③严重肝疾患；④肾上腺皮质功能减退等。

（二）高血糖

空腹血糖浓度高于 7.2 mmol/L 的代谢状态称高血糖。若血糖浓度超过 8.8 mmol/L（肾糖阈）可出现糖尿。高血糖和糖尿既有生理原因，也有病理原因。如人的情绪紧张由于交感神经兴奋，肾上腺素一时分泌增多引起高血糖及糖尿，称为情感性糖尿；进食大量糖引起高血糖及糖尿，称为饮食性糖尿。这些都属于暂时性的、生理性的高血糖及糖尿。病理性的高血糖及糖尿主要见于糖尿病。目前认为糖尿病是胰岛素相对或绝对缺乏，或胰岛素受体缺陷所致。

（三）糖耐量与糖耐量试验

机体处理进入体内的葡萄糖的能力称为糖耐量。检查这种能力的试验称为糖耐量试验。正常人饱食后，血糖升高但较快就恢复至正常水平，这是正常的耐糖现象。糖耐量试验的方法是：在试验中，首先测定受试者空腹血糖浓度，然后一次进食 100 g 葡萄糖（或按 1.5～1.75 g/kg 体重计算），再在 0.5、1、2、3 及 4 小时分别测一次血糖。以时间为横坐标，血糖浓度为纵坐标，绘制糖耐量曲线。正常人空腹血糖浓度在正常范围，服糖后血糖浓度在 0.5～1 小时达高峰，2 小时内恢复至正常水平。糖尿病病人则空腹血糖高于正常值，服糖后血糖浓度急剧上升，2 小时后也不能恢复至空腹血糖水平。阿狄森病的病人（肾上腺皮质功能低下）因其糖异生作用很弱，空腹血糖浓度低于正常值，进食糖后由于糖吸收缓慢，吸收后又被组织迅速利用，所以血糖升高不明显，且在很短时间内又恢复到食糖前水平（图 19-6）。

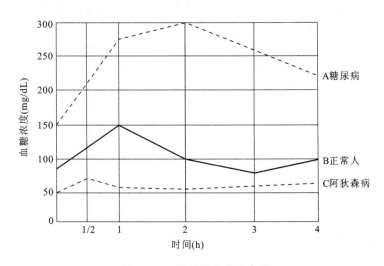

图 19-6　糖耐量曲线示意图

小　结

糖类是人体重要的能源物质。食物糖类主要是淀粉，它在消化道水解为葡萄糖并在小肠吸收。

糖代谢主要是指葡萄糖在体内的代谢过程，包括分解代谢与合成代谢。分解代谢有糖酵解、糖的有氧氧化及磷酸戊糖途径。

糖酵解是机体在缺 O_2 情况下，葡萄糖或糖原分解成乳酸的过程。其代谢反应分为三个阶段；第一个阶段是由葡萄糖裂解为 2 分子磷酸丙糖，此阶段消耗 ATP。第二阶段由磷酸丙糖生成丙酮酸，此阶段是糖酵解的产能阶段，以底物水平磷酸化方式生成 4 分子 ATP。第三阶段是丙酮酸在乳酸脱氢酶催化下还原成乳酸。糖酵解在胞液进行。糖酵解反应的关键酶是己糖激酶、磷酸果糖激酶和丙酮酸激酶。1 分子葡萄糖经糖酵解净生成 2 分子 ATP。

糖的有氧氧化是指葡萄糖在有氧条件下彻底氧化生成 CO_2 和 H_2O 的过程。是糖氧化供能的主要途径。其反应过程分为三个阶段：第一阶段是葡萄糖在细胞液中生成丙酮酸，第二阶段是丙酮酸进入线粒体氧化脱羧生成乙酰 CoA。第三阶段为三羧酸循环和氧化磷酸化。三羧酸循环是以草酰乙酸与乙酰 CoA 缩合生成柠檬酸开始，经 2 次脱羧产生 2 分子 CO_2，4 次脱氢生成 3 分子 $NADH + H^+$、1 分子 $FADH_2$ 及 1 次底物水平磷酸化。因此 1 分子乙酰 CoA 经三羧酸循环消耗 1 个乙酰基，生成 12 分子 ATP，三羧酸循环的关键酶有：柠檬酸合酶、异柠檬酸脱氢酶及 α – 酮戊二酸脱氢酶复合体。

葡萄糖在胞浆通过磷酸戊糖途径可产生磷酸核糖和 NADPH。磷酸核糖是合成核苷酸的原料。NADPH 作为供氢体参与体内多种代谢反应。磷酸戊糖途径的关键酶是 6 – 磷酸葡萄糖脱氢酶。

糖原合成是指单糖合成糖原的过程。糖原是糖在体内的储存形式。糖原合成的关键酶是糖原合成酶。糖原分解是指肝糖原分解成葡萄糖的过程。糖原分解的关键酶是磷酸化酶。肌糖原不能直接分解成葡萄糖，只能经糖酵解分解成乳酸，再经糖异生转变成葡萄糖。

血糖是指血液中的葡萄糖。其正常值为 3.9 ~ 6.1 mmol/L。调节血糖浓度的激素有两类：胰岛素是唯一降低血糖浓度的激素。升高血糖的激素有胰高血糖素、肾上腺素和生长素等。肝、肾对血糖浓度也有重要的调节作用。

（韩剑岚）

习　题

一、填空题

1. 1 分子葡萄糖在成熟红细胞中分解净生成_____分子 ATP。

2. 糖酵解的终产物是_____。糖酵解途径生成 ATP 的方式是_____。

3. 糖酵解中的关键酶有_____、_____、_____。

4. 糖异生主要在_____、_____两器官进行，其生理意义是_____、_____。

5. 3 – 磷酸甘油醛脱氢酶催化底物脱氢生成的 $NADH + H^+$，在有氧条件下进入_____。而在无氧条件下使_____还原生成_____。

6. 肌糖原不能直接转变为血糖是因为肌组织缺乏_____。

7. 1 分子葡萄糖氧化成二氧化碳和水，共有_____次底物水平磷酸化

8. 1 分子磷酸二羟丙酮在体内彻底氧化共产生_____分子 ATP。

9. 1 分子葡萄糖转化成乳酸，净生成_____分子 ATP。

10. 肝糖原分解维持血糖浓度，一般只能维持_____小时。

二、名词解释

1. 血糖　　2. 糖异生　　3. 糖原分解　　4. 糖酵解　　5. 糖耐量试验

三、问答题

1. 分别小结糖酵解、糖的有氧氧化、磷酸戊糖途径的生理意义。

2. 写出乳酸经糖异生转变成葡萄糖的过程。

第二十章

脂类代谢

脂肪和类脂总称为脂类。脂肪由 1 分子甘油和 3 分子脂肪酸组成，又称为甘油三酯。类脂包括磷脂、糖脂、胆固醇和胆固醇酯。

食物中的脂类主要是脂肪，还有少量的磷脂、胆固醇、胆固醇酯。它们主要在小肠上段被消化吸收。脂类的消化吸收需要在乳化剂胆汁酸盐的作用下，乳化成细小的微团，在胰脂酶、磷脂酶 A_2 及胆固醇酯酶的作用下消化水解。消化产物主要有脂肪酸、甘油一酯、胆固醇、溶血磷脂等，再与胆汁酸盐形成更小的微粒，然后被小肠粘膜细胞吸收。

体内脂肪主要贮存在皮下组织、肾周围、大网膜和肠系膜等处，这些组织统称为脂库。成年男性脂肪含量约占体重的 10% ~20%，女性则稍高。体内脂肪含量因受机体活动强度及营养状况等因素的影响而波动较大，所以脂肪又称之为可变脂。类脂约占体重的 5%，分布于各种组织中，以神经组织含量较多。类脂含量比较恒定，机体活动强度及营养状况对体内类脂含量影响不大，所以类脂又称之为固定脂或基本脂。

第一节 脂类的生理功能

一、脂肪的生理功能

（一）供能与储能

1 g 脂肪在体内彻底氧化可产生 38.94 kJ(9.3kcal) 的能量，比等量的糖或蛋白质高 1 倍多。脂肪还是机体主要的储能物质。空腹时，体内所需能量的 50% 以上来自脂肪的氧化分解；禁食 1~3 天，约 85% 的能量都来自脂肪。

（二）保持体温

脂肪不易导热，皮下脂肪可防止体内的热量散失，以维持体温的恒定。

（三）保护内脏

分布在脏器周围的脂肪可缓冲外界的机械性撞击，并能减少脏器间的磨擦而保护内脏。

二、类脂的生理功能

（一）参与生物膜的构成

类脂是生物膜的重要组成成分，在维持细胞及细胞器的结构、形态和功能上起着重要作用。在膜的脂质中，磷脂占脂质总量的 70% 以上，其次是胆固醇。

（二）参与神经髓鞘的构成

神经髓鞘中含有大量的胆固醇和磷脂，它们构成了神经纤维间的绝缘体，以维持神经冲动的正常传导。

（三）转变成其他物质

胆固醇在体内可转变成胆汁酸盐、维生素 D_3 及类固醇激素等多种重要物质。

第二节　血脂与血浆脂蛋白

一、血脂的种类与含量

血浆中的脂类称为血脂。血脂包括甘油三酯、磷脂、胆固醇、胆固醇酯和游离脂肪酸。血脂有两个来源：①从食物中摄取的脂类经消化吸收进入血液；②体内肝、脂肪细胞以及其他组织合成的脂类释放入血。正常成人空腹血脂含量见表 20 - 1。正常成人血脂含量波动范围较大，这主要是因为血脂含量易受膳食、年龄、性别及不同生理状况的影响。因此，临床上测定血脂时，常在饭后 12 ~ 14 小时采血，以避免进食引起的血脂波动。

表 20 - 1　正常成人空腹血脂含量

血 脂 种 类	血 浆 含 量	
	mmol/L	mg/dL
总脂		400 ~ 700(500)
甘油三酯	0.11 ~ 1.69(1.13)	10 ~ 150(100)
总磷脂	48.44 ~ 80.73(64.58)	150 ~ 250(200)
卵磷脂	16.1 ~ 64.6(32.3)	50 ~ 200(100)
脑磷脂	4.8 ~ 13.0(6.4)	15 ~ 35(20)
神经磷脂	16.1 ~ 42.0(22.6)	50 ~ 130(70)
总胆固醇	2.59 ~ 6.47(5.17)	100 ~ 250(200)
胆固醇	1.03 ~ 1.81(1.42)	40 ~ 70(55)
胆固醇酯	1.81 ~ 5.17(3.75)	70 ~ 200(145)
游离脂肪酸		5 ~ 20(15)

注：括号内为平均值。

二、血浆脂蛋白

（一）血浆脂蛋白的组成

脂蛋白由脂类和蛋白质两部分组成，脂类包括甘油三酯、磷脂、胆固醇及胆固醇酯，蛋白质部分称为载脂蛋白。脂类不溶于水，它们在血浆中与载脂蛋白结合成溶于水的脂蛋白，以便于运输。因此，脂蛋白是脂类在血浆中的存在形式和运输形式。游离脂肪酸（FFA）在血浆中与清蛋白结合而运输。

目前，已从人血浆中分离出的载脂蛋白(Apo)有 20 多种，分为 ApoA、ApoB、ApoC、ApoD 和 ApoE 五类，每一类又分成若干亚类。各种脂蛋白中所含的载脂蛋白是不相同的。载脂蛋白除了作为脂类运输的载体外，还参与脂蛋白代谢的调节。例如：$ApoC_{II}$ 是脂蛋白脂肪酶(LPL)的激活剂，LPL 可催化 CM 及 VLDL 中的脂肪水解成甘油和脂肪酸，在这两种脂蛋白的分解代谢中起着重要作用。ApoB 和 ApoE 能识别细胞上的 LDL 受体，有利于 LDL 及胆固醇的代谢。

(二)血浆脂蛋白的分类

用超速离心法或电泳法都可将血浆脂蛋白分离。

1.超速离心法 由于各种脂蛋白中脂类及载脂蛋白所占比例不同，因而其密度也不同。含甘油三酯越多密度越低；含蛋白质越多密度则越高。将血浆放在相对密度为 1.063 的 NaCl 溶液中进行超速离心，比溶液密度低的脂蛋白上浮，比溶液密度高的则下沉，从而将不同的脂蛋白分开。按密度从低到高顺序依次为：乳糜微粒(CM)，极低密度脂蛋白(VLDL)，低密度脂蛋白(LDL)及高密度脂蛋白(HDL)。

2.电泳法 由于各种脂蛋白中的载脂蛋白的种类不同，因而其表面所带电荷量就不同、颗粒大小也不同，所以在电场中它们的迁移率不同，因而可分离开来。在醋酸纤维薄膜电泳的图谱上可见到四条区带，参照血清蛋白质电泳的命名方法，按电泳速度的快慢依次将脂蛋白命名为：α-脂蛋白，前 β-脂蛋白，β-脂蛋白及停留在原点的乳糜微粒(图 20-1)。

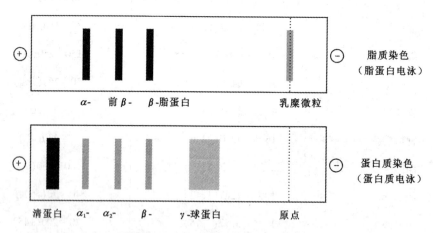

图 20-1　血清蛋白质和脂蛋白电泳图谱(醋酸纤维薄膜电泳)

两种分类法命名的各类脂蛋白之间的关系及化学组成、生理功能见表 20-2。

(三)血浆脂蛋白的代谢

1.乳糜微粒 CM 是在小肠粘膜细胞中合成的。食物中脂肪在肠道中的消化产物甘油一酯、脂肪酸等被吸收到小肠粘膜细胞中，在细胞中重新合成脂肪，然后与磷脂、胆固醇、载脂蛋白等形成 CM，成为含甘油三酯最多的脂蛋白。CM 经淋巴管进入血液循环，在毛细血管内皮细胞表面的脂蛋白脂肪酶(LPL)的催化下，CM 中的脂肪被水解成脂肪酸和甘油释放出来并被组织细胞摄取利用。在 LPL 的作用下，CM 不断脱脂使颗粒变小，最后由肝细胞将 CM

残余颗粒摄取并代谢。因此，CM 的功能是转运外源性脂肪（将食物脂肪运到体内）。CM 在血浆中的半寿期为 5~15 分钟，正常人空腹血浆中不含 CM。

表 20-2 血浆脂蛋白分类、化学组成和主要功能

分 类		化 学 组 成 （%）				主 要 功 能
电泳法	密度法	蛋白质	甘油三酯	胆固醇及酯	磷脂	
乳糜微粒	CM	0.5~2	80~95	4~5	5~7	转运外源性脂肪
前 β-脂蛋白	VLDL	5~10	50~70	15~19	15	转运内源性脂肪
β-脂蛋白	LDL	20~25	10	48~50	20	转运胆固醇
α-脂蛋白	HDL	50	5	20~22	25	逆向转运胆固醇

2.极低密度脂蛋白 VLDL 在肝脏中合成。肝脏是体内合成脂肪的主要场所之一，肝脏合成的脂肪以 VLDL 的形式分泌入血。与 CM 一样，VLDL 在血液循环中也受到 LPL 的作用，不断水解脱脂，水解出来的脂肪酸和甘油被肝外组织细胞摄取利用。经酶的反复作用，VLDL 颗粒变小，密度增加，组成比例也发生改变，由原来富含脂肪的颗粒变为富含胆固醇的颗粒，最后转变为 LDL。所以，VLDL 的功能是转运内源性脂肪（将肝脏合成的脂肪运到肝外）。

3.低密度脂蛋白 LDL 是由 VLDL 在血浆中转变而来。LDL 是含胆固醇最多的脂蛋白，在肝外组织能与细胞膜上的 LDL 受体结合而进入细胞内，被溶酶体分解释出胆固醇被细胞利用。可见，LDL 的功能是转运内源性胆固醇（将肝脏合成的胆固醇运到肝外）。正常人空腹血浆中的胆固醇主要存在于 LDL 中。

4.高密度脂蛋白 HDL 主要在肝脏合成。HDL 进入血液循环后，在血浆中的卵磷脂-胆固醇脂酰转移酶（LCAT）催化下，胆固醇与卵磷脂作用生成胆固醇酯。

$$胆固醇 + 卵磷脂 \xrightarrow{\text{LCAT}} 胆固醇酯 + 溶血卵磷脂$$

反应所需的游离胆固醇、卵磷脂可从 CM、VLDL、衰老的细胞膜等处不断地得到补充。HDL 在血液中经过一系列代谢转变后，又被运回肝脏降解，释出的胆固醇被肝细胞转变为胆汁酸或直接随胆汁排至体外。因此，HDL 的功能是逆向转运胆固醇（将肝外的胆固醇运到肝内）。

第三节 脂肪代谢

一、脂肪的分解代谢

（一）脂肪的水解

储存在脂肪细胞中的脂肪，在脂肪酶的催化下逐步水解为脂肪酸及甘油，通过血液循环运往机体各组织氧化利用，此过程称为脂肪动员。

甘油三酯 $\xrightarrow[\text{H}_2\text{O} \quad \text{脂肪酸}]{\text{甘油三酯脂肪酶}}$ 甘油二酯 $\xrightarrow[\text{H}_2\text{O} \quad \text{脂肪酸}]{\text{甘油二酯脂肪酶}}$ 甘油一酯 $\xrightarrow[\text{H}_2\text{O} \quad \text{脂肪酸}]{\text{甘油一酯脂肪酶}}$ 甘油

脂肪先后在甘油三酯脂肪酶、甘油二酯脂肪酶、甘油一酯脂肪酶的催化下逐步水解。其中甘油三酯脂肪酶为脂肪分解的限速酶，此酶易受多种激素的调节，又称为激素敏感脂肪酶。胰高血糖素、肾上腺素、去甲肾上腺素等能使该酶活性增强而促进脂肪水解，故这些激素称为脂解激素；胰岛素能使该酶活性降低，抑制脂肪的水解，则称为抗脂解激素。

（二）甘油的代谢

脂肪水解产生的甘油经血液循环运到肝、肾、小肠粘膜等组织中代谢。这些组织含有丰富的甘油激酶，在该酶的催化下，甘油磷酸化生成 α - 磷酸甘油，再脱氢氧化为磷酸二羟丙酮。磷酸二羟丙酮可沿糖分解途径氧化供能，也可循糖异生过程转变为糖。

$$
\begin{array}{c}
CH_2OH \\
| \\
CHOH \\
| \\
CH_2OH
\end{array}
\xrightarrow[ATP \quad ADP]{甘油激酶}
\begin{array}{c}
CH_2OH \\
| \\
CHOH \\
| \\
CH_2O\textcircled{P}
\end{array}
\xrightarrow[NAD^+ \quad NADH]{\alpha-磷酸甘油脱氢酶}
\begin{array}{c}
CH_2OH \\
| \\
C=O \\
| \\
CH_2O\textcircled{P}
\end{array}
\begin{array}{l}
\xrightarrow{糖异生} 葡萄糖、糖原 \\
\xrightarrow{氧化分解} CO_2+H_2O+能量
\end{array}
$$

（三）脂肪酸的氧化

脂肪酸氧化可分为四个阶段来描述：首先在胞液中，脂肪酸活化为脂酰 CoA；接着脂酰 CoA 进入线粒体；在线粒体内，脂酰基经 β - 氧化作用生成多个 2 碳的乙酰 CoA；最后乙酰 CoA 进入三羧酸循环彻底氧化分解成 CO_2 和 H_2O，释放出能量。

1. 脂肪酸的活化　在胞液中，脂肪酸由脂酰 CoA 合成酶催化生成脂酰 CoA 的过程称为脂肪酸的活化。

$$RCOOH + HSCoA + ATP \xrightarrow[Mg^{2+}]{脂酰\ CoA\ 合成酶} RCO \sim SCoA + AMP + PPi$$

脂肪酸　　　　　　　　　　　　　　　　　脂酰辅酶 A

2. 脂酰 CoA 进入线粒体　脂酰 CoA 不能直接通过线粒体内膜进入线粒体，需要在线粒体内膜外侧的肉碱脂酰基转移酶 I 和内膜内侧的肉碱脂酰基转移酶 II 的催化下，以肉碱作为载体，把脂酰基转运至线粒体内，再与线粒体基质中的 HSCoA 结合成脂酰 CoA（图 20 - 2）。

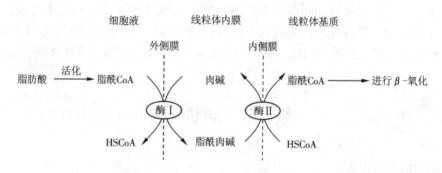

图 20 - 2　脂酰 CoA 通过线粒体内膜示意图

3. 脂肪酸的 β - 氧化　活化的脂肪酸进入线粒体后在一系列酶的催化下被氧化，其氧化部位是脂酰基的 β - 碳原子，故脂肪酸的氧化称为 β - 氧化。β - 氧化过程要经历脱氢、加水、再脱氢、硫解四步连续的酶促反应。每经过一次 β - 氧化，便从脂酰 CoA（Cn）裂解出一个二碳的乙酰 CoA，并生成少了 2 个碳原子的脂酰 CoA（C_{n-2}），该脂酰 CoA 再进入 β - 氧化过程，直至全部裂解为乙酰 CoA(图 20-3)。

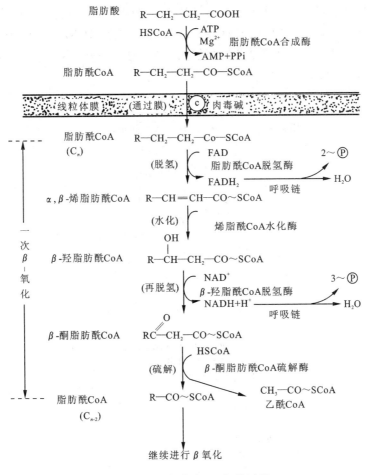

图 20-3　脂肪酸 β-氧化过程

4. 乙酰 CoA 进入三羧酸循环彻底氧化　β-氧化生成的乙酰 CoA 经三羧酸循环彻底氧化为 CO_2 和 H_2O 并释放能量。

脂肪酸在体内氧化过程中可释放大量的能量，其中一部分以热能的形式散发，另一部分以化学能形式贮存在 ATP 分子中。现以 1 分子软脂肪酸为例，计算其彻底氧化产生的 ATP 数：软脂酸为 16 碳的饱和脂肪酸，经 7 次 β-氧化，可生成 7 分子 $FADH_2$、7 分子 NADH + H^+ 和 8 分子乙酰 CoA，那么，$2 \times 7 + 3 \times 7 + 12 \times 8 = 131$ 分子 ATP。一次 β-氧化中的 2 次脱氢可产生 5 分子 ATP，因此上式可简化为 $5 \times 7 + 12 \times 8 = 131$，减去脂肪酸活化时消耗的 2 分子 ATP(水解了 2 个高能磷酸键相当于消耗了 2 分子 ATP)，故 1 分子软脂酸彻底氧化净生成 129 分子 ATP。

(四)酮体的生成和利用

1. 酮体的生成　在肝脏中，脂肪酸经 β-氧化生成的乙酰 CoA 不能全部进入三羧酸循环氧化，部分乙酰 CoA 缩合成乙酰乙酸，继而生成 β-羟丁酸和丙酮，这三种中间代谢产物统称为酮体。酮体合成的场所是肝细胞线粒体，酮体合成的原料是脂肪酸 β - 氧化生成的乙酰CoA。合成过程为：①2 分子乙酰 CoA 在乙酰乙酰 CoA 硫解酶的作用下缩合成乙酰乙酰 CoA；②乙酰乙酰 CoA 由 β - 羟 - β - 甲基戊二酸单酰 CoA（HMG - CoA）合成酶催化又与 1 分子乙酰 CoA 缩合成 HMG - CoA；③再由 HMG - CoA 裂解酶催化，HMG - CoA 裂解成乙酰乙酸和乙酰 CoA；④乙酰乙酸在 β - 羟丁酸脱氢酶催化下加氢还原成 β - 羟丁酸，少量乙酰乙酸也可自动脱羧生成丙酮（图 20 - 4）。

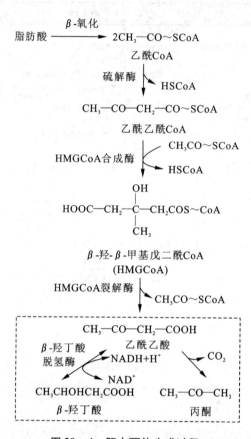

图 20 - 4 肝内酮体生成过程

2. 酮体的利用　酮体虽然是脂肪酸在肝脏内不完全氧化的产物，但酮体还可以再利用。肝脏缺乏利用酮体的酶，因此，肝内生成的酮体需运到肝外组织被利用。在心、肾、脑等组织中含有琥珀酰 CoA 转硫酶及乙酰乙酸硫激酶。这两种酶都可催化乙酰乙酸生成乙酰乙酰CoA，后者又在硫解酶的催化下生成 2 分子乙酰 CoA，乙酰 CoA 再进入三羧酸循环氧化释能。酮体中的 β - 羟丁酸可先氧化成乙酰乙酸，再沿上述途径代谢。丙酮是酮体中含量最少的，它可随尿或通过呼吸道排出体外，也可经一系列酶作用转变为丙酮酸或乳酸，进而氧化分解或异生为糖。

$$CH_3COCH_2COOH + \begin{array}{c} CH_2COOH \\ | \\ CH_2CO \sim SCoA \end{array} \underset{\text{琥珀酰 CoA 转硫酶}}{\rightleftharpoons} CH_3COCH_2CO \sim SCoA + \begin{array}{c} CH_2COOH \\ | \\ CH_2COOH \end{array}$$

乙酰乙酸　　　　琥珀酰 CoA　　　　　　　　　　　　　　乙酰乙酰 CoA　　　　琥珀酸

$$CH_3COCH_2COOH + HSCoA + ATP \xrightarrow{\text{乙酰乙酸硫激酶}} CH_3COCH_2CO \sim SCoA + AMP + PPi$$
$$\text{乙酰乙酸} \qquad\qquad\qquad\qquad\qquad\qquad \text{乙酰乙酰CoA}$$

$$CH_3COCH_2CO \sim SCoA \xrightarrow{\text{硫解酶}} 2CH_3CO \sim SCoA \longrightarrow \text{三羧酸循环}$$
$$\text{乙酰乙酰CoA} \qquad\qquad \text{乙酰CoA}$$

3.酮体代谢的生理意义　酮体代谢对机体有利弊两方面的意义：①酮体是肝脏输出的一种特殊形式的能源物质，可以作为大脑及肌肉组织的重要能源物质。酮体分子小，溶于水，易运输，能进入脑和肌肉组织氧化供能。尤其是饥饿时，更体现出酮体对脑的重要性。长期饥饿或糖供给不足时，机体脂肪动员增强，体内大多数组织可氧化脂肪酸获得大量能量，而脑组织不能利用脂肪酸，却能利用由脂肪酸转变成的酮体，获得其所需要的能量。②酮体过多时可导致代谢性酸中毒。正常情况下，血中仅含有少量酮体（$0.03 \sim 0.5$ mmol/L）。而在饥饿及严重糖尿病时，脂肪动员增强，脂肪酸的分解氧化加速，肝内酮体增多并超过肝外组织的利用能力，导致血中酮体升高，称为酮血症。此时，一部分酮体可随尿排出，称为酮尿。丙酮可从呼吸道挥发呼出，使呼出的气体具有酮味。酮体中的乙酰乙酸和 β – 羟丁酸都是酸性物质，血中酮体升高可引起代谢性酸中毒，又称酮症酸中毒。

二、脂肪的合成代谢

肝脏、脂肪组织和小肠是体内合成脂肪的主要部位。肝脏不储存脂肪，它所合成的脂肪以 VLDL 的形式运至肝外；脂肪组织合成的脂肪就储存在脂肪组织中；小肠粘膜细胞利用食物提供的原料合成脂肪，以 CM 的形式运往全身。体内合成脂肪的原料是甘油和脂肪酸的活化形式：α – 磷酸甘油及脂肪酰 CoA。

（一）α – 磷酸甘油的来源

合成脂肪的 α – 磷酸甘油主要来自于糖，糖代谢的中间产物磷酸二羟丙酮还原生成 α – 磷酸甘油。其次，α – 磷酸甘油还可来自甘油的磷酸化。

（二）脂酰 CoA 的来源

脂酰 CoA 由脂肪酸活化生成。脂肪酸可由食物提供，也可在体内合成。体内合成脂肪酸的主要原料是各种来源的乙酰 CoA，其中以糖代谢产生的乙酰 CoA 是主要来源。由此可见，糖在体内很容易转变为脂肪，当从食物中摄入糖类物质过多时，它们便以脂肪的形式储存。

细胞液是脂肪酸合成的场所。首先，在乙酰 CoA 羧化酶的催化下，乙酰 CoA 羧化生成丙二酸单酰 CoA。然后再由脂肪酸合成酶系催化，7 分子丙二酸单酰 CoA 与 1 分子乙酰 CoA 缩合成软脂酸，反应中由 NADPH 提供氢。人体内合成的脂肪酸主要是软脂酸，对其进行加工，可得到机体所需的碳链长短不同及饱和程度不同的各种非必需脂肪酸。

$$CH_3—CO \sim SCoA + HCO_3^- + ATP \xrightarrow[\text{生物素 } Mn^{2+}]{\text{乙酰 CoA 羧化酶}} \begin{matrix} CH_2CO \sim SCoA \\ | \\ COOH \end{matrix} + ADP + Pi$$

$$CH_3CO \sim SCoA + 7HOOCCH_2CO \sim SCoA + 14NADPH + 14H^+ \xrightarrow{\text{脂肪酸合成酶系}}$$
$$\text{乙酰CoA} \qquad\qquad \text{丙二酸单酰CoA}$$
$$CH_3(CH_2)_{14}COOH + 14NADP^+ + 7CO_2 + 8HSCoA + 6H_2O$$
$$\text{软脂酸}$$

（三）脂肪的合成

在脂酰基转移酶及磷脂酸磷酸酶的催化下，以 α – 磷酸甘油及脂酰 CoA 为原料合成脂肪。

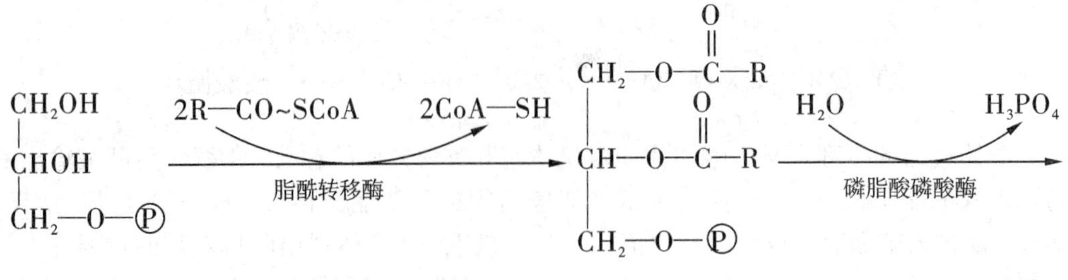

α-磷酸甘油　　　　　　　　　　　　　　　　磷脂酸

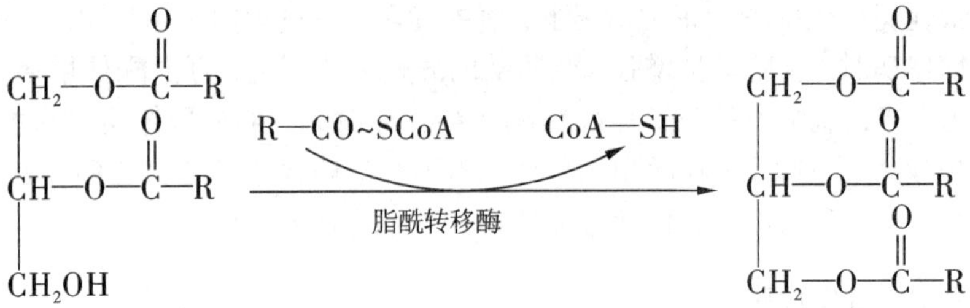

甘油二酯　　　　　　　　　　　　　　　　甘油三脂

第四节　磷脂代谢

磷脂就是指含有磷酸的脂类。磷脂的种类很多，根据化学结构的特征可将磷脂分为两大类：一类是以甘油为基本骨架的甘油磷脂，另一类是由鞘氨醇构成的鞘磷脂。甘油磷脂是体内含量最多的磷脂，如磷脂酰胆碱（卵磷脂）、磷脂酰乙醇胺（脑磷脂）。

一、甘油磷脂的合成代谢

体内的磷脂可来自于食物，食物中磷脂消化吸收后在肠粘膜细胞内重新合成磷脂供机体利用；体内各组织细胞也能合成磷脂，其中以肝脏、肾脏及小肠等组织最为活跃。

甘油磷脂的结构是以甘油为基本骨架，在甘油第 1 位和第 2 位羟基上各结合 1 分子脂肪酸，第 3 位羟基上结合 1 分子磷酸便成为磷脂酸，这就是最简单的甘油磷脂。在磷酸的羟基上再连接上不同的取代基（X），就可得到不同的甘油磷脂。如磷脂酰胆碱中 X 为胆碱；磷脂酰乙醇胺中 X 为乙醇胺。

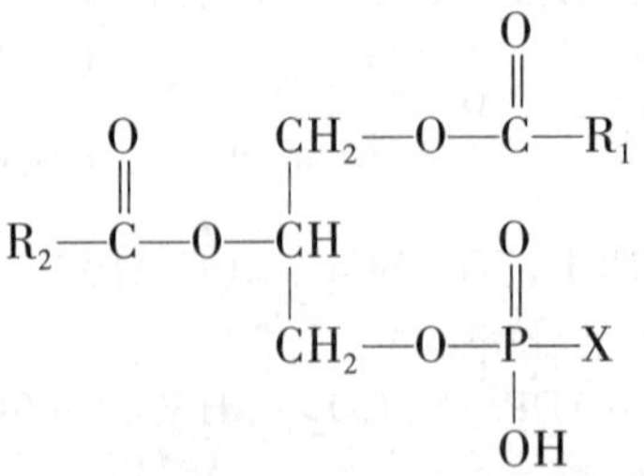

磷脂酰胆碱（卵磷脂）　　　　　　　　$X = OCH_2CH_2N^+(CH_3)_3$

磷脂酰乙醇胺（脑磷脂）　　　　　　　$X = OCH_2CH_2NH_2$

　　磷脂酰乙醇胺和磷脂酰胆碱的合成原料是甘油二酯、乙醇胺、胆碱，合成过程中有 ATP 和 CTP 参加。其中甘油二酯上 β - 位脂肪酸为不饱和脂肪酸，大多为人体内不能合成的必需脂肪酸，必须从食物中获取，其他原料可由食物提供也可在体内合成。CTP 在磷脂合成中占有重要地位，它既是使乙醇胺和胆碱活化所不可缺少的，又可为合成反应提供能量。

　　磷脂酰乙醇胺与磷脂酰胆碱的合成步骤相似。乙醇胺和胆碱可来自食物，也可在体内由丝氨酸转变而来。首先，丝氨酸脱羧生成乙醇胺，乙醇胺可接受 S - 腺苷蛋氨酸提供的三个甲基转变成胆碱，然后乙醇胺和胆碱继续反应，分别生成磷脂酰乙醇胺和磷脂酰胆碱：乙醇胺和胆碱分别与 ATP 作用生成磷酸乙醇胺和磷酸胆碱，再与 CTP 作用生成活化的二磷酸胞苷乙醇胺（CDP - 乙醇胺）和二磷酸胞苷胆碱（CDP - 胆碱），最后两者再分别与甘油二酯反应，生成磷脂酰乙醇胺和磷脂酰胆碱。此外，磷脂酰乙醇胺也可接受甲基转变成磷脂酰胆碱（图 20 - 5）。

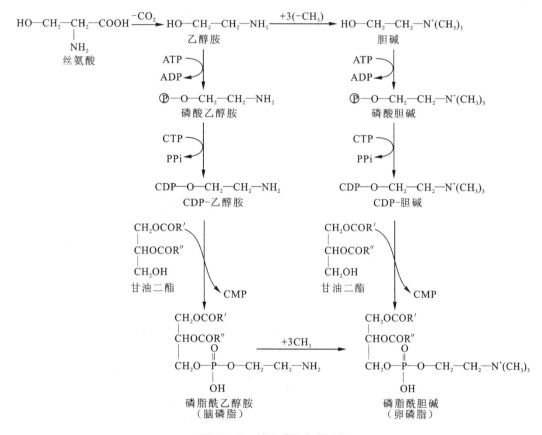

图 20 - 5　甘油磷脂合成过程

二、磷脂代谢与脂肪肝

　　肝脏中的脂类正常含量为 4% ~ 7%，其中半数为脂肪。若肝脂类含量超过 10%，且以脂肪为主，这种肝中脂肪过多存积的现象称为脂肪肝。肝中大量脂肪的堆积，可影响肝细胞功能，结缔组织增生，严重者可导致肝硬化。形成脂肪肝的原因主要有：

（一）营养过剩

长期的高脂肪、高糖饮食使机体营养过剩，导致肝脏脂肪合成过多。

（二）肝功能降低

各种肝病常引起肝功能降低，此时肝脏氧化脂肪酸和合成脂蛋白的能力均降低。比如肝炎后伴有体重增加的病人，脂肪肝的发生率较高。因为这些病人患病时食欲较差，而在疾病恢复期间食欲明显好转，食量增加。但病人仍处于休息状态，机体活动量不大，从而导致营养过剩，肝脏中脂肪合成增加，而肝功能又尚未完全恢复，不能将肝中合成的脂肪运到肝外而引起脂肪肝。

（三）合成磷脂的原料不足

当缺乏胆碱或为合成胆碱提供甲基的蛋氨酸，以及缺乏必需脂肪酸时，使磷脂合成减少。磷脂是肝脏合成 VLDL 不可缺少的原料，磷脂的减少导致 VLDL 的形成也减少，使肝中的脂肪不能顺利运出而存积。另外，肝内磷脂合成与脂肪合成又是密切相关的，甘油二酯是磷脂合成及脂肪合成的中间产物，它既可转变成磷脂又可转变成脂肪。当合成磷脂的原料不足使磷脂合成减少时，甘油二酯则进入脂肪合成途径使脂肪合成增多，进一步加重了肝内脂肪的堆积。

胆碱、蛋氨酸及参与甲基转移的维生素 B_{12} 和叶酸可促进肝中磷脂的合成，因而可作为抗脂肪肝的药物。

第五节　胆固醇的代谢

胆固醇在体内分布很不均匀，肾上腺中的胆固醇含量特别高，这与肾上腺合成皮质激素有关。脑和神经组织中的胆固醇含量也很高，约占全身总胆固醇的 25%。其次是肝、肾等内脏及皮肤中的胆固醇含量也较高。人体内胆固醇的来源有外源性的和内源性之分，外源性胆固醇主要来自动物性食物，以蛋黄、脑及动物内脏中含量较高；内源性胆固醇是由体内各组织细胞自行合成的。

一、胆固醇合成代谢

体内几乎所有的组织都能合成胆固醇，而以肝脏的合成能力最强，其合成量约占全身合成总量的 70% ~80%。

胆固醇合成的场所是细胞液和滑面内质网。乙酰辅酶 A 是合成胆固醇的基本原料，糖、脂肪、蛋白质分解产生的乙酰辅酶 A 均可进入胆固醇的合成途径。合成过程中由 ATP 提供能量，$NADPH + H^+$ 提供氢。胆固醇合成过程很复杂，可概括为三个阶段：

1. 生成甲基二羟戊酸（MVA）　2 分子乙酰辅酶 A 先缩合成乙酰乙酰辅酶 A，再与 1 分子乙酰辅酶 A 缩合，生成 β - 羟 - β - 甲基戊二酸单酰辅酶 A（HMG - CoA），然后经 HMG - CoA 还原酶的作用生成 6 C MVA，HMG - CoA 还原酶是胆固醇合成中的限速酶。

2. 生成鲨烯　MVA 经脱羧、磷酸化反应，成为活泼的 5C 焦磷酸化合物，再相互缩合，增长碳链，生成 30C 的多烯烃——鲨烯。

3. 生成胆固醇　鲨烯由载体蛋白携带从胞液进入内质网，在一系列酶的催化下，先环化成羊毛脂固醇，然后转变成胆固醇（图 20 - 6）。

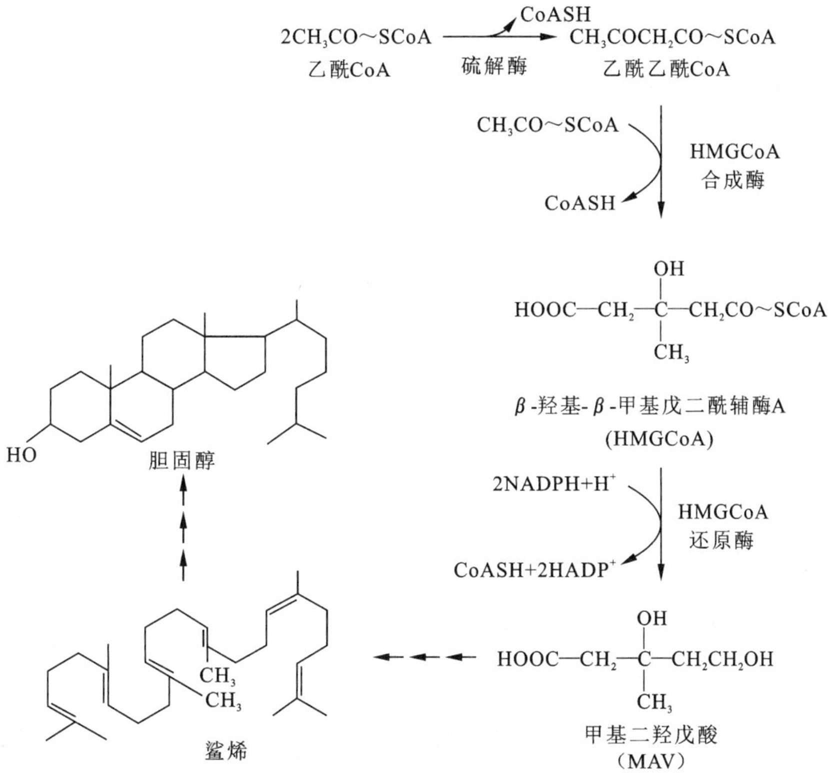

图 20-6　胆固醇的合成

二、胆固醇的转变与排泄

胆固醇不是能源物质，在体内不能彻底氧化分解为 CO_2 和 H_2O，也不能释放能量。在体内它除了参与生物膜的构成及参与血浆脂蛋白合成外，还可转变成其他活性物质或直接排泄。

（一）转变为胆汁酸

胆固醇在体内的主要代谢去路就是在肝脏转变为胆汁酸，然后以胆汁酸盐的形式随胆汁排入肠道，帮助食物中脂类的消化吸收。

（二）转变为维生素 D_3

在肝脏、小肠粘膜和皮肤等处，胆固醇可被氧化成 7-脱氢胆固醇，再由血液运至皮肤处并贮存，在紫外线的照射下可转变为维生素 D_3。

（三）转变为类固醇激素

在肾上腺皮质中，胆固醇可转变为肾上腺皮质激素和少量性激素；在性腺，胆固醇可转变为性激素。

（四）胆固醇的排泄

胆固醇可随胆汁排入肠道，再与粪便一起排至体外。

胆固醇来源与去路归纳于图 20-7。

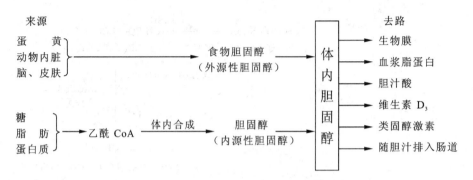

图20 – 7   胆固醇的来源与去路

三、胆固醇代谢与动脉粥样硬化

胆固醇在体内有着重要的生理功能。但是，如果血浆中胆固醇浓度过高也将对机体造成不良影响。从流行病学观察结果分析，高胆固醇血症是导致冠心病的最危险因子之一。这是因为血浆中胆固醇增高时，胆固醇将沉积于动脉管壁，引起动脉粥样硬化，使动脉管壁变厚、管腔变小、弹性减弱，进而导致高血压和冠心病。因此，控制血浆中胆固醇水平被列为预防冠心病的一种有效措施。

以胆固醇代谢理论为依据，对高胆固醇血症者可通过以下几种方法来降低血浆胆固醇：

（一）限制胆固醇的摄入

HMG – CoA 还原酶是体内合成胆固醇的限速酶，其活性受多种因素的调节，如胆固醇本身就可反馈抑制该酶。当摄入高胆固醇食物时，可使肝内胆固醇合成速度减慢。但肠粘膜细胞内胆固醇的合成可能不受此反馈调节，所以大量摄入高胆固醇食物仍可使血浆胆固醇水平升高。因此，减少食物胆固醇的摄入量，可以适当地降低血浆胆固醇水平。

（二）多运动

多运动可使机体耗能增加，能促进大量乙酰 CoA 进入三羧酸循环氧化，乙酰 CoA 进入胆固醇合成途径便减少，使胆固醇合成量降低。游离脂肪酸能诱导限速酶 HMG – CoA 还原酶的合成，运动可加速体内游离脂肪酸的氧化，从而使 HMG – CoA 还原酶活性降低，胆固醇合成速度减慢。

（三）多食高纤维素食物

纤维素能促进肠蠕动，多食蔬菜、水果等含纤维素高的食物可使肠道中胆汁酸重吸收减少，阻断胆汁酸的肠肝循环。由于胆汁酸重吸收减少，减弱了对 7α – 羟化酶（胆固醇转变为胆汁酸的限速酶）的反馈抑制，加速胆固醇转变为胆汁酸而降低胆固醇。

（四）服用降胆固醇的药物

1. 洛伐他丁（lovastatin）   洛伐他丁是 HMG – CoA 还原酶的抑制剂。

2. 考来烯胺（cholestyramine，又称消胆胺）   该药能促进肠道中胆汁酸的排泄，使7 – α羟化酶活性增强，促进胆固醇转变成胆汁酸而达到降低血浆胆固醇的目的。

小 结

脂类是脂肪和类脂的总称。脂肪主要分布于皮下、肾周、大网膜及肠系膜等脂库，具有供能与储能、保持体温及保护内脏等功能。类脂主要分布于神经组织及生物膜，具有参与生物膜及神经髓鞘构成等功能。

血浆中的脂类称为血脂。脂类不溶于水，它们在血浆中与载脂蛋白结合成脂蛋白，溶解度增大而有利于运输，血浆脂蛋白是血脂的存在及运输形式。用超速离心法可将血浆脂蛋白分为 4 种：CM、VLDL、LDL 及 HDL；用电泳法也可将其分为 4 种：α - 脂蛋白，前 β - 脂蛋白，β - 脂蛋白及乳糜微粒。各种脂蛋白的功能与其所含脂类密切相关，CM 及 VLDL 脂肪含量最高，功能分别是转运外源性脂肪及转运内源性脂肪；LDL 及 HDL 胆固醇含量高，功能分别是将胆固醇转运至肝外及将胆固醇转运至肝内。

储存在脂肪细胞中的脂肪，由脂肪酶催化下水解为脂肪酸及甘油并运往机体各组织氧化利用的过程称为脂肪动员。脂肪进行分解代谢，首先要水解成甘油及脂肪酸，然后甘油和脂肪酸再分别代谢。脂肪水解中的限速酶是甘油三酯脂肪酶，又称激素敏感脂肪酶。甘油可转变成磷酸二羟丙酮，沿糖的分解途径氧化供能或异生为糖。脂肪酸的氧化分为四个阶段，首先脂肪酸活化成脂酰 CoA；然后脂酰 CoA 进入线粒体；接着脂酰 CoA 在线粒体中经历脱氢、加水、再脱氢、硫解 4 步反应循环的 β - 氧化过程生成乙酰 CoA，因为氧化部位是脂酰基的 β - 碳原子，故称为 β - 氧化；最后乙酰 CoA 通过三羧酸循环彻底氧化。脂肪酸在肝中不能彻底氧化，所生成的乙酰 CoA 有一部分缩合成乙酰乙酸、β - 羟丁酸和丙酮，这三种物质统称为酮体。酮体的生成对机体有利也有弊：酮体可作为肌肉及脑组织的有效能源物质，尤其是在饥饿时为脑组织供能有重要意义；但在长时间饥饿及严重糖尿病时，酮体产生过多则引起酮症酸中毒。体内合成脂肪的主要部位是肝脏、脂肪组织和小肠粘膜细胞。合成脂肪的原料是 α - 磷酸甘油和脂酰 CoA。

甘油磷脂是体内含量最多的磷脂，如磷脂酰乙醇胺和磷脂酰胆碱，其合成原料是甘油二酯、乙醇胺、胆碱，并有 ATP 和 CTP 参加反应及供能。磷脂参与肝中脂蛋白的合成，如果合成磷脂的原料缺乏使磷脂合成障碍，影响脂蛋白的合成，造成肝内脂肪运出受阻，可引起脂肪肝。此外，营养过剩及各种原因引起的肝功能降低也可导致脂肪肝。

体内胆固醇可来自食物，也可在体内合成，合成的器官主要是肝脏，合成原料是乙酰 CoA，合成过程中的限速酶是 HMG - CoA 还原酶。多种因素可影响 HMG - CoA 还原酶的活性从而调节胆固醇的合成速度。胆固醇在体内有重要的生理功能：参与生物膜的构成，参与脂蛋白的组成，在肝脏转变为胆汁酸，还可转变成类固醇激素、维生素 D_3 等活性物质。但体内胆固醇含量过高又可引起动脉粥样硬化，对血浆胆固醇浓度过高者可通过限制食物胆固醇摄入、多运动、多进食高纤维素食物及服用降胆固醇药物等方法来降低胆固醇。

（余庆皋）

习 题

一、填空题

1. 血脂是指_____，包括_____、_____、_____、_____和_____。

2. 脂类在血浆中的存在形式和运输形式是_____，是由_____和_____两部分组成。

3. 超速离心法可将血浆脂蛋白质分成_____种，按密度由低至高依次为_____、_____、_____和_____。

4. 转运外源性脂肪的脂蛋白是_____，转运内源性脂肪的脂蛋白是_____，胆固醇含量最多的脂蛋白是_____，密度最低的脂蛋白是_____。

5. 脂肪酸的活化在_____进行，活化形式为_____，后者由_____携带进入_____再继续氧化。

6. 酮体生成的原料是_____，生成部位是_____，酮体包括_____、_____和_____三种物质。

7. 胆固醇在体内可转变为_____、_____和_____等重要物质。

二、名词解释

1. 脂肪动员　　2. 激素敏感脂肪酶

三、问答题

1. 简述酮体生成的生理意义。

2. 当体内胆固醇过高时，可采用哪些方法降低胆固醇?

第二十一章

蛋白质分解代谢

蛋白质的基本组成单位是氨基酸，蛋白质分解时，首先分解成为氨基酸，然后再进一步代谢。所以蛋白质分解代谢的中心内容是氨基酸的分解代谢。

第一节 蛋白质的营养作用

一、蛋白质的生理功能

蛋白质是体现生命特征最重要的物质基础，人体内约有10万余种不同结构的蛋白质，它们表现出千差万别的不同生理功能。

（一）维持组织细胞的生长、更新和修复。

蛋白质是组织细胞的主要成分，机体生长发育及组织细胞的更新必需合成大量的组织蛋白质，因此膳食中必须提供足够质和量的蛋白质，才能维持组织细胞的生长、更新和修复的需要。特别是发育时期的儿童或孕妇、乳母或组织创伤时，更需要供给充足的蛋白质才能满足机体这方面的需要。

（二）参与多种重要的生理活动

酶、肽类激素、神经递质、抗体等生物活性物质都是蛋白质，这些物质参与体内多种重要生理活动，此外肌肉收缩、血液凝固、物质的运输、遗传、细胞信息的传递等都有蛋白质参与。

（三）氧化供能

每克蛋白质在体内氧化分解可产生 17 kJ（4kcal）能量，成人每日约有 18% 的能量来自于蛋白质的分解，可见蛋白质也是体内的能源之一。但是蛋白质此功能可由糖或脂肪代替。

二、氮平衡

人体每日摄入的氮量和排出的氮量之间的关系称为氮平衡。因为食物中的含氮物质主要是蛋白质，且蛋白质的含氮量平均为 16%，故摄入氮量的多少可反映蛋白质的摄入量；人体通过粪、尿排出的含氮物质主要来自于体内蛋白质的分解，故排出氮量可反映蛋白质分解代谢状况。氮平衡是判断机体蛋白质代谢状况的重要方法。氮平衡有以下三种类型：

（一）总氮平衡

摄入氮量等于排出氮量。表示组织蛋白质的合成与分解处于动态平衡。正常成人不再生长，摄入体内的蛋白质除了用于组织蛋白质更新之外，其余部分氧化供能，故处于总氮平衡状态。

（二）正氮平衡

摄入氮量大于排出氮量。表示组织蛋白质合成量多于分解量。生长发育期儿童、孕妇、乳母及恢复期病人体内不断地有大量组织新生或创伤修复，摄入体内的蛋白质除了用于每日组织蛋白更新之外，还合成了一部分新的蛋白质存留于体内，故处于正氮平衡状态。

（三）负氮平衡

摄入氮量小于排出氮量。表示组织蛋白质合成量小于分解量。营养不良，慢性消耗性疾病时，摄入体内的蛋白质不足以维持每日组织蛋白质的更新，故处于负氮平衡状态。

三、蛋白质的营养价值

（一）必需氨基酸

必需氨基酸是指人体所必需，但机体不能自身合成，而必须由食物供给的氨基酸。组成人体蛋白质的 20 种氨基酸中有 8 种是必需氨基酸，它们是缬氨酸、亮氨酸、异亮氨酸、苏氨酸、蛋氨酸、赖氨酸、苯丙氨酸和色氨酸。其余 12 种氨基酸体内能合成，不一定要由食物供给，故称为非必需氨基酸。

（二）蛋白质的营养价值

各种食物蛋白质的营养价值高低，主要取决于其所含必需氨基酸的种类、含量和比例与人体组织蛋白质相近似的程度，愈相近似的其蛋白质利用率愈高，营养价值也愈高，反之则愈低。以此标准衡量，动物蛋白质的营养价值一般较植物蛋白质高。

（三）食物蛋白质的互补作用

几种营养价值较低的蛋白质混合食用，其所含必需氨基酸可以互相补充而提高其营养价值，这种作用称为蛋白质互补作用。例如：谷类蛋白质含赖氨酸较少而含色氨酸较多，而豆类蛋白含赖氨酸较多而含色氨酸较少，两者混合食用可提高其营养价值，这也是提倡食物多样化、荤素食物及粗细粮搭配的科学根据之一。

（四）蛋白质的需要量

一般认为，成人为维持总氮平衡每天蛋白质的最低需要量为 30 ~ 50 克。为了保持人体处于较佳功能状态，2000 年中国营养学会推荐成人每日蛋白质的需要量为 80 g。儿童、孕妇以及恢复期病人等还应适当按比例增加其摄入量。婴幼儿的蛋白质需要量，按体重计算应比成人大约高三倍。

第二节　氨基酸代谢概况

体内游离的氨基酸分布在血液和组织中，若把体内所有游离的氨基酸作为一个整体来看，可称其为氨基酸代谢库。氨基酸代谢库中的氨基酸处于动态平衡中。

一、氨基酸的来源

体内氨基酸来源有三条：①食物蛋白质经消化吸收后进入体内的氨基酸。此来源约占氨基酸代谢库中氨基酸来源的三分之一，也是必需氨基酸的唯一来源。②组织蛋白质分解产生的氨基酸。蛋白质处于不断地更新中，组织蛋白质在细胞溶酶体的各种组织蛋白酶催化下水解成氨基酸，进入氨基酸代谢库，这是氨基酸代谢库中氨基酸的主要来源，约占其来源的三分之二。③体内合成的非必需氨基酸。

二、氨基酸的去路

体内氨基酸的去路也有三条：①合成组织蛋白质。这是氨基酸的主要代谢去路。②转变成具有重要生理活性的含氮物质。如肾上腺素、甲状腺素、黑色素、嘌呤、嘧啶及一碳单位等。③分解代谢。氨基酸的主要分解代谢途径是脱氨基作用，生成 α - 酮酸和氨。α - 酮酸可氧化成 CO_2 和 H_2O 并产生能量，也可转变为糖、脂肪或非必需氨基酸。产生的氨则大部分在肝中合成尿素，也可用来合成谷氨酰胺或其他含氮物质。氨基酸也可经脱羧基作用分解生成胺和 CO_2。

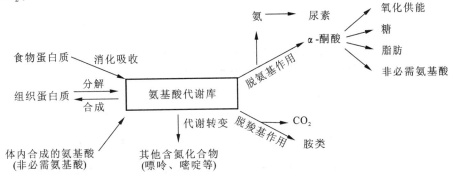

图 21-1　氨基酸代谢概况

第三节　氨基酸分解代谢

一、氨基酸脱氨基作用

(一)氨基酸脱氨基方式

氨基酸的脱氨基作用在体内多数组织中均可进行。体内脱氨基的方式包括氧化脱氨基、转氨基、联合脱氨基、嘌呤核苷酸循环。

1. 氧化脱氨基作用　氧化脱氨基作用是氨基酸在氨基酸氧化酶作用下脱氢生成亚氨基酸，后者再水解成 α - 酮酸和氨，此过程称为氧化脱氨基作用。

$$\underset{\substack{\text{氨基酸}}}{\overset{\displaystyle R}{\underset{\displaystyle COOH}{|\ \ \ \ \ |\\CHNH_2}}} \underset{\text{氨基酸氧化酶}}{\overset{-2H}{\rightleftharpoons}} \underset{\substack{\text{亚氨基酸}}}{\overset{\displaystyle R}{\underset{\displaystyle COOH}{|\ \ \ \ \ |\\C\!=\!NH}}} \overset{+H_2O}{\rightleftharpoons} \underset{\substack{\alpha\text{ - 酮酸}}}{\overset{\displaystyle R}{\underset{\displaystyle COOH}{|\ \ \ \ \ |\\C\!=\!O}}} + \underset{\text{氨}}{NH_3}$$

体内催化氨基酸氧化脱氨基的酶有多种，其中以谷氨酸脱氢酶最重要。此酶在肝、肾、脑等组织中普遍存在，活性较高，它催化谷氨酸氧化脱氨生成 α - 酮戊二酸，脱下的氢由辅酶 NAD^+ 接受生成 $NADH + H^+$，后者再经呼吸链氧化生成水，同时产生 ATP。

$$\text{谷氨酸} \quad \xrightleftharpoons[\text{NAD}^+ \quad \text{NADH+H}^+]{\text{L-谷氨酸脱氢酶}} \quad \text{亚谷氨酸} \quad \xrightleftharpoons[-\text{NH}_3]{+\text{H}_2\text{O}} \quad \alpha\text{-酮戊二酸}$$

氧化脱氨基反应是可逆的，其逆过程是体内 α - 酮酸生成非必需氨基酸的途径之一。谷氨酸脱氢酶特异性强，难以承担体内其他氨基酸的脱氨基作用。但因为谷氨酸、α - 酮戊二酸都能在体内参加一些重要的代谢反应，所以谷氨酸脱氢酶催化的反应在物质代谢活动中有重要的意义。

2. 转氨基作用

（1）转氨基作用的定义　在转氨酶的催化下，α - 氨基酸的氨基转移到 α - 酮酸的 α - 碳原子上，生成相应的氨基酸，而原来的氨基酸则转变成相应的 α - 酮酸的过程称为转氨基作用。转氨基反应可逆，是体内合成非必需氨基酸的又一途径。

$$\text{H—C—NH}_2 \ (R_1) \ + \ \text{C=O} \ (R_2) \ \xrightleftharpoons{\text{转氨酶}} \ \text{C=O} \ (R_1) \ + \ \text{H—C—NH}_2 \ (R_2)$$

（2）转氨酶　转氨酶分布很广、种类多，其中最重要的是丙氨酸氨基转移酶（ALT）和天冬氨酸氨基转移酶（AST），两者又分别称为谷丙转氨酶（GPT）和谷草转氨酶（GOT）。ALT 和 AST 在人体各组织中的活性差别很大，ALT 在肝中活性最高，AST 在心肌中活性最高。当某种原因使细胞膜通透性增高或细胞坏死时，则转氨酶可以大量释放入血，造成血清中活性明显升高。例如急性肝炎患者血清 ALT 活性显著升高；心肌梗死患者血清中 AST 明显上升。因此，在临床上测定血清中的 ALT 或 AST 既有助于疾病的诊断，也可作为观察疗效和预后的指标之一。

表 21 - 1　正常成人各组织中 AST 及 ALT 活性

组织	ALT（单位/克湿组织）	AST（单位/克湿组织）
心	7100	156000
肝	44000	142000
骨骼肌	4800	99000
肾	19000	91000
胰腺	2000	28000
脾	1200	14000
肺	700	10000
血清	16	20

ALT 和 AST 催化的反应如下:

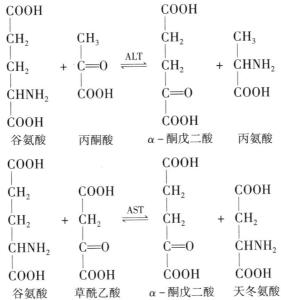

（3）转氨酶的辅酶：转氨酶是一种结合酶，其辅酶是磷酸吡哆醛和磷酸吡哆胺，通过两者的相互转变，完成氨基的传递过程，其反应过程如图 21 - 2。

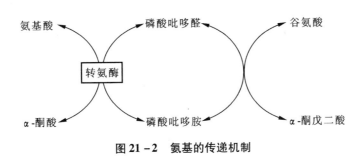

图 21 - 2　氨基的传递机制

3.联合脱氨基作用　许多氨基酸不能直接进行氧化脱氨基，但可在转氨酶催化下将其 α - 氨基转移给 α - 酮戊二酸生成谷氨酸，谷氨酸再由谷氨酸脱氢酶催化，氧化脱氨生成 α - 酮戊二酸和氨。这种由转氨酶和谷氨酸脱氢酶联合作用使氨基酸脱氨基的过程称为联合脱氨基作用（图 21 - 3）。

联合氨基酸作用是体内氨基酸脱氨基的主要方式，反应可逆，其逆过程是体内合成非必需氨基酸的重要途径。

4. 嘌呤核苷酸循环　谷氨酸脱氢酶在骨骼肌、心肌组织细胞中活性很低，难以进行联合脱氨基作用，上述组织可通过嘌呤核苷酸循环的方式进行脱氨基。在此过程中，氨基酸首先经两步转氨基作用，生成天冬氨酸，天冬氨酸再与次黄嘌呤核苷酸（IMP）反应生成腺苷酸代琥珀酸，后者通过裂解释放出延胡索酸并生成腺嘌呤核苷酸（AMP）。AMP 在腺苷酸脱氨酶的催化下，脱去氨基又生成 IMP，完成氨基酸的脱氨基作用，而 IMP 可以再参加循环（图 21 - 4）。

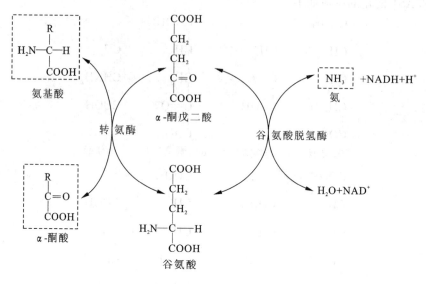

图 21 – 3　联合脱氨基作用

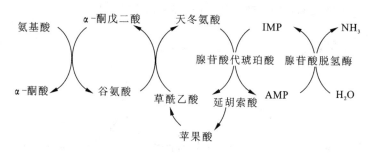

图 21 – 4　嘌呤核苷酸循环

（二）氨代谢

动物实验表明，氨是一种剧烈的神经毒物，如给家兔注射氯化铵，使其血氨浓度达到2.9 mmol/L 时，家兔即可致死。尽管机体中每天代谢产生的氨及消化道吸收的氨数量相当大，但正常人却能保持很低的血氨浓度，一般不超过 60 μmol/L，说明体内的氨能迅速被代谢清除。

1. 氨的来源

（1）内源性氨　体内代谢产生的氨为内源性氨，主要来自氨基酸的脱氨基作用，部分来自于肾。肾小管上皮细胞的谷氨酰胺酶可催化谷氨酰胺水解生成谷氨酸和氨。

（2）外源性氨　肠道吸收的氨称为外源性氨。它包括①肠道内未被消化的蛋白质和未被吸收的氨基酸在肠道细菌的作用下分解产生的氨；②血中的尿素扩散入肠道，经肠道细菌尿素酶作用水解生成的氨。肠道中氨的吸收与肠道的 pH 值有密切关系，NH_3 比 NH_4^+ 易透过细胞膜被吸收，而在碱性条件下可促使 NH_4^+ 转变为 NH_3 使肠道中氨吸收增多。因此，临床上对高血氨患者采用弱酸性透析液做结肠透析，而禁用碱性肥皂水灌肠，就是为了减少氨的吸收。

2. 氨的去路

（1）尿素的合成：肝脏是体内氨基酸代谢的中心，产氨最多，体内氨的主要代谢去路是在肝脏合成尿素。尿素溶于水且对人体无害，生成后进入血液，经肾由尿排出。

肝合成尿素的途径称鸟氨酸循环，主要反应过程如下：

①肝细胞线粒体内氨基甲酰磷酸合成酶 I 催化下，NH_3 和 CO_2 在 ATP、Mg^{2+} 参与下合成氨基甲酰磷酸。

$$NH_3 + CO_2 + H_2O + 2ATP \xrightarrow[Mg^{2+}]{\text{氨基甲酰磷酸合成酶}} H_2N—\overset{\overset{O}{\|}}{C}—O \sim PO_3H_2 + 2ADP + Pi$$

②在鸟氨酸氨基甲酰转移酶的催化下，氨基甲酰磷酸与鸟氨酸作用，生成瓜氨酸，此反应也在肝线粒体中进行。瓜氨酸合成后由线粒体内膜上的载体转运到胞液。

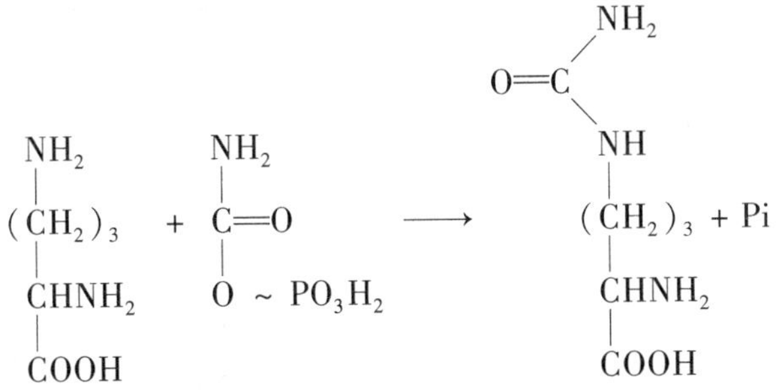

鸟氨酸 　　氨基甲酰磷酸 　　　　　　　瓜氨酸

③在胞液内精氨酸代琥珀酸合成酶的催化下，瓜氨酸与天冬氨酸结合消耗 ATP 生成精氨酸代琥珀酸，继续在精氨酸代琥珀酸裂解酶的催化下，精氨酸代琥珀酸裂解成精氨酸和延胡索酸。

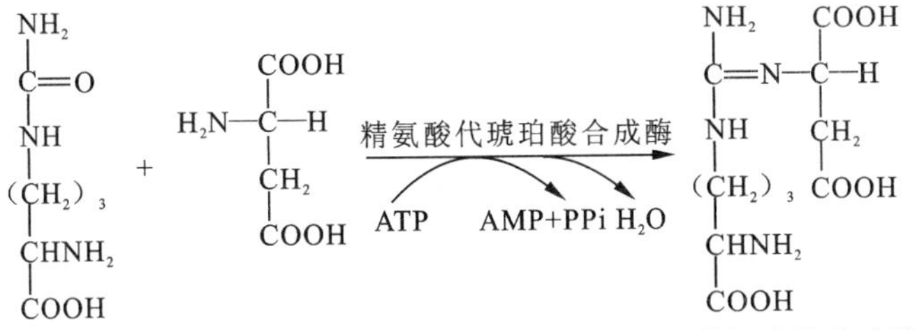

瓜氨酸 　　天冬氨酸 　　　　　　　　精氨酸代琥珀酸

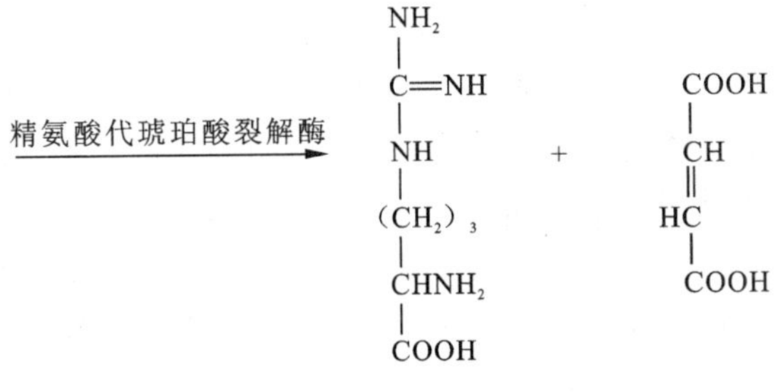

精氨酸 　　　　　　　　延胡索酸

④在肝内特有的精氨酸酶催化下，精氨酸水解生成尿素和鸟氨酸。

$$
\begin{array}{c}
NH_2 \\
| \\
HN=C \\
| \\
NH \\
| \\
(CH_2)_3 + H_2O \\
| \\
CHNH_2 \\
| \\
COOH \\
\text{精氨酸}
\end{array}
\xrightarrow{\text{精氨酸酶}}
\begin{array}{c}
NH_2 \\
| \\
(CH_2)_3 \\
| \\
CHNH_2 \\
| \\
COOH \\
\text{鸟氨酸}
\end{array}
+
\begin{array}{c}
NH_2 \\
| \\
O=C \\
| \\
NH_2 \\
\text{尿素}
\end{array}
$$

生成的尿素进入血液经肾排出，而鸟氨酸经载体转运进入线粒体再继续循环进行尿素的合成。现将鸟氨酸循环的反应过程汇集于图21-5。

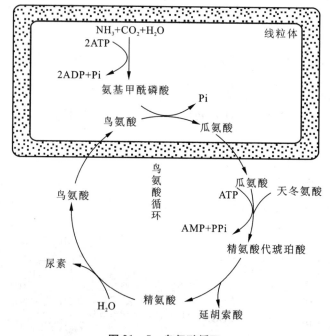

图 21-5　鸟氨酸循环

由上可见，尿素分子中的碳原子来自于肝线粒体中的 CO_2，两个 NH_3 分子其中一个来自肝线粒体，另一个则由天冬氨酸直接供给。天冬氨酸又来自草酰乙酸与谷氨酸的转氨基作用，而谷氨酸的氨基又来自体内多种其他氨基酸的转氨基作用。可见体内许多种氨基酸的氨基都可通过天冬氨酸的形式参与合成尿素。合成尿素的过程是耗能的，能量由 ATP 提供。

（2）合成谷氨酰胺　在谷氨酰胺合成酶的催化下，谷氨酸与氨反应生成谷氨酰胺，谷氨酰胺无毒，可由血液运输到肾或肝，再经谷氨酰胺酶水解成谷氨酸和氨。

$$
\begin{array}{l}
\text{COOH} \\
| \\
\text{CH}_2 \\
| \\
\text{CH}_2 + \text{NH}_3 + \text{ATP} \\
| \\
\text{CHNH}_2 \\
| \\
\text{COOH}
\end{array}
\xrightarrow[\text{Mg}^{2+} \quad \text{Mn}^{2+}]{\text{谷氨酰胺合成酶}}
\begin{array}{l}
\text{O} \\
\| \\
\text{C—NH}_2 \\
| \\
\text{CH}_2 + \text{ADP} + \text{Pi} \\
| \\
\text{CH}_2 \\
| \\
\text{CHNH}_2 \\
| \\
\text{COOH}
\end{array}
$$

$\qquad\qquad$ 谷氨酸 $\qquad\qquad\qquad\qquad\qquad\qquad$ 谷氨酰胺

谷氨酰胺在肝中水解生成的氨主要用于合成尿素;谷氨酰胺在肾脏水解产生的氨,经肾小管分泌入肾小管管腔,与原尿中 H^+ 结合成 NH_4^+,以铵盐形式随尿排出。谷氨酰胺还参与蛋白质、核苷酸的合成。因此,合成谷氨酰胺是体内贮氨、运氨和解除氨毒的重要方式。

(3)氨的其他代谢途径 氨可使 α - 酮酸氨基化生成非必需氨基酸。氨还可以参与嘌呤碱、嘧啶碱等含氮化合物的合成。

3.高血氨与肝性脑病 肝脏是机体解除氨毒的主要器官。当肝功能严重受损时,引起尿素合成障碍,致使血氨浓度升高,称为高血氨症。大量氨进入脑组织后可与 α - 酮戊二酸结合生成谷氨酸,使脑细胞中的 α - 酮戊二酸大量消耗,导致三羧酸循环减弱,致使脑组织 ATP 生成不足而引起脑功能障碍,称为肝性脑病(又称肝昏迷)。

(三) α - 酮酸的代谢

在体内氨基酸脱去氨基生成的 α - 酮酸,主要有三条代谢途径。

1.合成非必需氨基酸 α - 酮酸经氨基化可生成非必需氨基酸。

2.转变成糖和脂肪 体内大多数氨基酸产生的 α - 酮酸可经糖异生途径,转变成葡萄糖,能转变为糖的氨基酸称为生糖氨基酸;有的则转变为乙酰 CoA 或乙酰乙酸,进而合成酮体和脂肪,这些氨基酸称为生酮氨基酸,如赖氨酸、亮氨酸;还有的氨基酸既可转变成糖也能转变成酮体,这样的氨基酸则称为生糖兼生酮氨基酸,如苏氨酸、色氨酸、苯丙氨酸、酪氨酸和异亮氨酸。

3.氧化供能 α - 酮酸可通过三羧酸循环彻底氧化成 CO_2 和 H_2O,同时释放能量,这是 α - 酮酸的主要代谢去路。

二、氨基酸脱羧基作用

某些氨基酸可以在氨基酸脱羧酶的催化下脱去羧基生成相应的胺。氨基酸脱羧酶的辅酶为磷酸吡哆醛。

氨基酸脱羧后生成的胺类在生理浓度时,常具有重要的生理作用。若这些物质在体内蓄积过多,则会引起神经和心血管系统功能的紊乱。但是体内广泛存在胺氧化酶,此酶能将胺类氧化成醛和氨,醛继续氧化为羧酸,羧酸可随尿排出体外或氧化成 H_2O 和 CO_2。

$$
\text{RCH}_2\text{NH}_2 + O_2 + H_2O \xrightarrow{\text{胺氧化酶}} \text{RCHO} + H_2O_2 + NH_3
$$

$\qquad\qquad$ 胺 $\qquad\qquad\qquad\qquad\qquad\qquad$ 醛

$$
\text{醛氧化酶} \downarrow 1/2O_2
$$

$$
\text{RCOOH}
$$

$\qquad\qquad\qquad\qquad\qquad\qquad\qquad\quad$ 羧酸

现将几种有重要功能的胺介绍如下：

(一)γ‑氨基丁酸（GABA）

谷氨酸在谷氨酸脱羧酶作用下脱去羧基生成 γ‑氨基丁酸。谷氨酸脱羧酶在脑、肾组织中活性较高，所以脑组织中 GABA 的含量较高。GABA 是抑制性神经递质，对中枢神经有抑制作用。临床上用维生素 B_6 治疗呕吐和小儿惊厥，是因为磷酸吡哆醛是谷氨酸脱羧酶的辅酶，可促进谷氨酸脱羧生成 γ‑氨基丁酸。

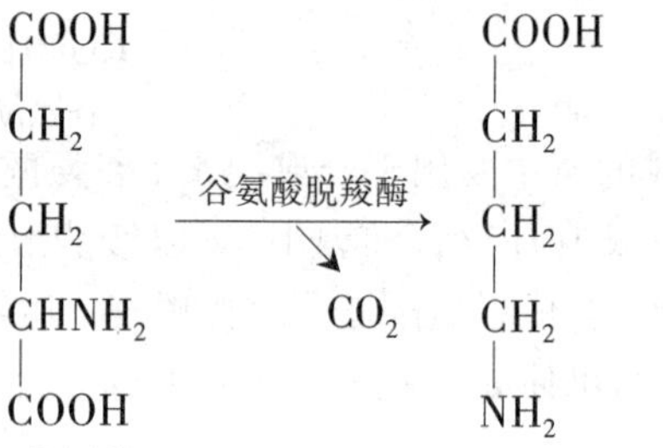

谷氨酸 → γ‑氨基丁酸（谷氨酸脱羧酶，CO_2）

(二)组胺

组氨酸在组氨酸脱羧酶催化下脱去羧基生成组胺(又称组织胺)。组胺在乳腺、肺、肝、肌及胃粘膜等组织中含量较高。它是一种很强的血管舒张剂，使血管扩张，还能增加毛细血管的通透性，造成血压下降，甚至休克。它还可以使平滑肌收缩，引起支气管痉挛而发生哮喘。此外，组胺还能刺激胃蛋白酶及胃酸的分泌。

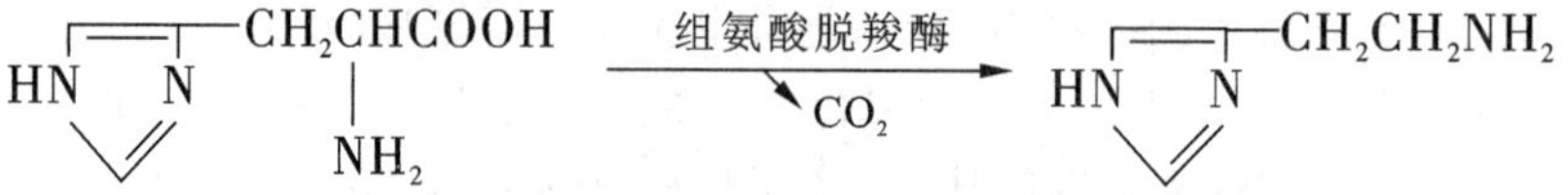

组氨酸 → 组胺（组氨酸脱羧酶，CO_2）

(三)5‑羟色胺

色氨酸经色氨酸羟化酶作用生成 5‑羟色氨酸，后者再经脱羧酶的作用脱去羧基生成 5‑羟色胺。5‑羟色胺是神经递质之一，具有抑制作用，参与神经传导、睡眠、镇痛及体温调节等过程。在外周组织 5‑羟色胺具有收缩血管的作用，但对骨骼肌血管主要呈扩张作用。5‑羟色胺还有兴奋胃肠道平滑肌的作用。

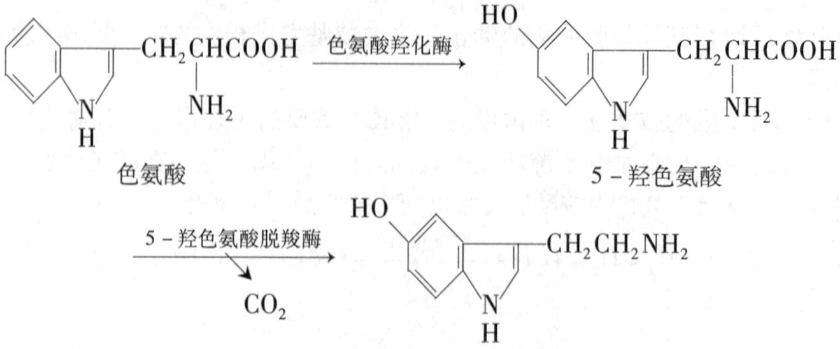

色氨酸 → 5‑羟色氨酸（色氨酸羟化酶）→ 5‑羟色胺（5‑羟色氨酸脱羧酶，CO_2）

（四）多胺

某些氨基酸的脱羧基作用可以产生多胺。如鸟氨酸脱羧基生成腐胺，后者可再转变成精脒和精胺，反应如下：

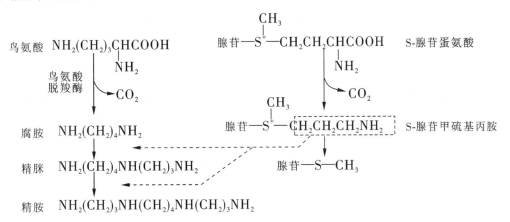

精脒和精胺是调节细胞生长的重要物质。凡生长旺盛的组织，如胚胎、再生肝及恶性肿瘤等组织多胺含量有所升高。由此推测它有促进核酸及蛋白质合成的作用。目前临床上测定恶性肿瘤病人血、尿中多胺含量是观察病情和辅助诊断恶性肿瘤的一项生化指标。

第四节　个别氨基酸的代谢

一、一碳单位代谢

（一）一碳单位的概念

体内某些氨基酸在分解代谢中会产生含有一个碳原子的有机基团，称为一碳单位或一碳基团。一碳单位的生成、转运过程称为一碳单位代谢。

由氨基酸分解代谢产生的一碳单位主要有：甲基（—CH_3）、亚甲基（—CH_2—）、次甲基（—CH ＝）、甲酰基（—CHO）及亚氨甲基（—CH ＝NH）等。CO_2 等不属于一碳单位，所有涉及 CO_2 的羧化和脱羧作用不属于一碳单位代谢的范围。

一碳单位不能游离存在，需与四氢叶酸（FH_4）结合才能被携带、转运和进行代谢。FH_4 是一碳单位代谢的辅酶，是一碳单位的载体，其 N^5 位和 N^{10} 位是与一碳单位结合的部位（图 21－6）。

（二）一碳单位的来源

一碳单位主要来源于丝氨酸、甘氨酸、组氨酸和色氨酸的分解代谢。各种不同来源的一碳单位可以相互转变（图21－7）。

（三）一碳单位的生理功能

一碳单位主要是作为嘌呤核苷酸和嘧啶核苷酸的合成原料，在核酸的生物合成中起重要作用。所以一碳单位代谢与细胞增殖及组织生长等过程关系密切。一碳单位还参与 S—腺苷蛋氨酸的合成，后者参与体内许多物质甲基化反应过程，如激素、核酸及卵磷脂的合成。

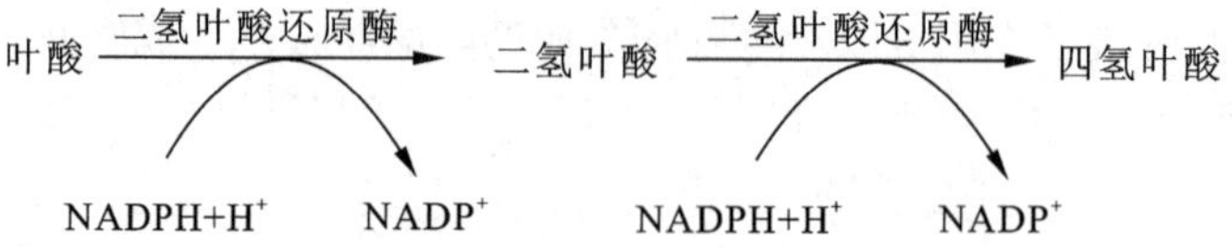

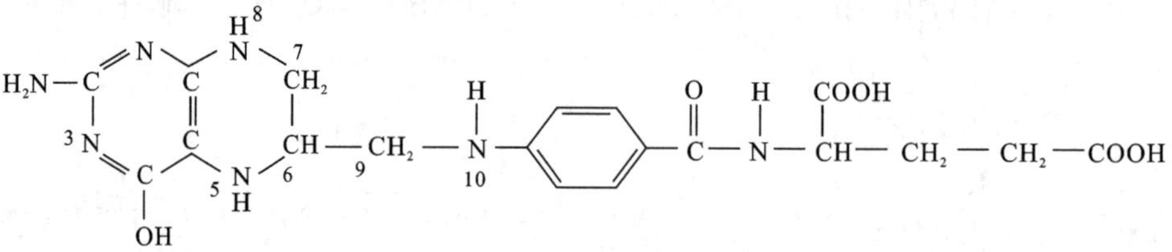

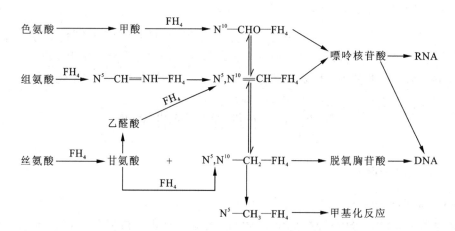

$$叶酸 \xrightarrow[\text{NADPH+H}^+ \quad \text{NADP}^+]{\text{二氢叶酸还原酶}} 二氢叶酸 \xrightarrow[\text{NADPH+H}^+ \quad \text{NADP}^+]{\text{二氢叶酸还原酶}} 四氢叶酸$$

图 21 - 6　四氢叶酸的结构式

色氨酸 ──→ 甲酸 $\xrightarrow{\text{FH}_4}$ N^{10}—CHO—FH_4

组氨酸 $\xrightarrow{\text{FH}_4}$ N^5—CH=NH—FH_4 ──→ N^5,N^{10}=CH—FH_4 ──→ 嘌呤核苷酸 ──→ RNA

乙醛酸 $\xrightarrow{\text{FH}_4}$

丝氨酸 $\xrightarrow{\text{FH}_4}$ 甘氨酸 ＋ N^5,N^{10}—CH_2—FH_4 ──→ 脱氧胸苷酸 ──→ DNA

$\xrightarrow{\text{FH}_4}$

N^5—CH_3—FH_4 ──→ 甲基化反应

图 21 - 7　一碳单位的来源及互相转变

二、含硫氨基酸代谢

体内含硫的氨基酸有蛋氨酸、半胱氨酸和胱氨酸。

（一）蛋氨酸代谢

蛋氨酸可与 ATP 作用生成 S - 腺苷蛋氨酸（SAM），使蛋氨酸分子中的 S - 甲基活化。SAM 是体内活泼甲基的供体，可为肾上腺素、核苷酸、胆碱、肌酸等物质的合成提供甲基。

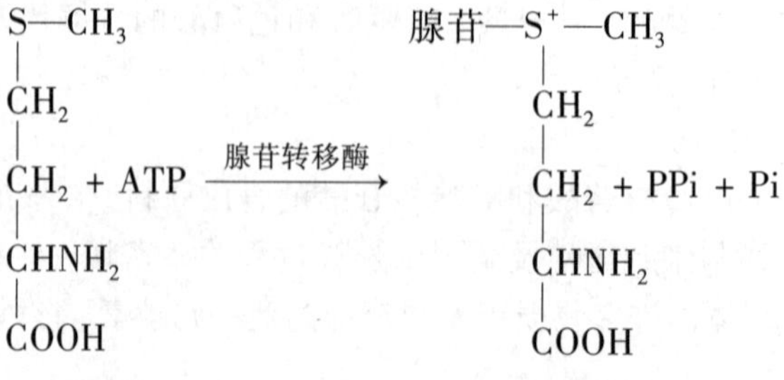

$$\begin{array}{ccc}
\text{S—CH}_3 & & \text{腺苷—S}^+\text{—CH}_3 \\
| & & | \\
\text{CH}_2 & & \text{CH}_2 \\
| & & | \\
\text{CH}_2 + \text{ATP} \xrightarrow{\text{腺苷转移酶}} & & \text{CH}_2 + \text{PPi} + \text{Pi} \\
| & & | \\
\text{CHNH}_2 & & \text{CHNH}_2 \\
| & & | \\
\text{COOH} & & \text{COOH} \\
\text{蛋氨酸} & & \text{S - 腺苷蛋氨酸}
\end{array}$$

在甲基转移酶的催化下，SAM 将甲基转移给某种化合物（RH）使其甲基化（RCH_3）后，SAM 转变成 S-腺苷同型半胱氨酸，然后水解脱去腺苷生成同型半胱氨酸，再由蛋氨酸合成酶（辅酶为维生素 B_{12}）催化，同型半胱氨酸从 N^5-甲基四氢叶酸获得甲基再生成蛋氨酸，形成一个循环过程，这一循环称为蛋氨酸循环（图 21-8）。

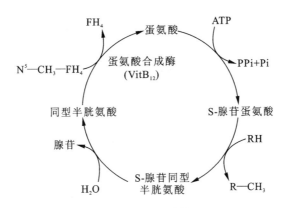

图 21-8　蛋氨酸循环

蛋氨酸循环的生理意义是将其他来源的一碳单位转变为活性甲基，参与体内各种甲基化反应。在体内，约有 50 多种物质的合成需要 SAM 提供甲基。

（二）半胱氨酸与胱氨酸代谢

半胱氨酸与胱氨酸在体内可以通过氧化还原互变。

半胱氨酸含有巯基（—SH），胱氨酸含有（—S—S—）。体内许多酶的活性与其分子中半胱氨酸残基上巯基的存在有关，这些酶有"巯基酶"之称。当巯基被氧化成二硫键或被某些毒物结合时，可使酶失活。还原型谷胱甘肽具有抗氧化作用能保护酶分子上的巯基，故有保持红细胞的完整性等重要生理功能。

半胱氨酸等含硫的氨基酸在体内分解代谢可产生硫酸。一部分以硫酸盐的形式随尿排出，一部分可与 ATP 作用生成"活性硫酸根"即 3'-磷酸腺苷-5'-磷酸硫酸（PAPS）。PAPS 是活性硫酸根的供体可参与体内很多重要的反应，如类固醇激素的灭活和硫酸软骨素的合成等。

三、芳香族氨基酸代谢

芳香族氨基酸包括苯丙氨酸、酪氨酸和色氨酸。苯丙氨酸和酪氨酸结构相似，故合并讨论。

（一）苯丙氨酸和酪氨酸代谢

苯丙氨酸可羟化为酪氨酸。酪氨酸可转变为多种具有重要生理作用的物质。

1. 生成儿茶酚胺　酪氨酸经酪氨酸羟化酶催化生成多巴，多巴脱羧转变为多巴胺。在肾上腺髓质中，多巴胺可进一步转化为去甲肾上腺素和肾上腺素。多巴胺、去甲肾上腺素和肾上腺素统称儿茶酚胺，三者均为神经递质。

2. 合成黑色素　在黑色素细胞中，酪氨酸在酪氨酸酶作用下羟化为多巴，后者经一系列生化反应生成黑色素。黑色素是皮肤、毛发及眼球的色素。先天性酪氨酸酶缺乏的病人，因黑色素合成障碍，引起患者毛发、皮肤呈淡黄色甚至白皙，眼球灰蓝，畏光，称白化病。白化病是一种先天性遗传病。

3. 合成甲状腺激素　甲状腺球蛋白中的酪氨酸残基经碘化作用后，可进一步代谢生成甲状腺激素。

（二）色氨酸代谢

色氨酸除生成 5 - 羟色胺外，还可在体内生成一碳单位、丙酮酸、乙酰乙酰 CoA 和维生素 PP 等。

第五节　糖、脂类及蛋白质在代谢上的联系

糖、脂类和蛋白质虽然是三类不同的营养物质，但它们在组织细胞中的代谢却错综复杂地交织在一起，彼此密切相关。三者之间既相互联系又相互转变，即相互影响又相互制约，它们通过共同的中间产物、三羧酸循环和生物氧化等构成体内完整统一的新陈代谢过程。

一、糖代谢与脂类代谢之间的联系

糖在体内极易转变成脂肪，糖分解代谢产生的中间产物乙酰辅酶 A，是合成脂肪酸和胆固醇的原料；糖代谢的另一中间物——磷酸二羟丙酮可还原成 α - 磷酸甘油，故糖能转变成脂肪和胆固醇。糖和脂肪的元素组成相同，均属于供能物质，过剩的糖转变成脂肪对于能源的贮存具有一定的生理意义。但是体内不能合成必需脂肪酸，所以食物中仍不可缺少脂类物质。

脂肪水解生成的甘油可转变为磷酸二羟丙酮，后者经糖异生途径生成糖。由于体内丙酮酸的氧化脱羧反应不可逆，脂肪酸氧化生成的乙酰辅酶 A 不能逆行生成丙酮酸再转变成糖。所以脂肪酸不能直接转变为糖。

二、糖代谢与蛋白质代谢之间的联系

丙酮酸、草酰乙酸、α - 酮戊二酸这些糖代谢的中间产物，经转氨基后可生成相应的丙氨酸、天冬氨酸和谷氨酸等非必需氨基酸。事实上，糖转变为氨基酸只是提供 α - 酮酸，氨基则要从某一氨基酸通过转氨基获得。故糖转变成氨基酸并不能增加体内氨基酸数量，只能调整某些氨基酸之间的比例。体内不能合成必需氨基酸，是因为体内不能合成与其相应的 α - 酮酸。

蛋白质分子中的氨基酸脱氨基代谢生成的 α - 酮酸，大部分可转变成糖代谢中间产物，进而可经糖异生途径生成糖。

三、脂类代谢与蛋白质代谢之间的联系

脂肪分子中的甘油部分可以生成氨基酸。但是在脂肪分子中，甘油所占比例很小，其脂

肪酸部分转变成氨基酸的可能性则极小。

　　无论是生糖氨基酸或生酮氨基酸，均能代谢产生乙酰辅酶 A，乙酰辅酶 A 可合成脂肪酸再合成脂肪。脂肪的甘油部分也可来源于生糖氨基酸，即蛋白质可转变为脂肪。乙酰辅酶 A 也是合成胆固醇的原料。此外，某些氨基酸还可转变成合成磷脂的原料，如胆胺和胆碱。总之，蛋白质可以转变成脂类。

　　将体内糖、脂肪及蛋白质之间的相互联系概括如图 21 - 9。

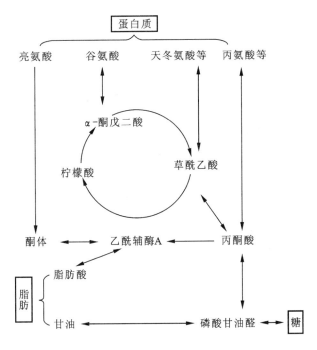

图 21 - 9　糖、脂肪和蛋白质代谢的联系

小　结

　　蛋白质的主要生理功能是构成组织细胞的成分，维持组织的生长、更新和修复。蛋白质具有广泛的生理功能，如催化、免疫、运输等。人体内氨基酸主要来自食物蛋白质的消化吸收，机体每日需食物补充一定量的蛋白质。氮平衡是反映体内蛋白质代谢状况的一种方法。各种蛋白质由于氨基酸种类和数量不同，其营养价值也不同。食物蛋白质营养价值的高低取决于所含必需氨基酸的组成。比例与人体组织蛋白质的相似程度，把几种营养价值较低的蛋白质食物混合食用提高其营养价值的作用称蛋白质的互补作用。

　　体内外源性与内源性氨基酸共同构成"氨基酸代谢库"，其来源与去路处于动态平衡。

　　氨基酸脱氨基作用是体内氨基酸主要分解途径，其方式有：氧化脱氨基、转氨基、联合脱氨基和嘌呤核苷酸循环。生成的产物是 α - 酮酸和氨。

　　机体清除氨的能力很强，氨的去路有：合成尿素，合成谷氨酰胺和含氮化合物。肝合成尿素是氨的主要去路。谷氨酰胺是体内贮氨、运氨、解氨毒的物质。α - 酮酸的代谢途径有：

彻底氧化供能，转变成糖、脂肪及氨基酸。

　　氨基酸的脱羧基作用生成相应的胺，分别具有重要的生理作用。

　　某些氨基酸分解代谢过程产生一个碳原子的有机基团，称一碳单位，包括甲基、甲烯基、甲炔基、甲酰基及亚氨甲基，四氢叶酸是一碳单位转移酶的辅酶，参与一碳单位的转运代谢。

（韩剑岚）

习　题

一、填空题

1. 氮平衡分为＿＿＿＿＿＿，＿＿＿＿＿＿，＿＿＿＿＿＿三种类型。

2. 氨基酸分解代谢的主要途径是＿＿＿＿＿＿，其方式有＿＿＿＿＿＿，＿＿＿＿＿＿，＿＿＿＿＿＿，＿＿＿＿＿＿四种。

3. 正常人的转氨酶在肝细胞中以＿＿＿＿＿＿活性最高，在心肌细胞以＿＿＿＿＿＿活性最高。

4. 肝脏通过＿＿＿＿＿＿循环合成尿素以解除＿＿＿＿＿＿毒，参与该循环的氨基酸有＿＿＿＿＿＿，＿＿＿＿＿＿，＿＿＿＿＿＿。

5. 谷氨酸脱羧后生成＿＿＿＿＿＿＿＿。

6. 体内转运一碳基团的载体是＿＿＿＿＿＿＿＿。

7. 食物蛋白质营养价值高低取决于＿＿＿＿＿＿＿＿＿＿。

8. 尿素分子中两个氨基分别来自＿＿＿＿＿＿＿＿和＿＿＿＿＿＿＿＿。

9. 活性甲基是指＿＿＿＿＿＿＿＿。

二、名词解释

1. 联合脱氨基作用　　2. 必需氨基酸　　3. 食物蛋白质的互补作用　　4. 氮平衡

三、问答题

1. 简述下列降血氨措施的生化机制

（1）低蛋白饮食.

（2）用弱酸性透析液作结肠透析

（3）应用抗菌药物抑制肠道细菌生长

（4）给予谷氨酸、精氨酸等药物

2. 简述一碳单位的来源、转运及生理意义。

第二十二章

核苷酸代谢

核苷酸在体内的主要作用是作为核酸的基本组成单位。此外还有一些游离形式的核苷酸在体内起着重要作用：①供给能量。ATP 是体内能量利用的主要形式，GTP、CTP 及 UTP 也参与某些代谢过程中的供能。②为合成核酸提供原料。ATP 等四种三磷酸核糖核苷是合成 RNA 的原料，dATP 等四种三磷酸脱氧核糖核苷是合成 DNA 的原料。③组成辅酶。腺苷酸参与多种辅酶的构成，如 NAD^+、$NADP^+$、FAD、CoA 等。④作为第二信使。cAMP、cGMP 作为激素调节作用的第二信使参与物质代谢及生理调节。

人体所需的核苷酸主要由机体组织细胞自身合成。

第一节　核苷酸合成代谢

体内核苷酸的合成途径有两条：从头合成途径与补救合成途径。从头合成途径是指以一碳单位、CO_2、氨基酸及磷酸核糖等简单物质为原料，逐步合成核苷酸的过程。这是体内合成核苷酸的主要途径。补救合成途径是指以体内现成的嘌呤、嘧啶或嘌呤核苷、嘧啶核苷为原料，经过简单的反应来合成核苷酸的过程。在脑和骨髓等组织中主要以这种方式合成核苷酸。

一、嘌呤核苷酸合成代谢

(一)嘌呤核苷酸的从头合成途径

合成原料是一碳单位、CO_2、谷氨酰胺、天冬氨酸、甘氨酸和 5 - 磷酸核糖等。首先是以这些原料合成次黄嘌呤核苷酸(IMP)，然后 IMP 再氨基化生成 AMP，或经氧化成黄嘌呤核苷酸(XMP)再氨基化生成 GMP(图 22 - 1)。

(二)嘌呤核苷酸的补救合成途径

由于脑及骨髓等组织缺乏从头合成途径的酶，不能经该途径合成嘌呤核苷酸，因此只能通过补救合成途径，即利用体内现成的嘌呤碱或嘌呤核苷来合成所需的嘌呤核苷酸。

利用嘌呤碱合成嘌呤核苷酸的反应由腺嘌呤磷酸核糖转移酶(APRT)和次黄嘌呤 - 鸟嘌呤磷酸核糖转移酶(HGPRT)来催化，它们分别催化 AMP 及 IMP、GMP 的补救合成过程，反应中由 1 - 焦磷酸 - 5 - 磷酸核糖(PRPP)提供磷酸核糖。

$$腺嘌呤 + PRPP \xrightarrow{APRT} AMP + PPi$$

$$次黄嘌呤 + PRPP \xrightarrow{HGPRT} IMP + PPi$$

$$鸟嘌呤 + PRPP \xrightarrow{HGPRT} GMP + PPi$$

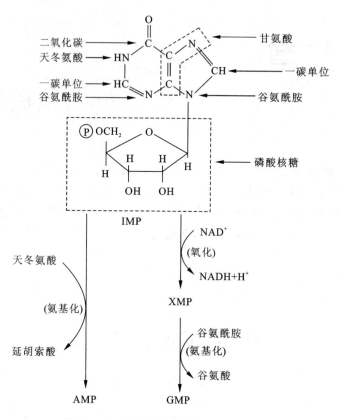

图 22 −1　嘌呤核苷酸的合成及原料来源

利用嘌呤核苷合成嘌呤核苷酸的反应由腺苷激酶催化,使腺嘌呤核苷磷酸化生成腺嘌呤核苷酸。

$$腺嘌呤核苷\xrightarrow[ATP\quad ADP]{腺苷激酶}AMP$$

(三)嘌呤核苷酸的抗代谢物

有些物质的结构类似于参与嘌呤核苷酸合成的物质,如嘌呤、氨基酸、叶酸等,从而可以通过竞争性抑制的方式干扰嘌呤核苷酸的合成,进而阻止核酸及蛋白质的合成,这类物质称为嘌呤核苷酸的抗代谢物。肿瘤细胞分裂增殖快,细胞中核酸及蛋白质合成非常旺盛,所以这些抗代谢物在临床上可作为抗恶性肿瘤药。

1.抗嘌呤药　抗嘌呤药的结构与嘌呤结构相似,如 6 − 巯基嘌呤(6 − MP)。6 − MP 在体内磷酸化生成 6 − 巯基嘌呤核苷酸,以这种形式抑制 IMP 转变成 AMP 和 GMP 的过程。6 − MP 还可通过竞争性抑制干扰嘌呤核苷酸的补救合成途径(图 22 − 2)。

2.抗氨基酸药　抗氨基酸药的结构与体内某些氨基酸的结构相似,如氮杂丝氨酸与谷氨酰胺的结构相似,从而干扰谷氨酰胺在嘌呤核苷酸合成中的作用,抑制嘌呤核苷酸的合成(图 22 − 2)。

3.抗叶酸药　抗叶酸药是叶酸的类似物,如甲氨喋呤(MTX)。这类药能竞争性抑制二氢叶酸还原酶,使叶酸不能转变为二氢叶酸及四氢叶酸,导致一碳单位代谢障碍,阻止嘌呤核

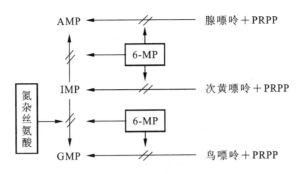

图 22 - 2　嘌呤核苷酸抗代谢物的作用机制

苷酸的合成。

二、嘧啶核苷酸合成代谢

嘧啶核苷酸的合成也有从头合成和补救合成途径。

(一)嘧啶核苷酸的从头合成途径

合成原料是 CO_2、天冬氨酸、谷氨酰胺及 5 - 磷酸核糖。机体利用这些原料首先合成 UMP。

在激酶的催化下,消耗 ATP 使 UMP 磷酸化生成 UDP 和 UTP。由谷氨酰胺提供氨基,UTP 氨基化生成 CTP。

UDP 由二磷酸核苷还原酶催化生成 dUDP, dUDP 水解为 dUMP, 由 N^5, N^{10} - CH_2 - FH_4 提供甲基生成 dTMP(图 22 - 3)。

体内其他的脱氧核糖核苷酸都是由相应的核糖核苷酸在二磷酸核苷水平上还原生成。

(二)嘧啶核苷酸的补救合成途径

催化嘧啶核苷酸补救合成的酶主要是嘧啶磷酸核糖转移酶,除胞嘧啶外,其余的嘧啶核苷酸都可由此酶催化生成,催化的反应通式为:

$$嘧啶 + PRPP \xrightarrow{\text{嘧啶磷酸核糖转移酶}} 嘧啶核苷酸 + PPi$$

(三)嘧啶核苷酸的抗代谢物

嘧啶核苷酸的抗代谢物是一些结构类似于嘧啶、叶酸或氨基酸的物质,以竞争性抑制的方式干扰嘧啶核苷酸的合成,进而阻止核酸及蛋白质的合成,在临床上也作为抗恶性肿瘤药。如抗嘧啶药 5 - 氟尿嘧啶(5 - FU),在体内转变为一磷酸脱氧核糖氟尿嘧啶核苷(FdUMP),与一磷酸脱氧核糖尿嘧啶核苷(dUMP)的结构相似,是胸苷酸合酶的抑制剂,阻断 dTMP 的合成。

抗氨基酸药氮杂丝氨酸及抗叶酸药甲氨喋呤,也抑制嘧啶核苷酸的合成。氮杂丝氨酸与谷氨酰胺结构相似,可抑制 UTP 氨基化生成 CTP;甲氨喋呤阻断二氢叶酸和四氢叶酸的合成,干扰一碳单位代谢,抑制 dUMP 甲基化生成 dTMP。

有些核苷类似物也是重要的抗肿瘤药。如阿糖胞苷可抑制 CDP 还原成 dCDP(图 22 - 4)。

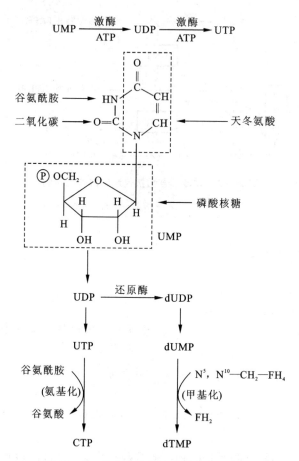

图 22 - 3　嘧啶核苷酸的合成及原料来源

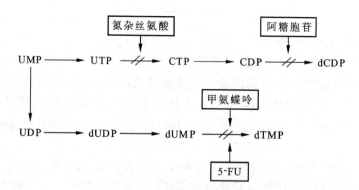

图 22 - 4　嘧啶核苷酸抗代谢物的作用机制

第二节 核苷酸分解代谢

一、嘌呤核苷酸分解代谢

嘌呤核苷酸首先在核苷酸酶的作用下水解成核苷，再经核苷磷酸化酶作用，生成 1 - 磷酸核糖和嘌呤碱。嘌呤碱最终分解产物是尿酸，随尿排至体外（图 21 - 5）。

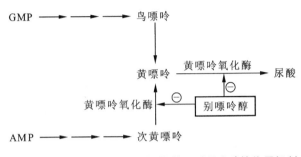

图 22 - 5 嘌呤核苷酸的分解代谢及别嘌呤醇的作用机制

正常成人血中尿酸含量是 0.12 ~ 0.36 mmol/L（2 ~ 6 mg%），女性稍低于男性。血中尿酸含量升高可引起痛风症。尿酸的溶解度较低，当血中尿酸大于 0.48 mmol/L 时，尿酸盐晶体可沉积在关节、耳垂、软组织、软骨及肾等处，引起关节炎、泌尿道结石及肾疾病。引起血中尿酸增高导致痛风症的原因目前还不完全清楚，可能与嘌呤核苷酸代谢酶的缺陷有关；当肾脏疾病使尿酸排出减少，或患某些疾病（如恶性肿瘤、白血病）时核酸大量分解，也可引起血尿酸含量升高。临床上用别嘌呤醇来治疗痛风症。因别嘌呤醇的结构与次黄嘌呤结构相似，可抑制黄嘌呤氧化酶阻止次黄嘌呤转变为黄嘌呤，使尿酸生成减少（图 22 - 5）。

二、嘧啶核苷酸分解代谢

嘧啶核苷酸的分解代谢与嘌呤核苷酸分解代谢类似，经核苷酸酶及核苷磷酸化酶的作用，脱去磷酸及核糖，生成嘧啶碱再进一步分解。胞嘧啶、尿嘧啶分解的最终产物是 CO_2、NH_3 和 β 丙氨酸，胸腺嘧啶分解的终产物 β 氨基异丁酸。

小 结

核苷酸在体内的主要作用是构成核酸，此外还参与能量代谢及物质代谢调节等过程。人体所需的核苷酸主要由机体组织细胞自身合成。

体内合成嘌呤核苷酸及嘧啶核苷酸的途径都有从头合成与补救合成两条。嘌呤核苷酸从头合成的原料是一碳单位、CO_2、谷氨酰胺、天冬氨酸、甘氨酸和 5 - 磷酸核糖等，先合成 IMP，然后 IMP 再氨基化生成 AMP，或经氧化、氨基化生成 GMP。嘌呤核苷酸补救合成途径存在于脑及骨髓等组织中，利用体内现成的嘌呤碱或嘌呤核苷来合成所需的嘌呤核苷酸。嘧啶核苷酸从头合成的原料是 CO_2、天冬氨酸、谷氨酰胺及 5 - 磷酸核糖。首先是合成 UMP，然后在三磷酸核苷水平由 UTP 氨基化生成 CTP。脱氧核糖核苷酸都是由相应的核糖核苷酸在二磷酸核苷水平上还原生成。而 dTMP 是由 dUMP 甲基化生成。

抗代谢物是根据体内嘌呤核苷酸和嘧啶核苷酸合成过程所设计的治疗肿瘤的药物。分抗嘌呤药、抗嘧啶药、抗氨基酸药和抗叶酸药等，这些药物都是嘌呤、嘧啶、某些氨基酸或叶酸的类似物，从而可通过竞争性抑制作用阻断嘌呤核苷酸和嘧啶核苷酸的合成，进而干扰核酸和蛋白质的合成，达到抗肿瘤的作用。

嘌呤碱在体内分解的最终产物是尿酸。体内尿酸含量过高可引起痛风症，临床上使用别嘌呤醇治疗痛风症。

（张　诺）

习　题

一、填空题

1. 嘌呤碱分解代谢的终产物是_____，血中该物质含量过高可引起_____，这种疾病可用_____治疗，因为这种药物与_____结构相似，可抑制 酶，最终使_____生成减少。

2. 常用的抗嘌呤药有_____，抗叶酸药有_____，抗嘧啶药有_____。

二、名词解释

1. 核苷酸从头合成途径　　2. 核苷酸补救合成途径

三、问答题

什么叫嘌呤核苷酸的抗代谢物？什么叫嘧啶核苷酸的抗代谢物？在临床上有什么用途？

第二十三章

遗传信息的传递

　　DNA 是遗传的物质基础，DNA 分子中贮存着遗传信息。遗传信息就是指 DNA 分子中脱氧核苷酸(或碱基)的排列顺序。基因则是指 DNA 分子中贮存有合成蛋白质及 RNA 序列信息的各功能片段。

　　DNA 分子中的遗传信息可通过复制传递给子代 DNA；还可通过转录传递给 RNA；mRNA 再将这种信息翻译成特异的蛋白质分子。有些病毒的遗传物质是 RNA，可通过自身复制传递遗传信息，也可通过逆转录将遗传信息传递给 DNA。遗传信息的这种传递方式称为中心法则(图 23 −1)。

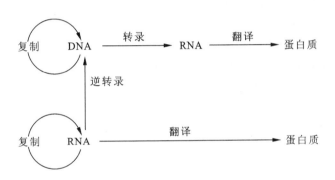

图 23 −1　中心法则示意图

　　本章按遗传信息的传递顺序，依次介绍 DNA 的生物合成——复制和逆转录；RNA 的生物合成——转录；蛋白质的生物合成——翻译。

第一节　DNA 生物合成

一、复　制

(一)复制方式

　　以亲代 DNA 为模板合成子代 DNA，遗传信息从亲代 DNA 传至子代 DNA 的过程称为复制。DNA 复制的方式是半保留复制。即在复制过程中，分别以亲代 DNA 的两条单链作为模板，按碱基配对规律合成一条互补链，形成两个子代 DNA 分子，在每个子代 DNA 双链中，都保留了一条来自亲代的多核苷酸链，这种复制方式就称为半保留复制(图 23 −2)。

（二）复制体系

1.模板　以亲代 DNA 的两条单链为模板。

2.原料　4 种三磷酸脱氧核苷(dNTP)是合成 DNA 的原料，包括 dATP、dGTP、dCTP、dTTP。

3.酶类　参与复制的酶类主要有以下几种。

（1）DNA 聚合酶　又称依赖 DNA 的 DNA 聚合酶(DDDP)，主要作用是以 4 种三磷酸脱氧核苷为底物，以亲代 DNA 单链为模板，按碱基互补规律催化合成一条新的互补链。

（2）引物酶　在 DNA 链合成起始时需要有引物作引导，引物的本质是 RNA。引物酶是一种 RNA 聚合酶，能以 DNA 模板链为模板，按碱基互补规律催化一小段 RNA 的合成。

（3）连接酶　连接酶的作用是催化一个 DNA 片段的 3′-OH 末端与另一 DNA 片段的 5′-P 末端之间形成磷酸二酯键，从而使复制中形成的各个 DNA 片段相互连接，成为一条完整的 DNA 链。

（4）拓扑异构酶、解螺旋酶及单链 DNA 结合蛋白　拓扑异构酶也称拓扑酶，该酶的作用是松解 DNA 超螺旋结构，并维持其在复制全过程中的松弛状态。解螺旋酶的作用是将 DNA 双链解开

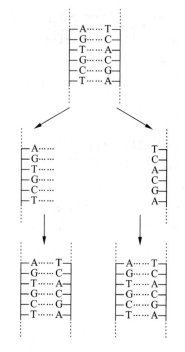

图 23-2　DNA 半保留复制示意图

成为单链。当两条链解开后，单链 DNA 结合蛋白便与解开后的单链结合，防止两条链重新聚合，并能阻止单链被核酸酶水解，从而维持模板的单链状态及单链的完整性。

4.引物　引物是短片段的 RNA，由引物酶催化生成，在复制中为 DNA 链合成提供 3′-OH 末端。

（三）复制过程

DNA 复制过程较为复杂，可分为以下三个阶段。

1.起始阶段　首先是在解螺旋酶、拓扑异构酶及蛋白质因子的协同作用下，使模板 DNA 的螺旋结构松解，并将一段双链解开成两条单链形成复制点，称为复制叉。单链 DNA 结合蛋白再结合在每条单链上，以维持复制叉的稳定及一定的长度。接着在引物酶催化下，以 DNA 单链作模板，4 种 NTP 为原料，沿 5′→3′方向，合成约数个或数十个核苷酸组成的短链 RNA，作为合成 DNA 的引物。

2.延长阶段　在 DNA 聚合酶的催化下，以 4 种 dNTP 为原料，解开的两条 DNA 单链为模板，从 RNA 引物 3′-OH 末端开始，按碱基配对原则，沿 5′→3′方向合成新的 DNA 链。随着新链的延长，复制叉也不断向模板的待解链方向伸展。所合成的两条新的 DNA 链中，其中有一条链合成的方向与模板链解链的方向是一致的，因而是连续不断地合成的，且速度较快，此链称领头链；而另一条链的合成方向与解链方向相反，不断地需要 RNA 引物来引导，因而合成是不连续的，称为随从链。随从链是由一些 DNA 片段组成的，这些片段称冈崎片段。

3.终止阶段　冈崎片段形成后，RNA 引物被 RNA 酶催化水解脱落。引物脱落后所留下

的空隙在 DNA 聚合酶作用下使冈崎片段继续沿 5′→3′方向延长填补, 而与相邻片段的连接则由连接酶催化完成, 使各个 DNA 片段连接成完整的 DNA 复制链。当复制结束时得到两个完整的子代 DNA 分子(图 23 - 3)。

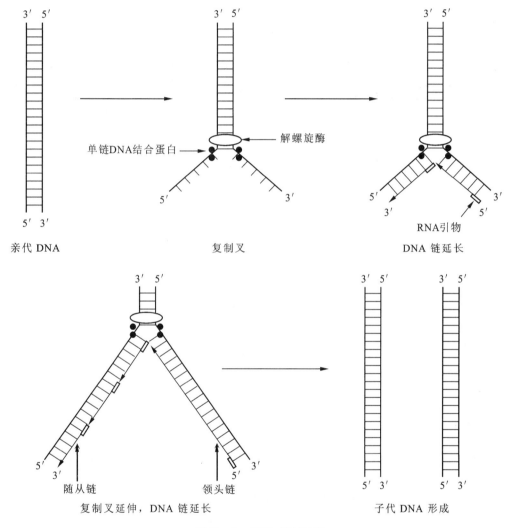

图 23 - 3　DNA 复制过程

二、逆转录

RNA 病毒的遗传信息贮存在 RNA 分子中, 在宿主细胞内可指导 DNA 的合成, 这种以 RNA 作模板合成 DNA, 遗传信息从 RNA 传至 DNA 的过程称为逆转录。RNA 病毒含有逆转录酶, 又称依赖 RNA 的 DNA 聚合酶(RDDP), 该酶有三个功能: 以 RNA 为模板催化合成 DNA; 水解 RNA - DNA 杂化双链中的 RNA; 以 DNA 为模板合成 DNA。

在逆转录酶催化下, 以病毒 RNA 作模板, 4 种 dNTP 为原料, 合成与 RNA 互补的 DNA 单链, 形成 RNA - DNA 杂化双链。然后将杂化双链中的 RNA 水解掉, 再以单链 DNA 为模板, 催化合成一条互补的 DNA 链, 形成双链 DNA 分子(图 23 - 4)。这种携带有病毒基因的双链 DNA 前病毒,在细胞内能独立繁殖,某些情况下,也能通过重组整合到宿主的基因组中,都可成为导致疾病的原因(图23-4)。

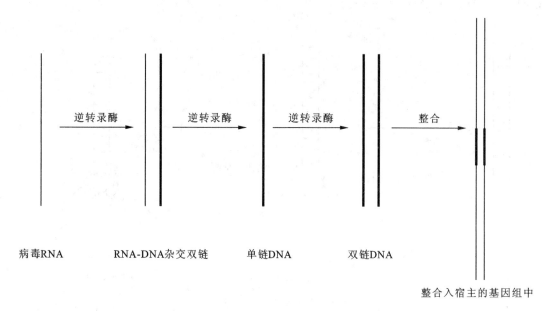

图 23 - 4 逆转录过程

第二节 RNA 生物合成(转录)

以 DNA 为模板合成 RNA,遗传信息从 DNA 传至 RNA 的过程称为转录。

一、转录方式

转录的方式为不对称转录。在转录过程中,只以 DNA 双链中的一条链作为模板,这条链称为有意义链,而另一条与之互补的链称为反意义链;此外,有意义链并不是固定在 DNA 分子中的某一条链上,不同的基因节段,其有意义链可能是不同的,这种转录方式称为不对称转录(图23-5)。

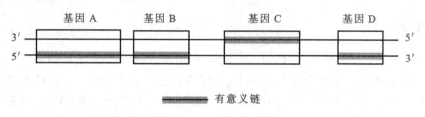

图 23 - 5 不对称转录示意图

二、转录体系

（一）模板

转录的模板是 DNA 分子中的有意义链。

（二）原料

4 种三磷酸核糖核苷（NTP）是合成 RNA 的原料，包括 ATP、GTP、UTP、CTP。

（三）RNA 聚合酶

RNA 聚合酶又称依赖 DNA 的 RNA 聚合酶（DDRP）。主要作用是以 4 种三磷酸核苷为底物，以 DNA 有意义链为模板，按碱基互补规律催化合成一条互补的 RNA 链。

大肠杆菌的 RNA 聚合酶由 5 个亚基（$\alpha_2\beta\beta'\sigma$）组成，5 个亚基结合在一起构成全酶。脱去 σ（Sigma）亚基（又称 σ 因子），剩下的部分（$\alpha_2\beta\beta'$）称为核心酶，核心酶仍然具有催化 RNA 合成的活性。活细胞中转录的起始需要全酶，其中 σ 因子的作用就是辨认模板链上的起始点。转录开始后，σ 因子与全酶分离，核心酶在模板链上移动催化 RNA 链的合成。临床上常用的抗结核药物利福霉素或利福平，其作用机制就是抑制了结核杆菌中的 RNA 聚合酶，干扰了 RNA 和蛋白质的合成，抑制了细菌的生长繁殖。

三、转录过程

原核生物的转录过程可分为起始、延长和终止三个阶段。

（一）起始阶段

RNA 聚合酶中的 σ 因子可辨认 DNA 模板链上的转录起始点，RNA 聚合酶结合在起始点部位，局部双链解开，使模板链暴露出来，按碱基配对规律，第一个 NTP 结合上来，形成起始复合物。第二个 NTP 加入后，在 RNA 聚合酶的催化下，第一个 NTP 的 3′－OH 与第二个 NTP 的 5′－P 之间生成 3′，5′－磷酸二酯键，释放出焦磷酸。第一个磷酸二酯键形成后，σ 因子从 RNA 聚合酶中脱落，剩下的核心酶沿着模板链移动，进入延长阶段。

（二）延长阶段

核心酶沿 DNA 模板链按 3′→5′方向移动，每移动一个核苷酸的距离，便有与模板碱基相配对的 NTP 加入，并与所形成的 RNA 链 3′－OH 端生成磷酸二酯键。这样，随着核心酶在模板链上的不断移动，所合成的 RNA 链按照 DNA 模板链所指定的顺序，沿 5′→3′方向不断延长。

（三）终止阶段

核心酶在模板链上移动到有终止信号的部位时，有称作终止因子的 ρ（rho）因子加入反应过程来终止转录。ρ 因子与转录产物 RNA 结合，然后 ρ 因子和 RNA 聚合酶都发生构象的变化，RNA 聚合酶的作用结束，ρ 因子呈现出解螺旋酶的活性，使 DNA－RNA 杂化双链拆离，新合成的 RNA 链从转录复合物中分离出来（图 23－6）。

转录合成的各种 RNA 都是初级转录产物，需要经过某些加工和修饰才能转变为有生物学功能的 mRNA、tRNA 及 rRNA。

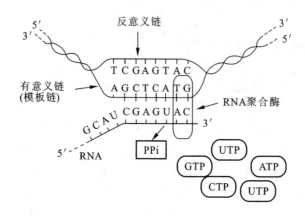

图 23 - 6　转录过程示意图

第三节　蛋白质生物合成(翻译)

以 mRNA 为模板合成蛋白质,由 mRNA 中核苷酸排列顺序决定蛋白质多肽链中氨基酸顺序的过程称为翻译。参与蛋白质合成的物质有:①3 种 RNA 都参与蛋白质的合成;②20 种氨基酸作为蛋白质合成的原料;③3 个主要的酶,有氨基酰 tRNA 合成酶、转肽酶及转位酶;④在蛋白质合成的起始、延长及终止阶段分别有起始因子、延长因子和释放因子等蛋白质因子参与;⑤有 K^+、Mg^{2+} 等无机离子参加反应;⑥ATP 及 GTP 供能。

一、RNA 在蛋白质生物合成中的作用

(一)mRNA 在蛋白质生物合成中的作用

mRNA 在蛋白质合成中起着模板作用,即 mRNA 中的核苷酸排列顺序决定了蛋白质多肽链中氨基酸的排列顺序。在 mRNA 分子中,每 3 个相邻的核苷酸组成 1 个三联体,称为遗传密码。遗传密码在 mRNA 上是连续排列的,密码间既没有间隔也没有重叠。密码的阅读方向是从 5′端→3′端。mRNA 分子中的 4 种核苷酸一共可组合成 64 个遗传密码,其中有 3 个密码代表终止信号,称为终止密码,它们是 UAA、UAG 和 UGA;其余的 61 个密码代表着 20 种氨基酸,除色氨酸和蛋氨酸都只有一个密码外,多数氨基酸有 2 ~ 4 个密码,有的氨基酸甚至有 6 个密码(表 23 - 1)。AUG 既代表蛋氨酸又代表蛋白质合成的起动信号,称为起始密码。起始密码位于 mRNA 的 5′端,终止密码位于 mRNA 的 3′端,翻译过程是自 mRNA 的 5′端→3′端方向进行。

表 23 - 1 遗传密码表

密 码	氨基酸	密 码	氨基酸	密 码	氨基酸
AUG（起动信号）	蛋氨酸	AAA AAG	赖氨酸	GUU GUC GUA GUG	缬氨酸
UGG	色氨酸	AUU AUC AUA	异亮氨酸	UCU UCC UCA UCG AGU AGC	丝氨酸
UUU UUC	苯丙氨酸				
UAU UAC	酪氨酸	GCU GCC GCA GCG	丙氨酸		
UGU UGC	半胱氨酸			CGU CGC CGA CGG AGA AGG	精氨酸
CAU CAC	组氨酸	GGU GGC GGA GGG	甘氨酸		
GAU GAC	天冬氨酸	ACU ACC ACA ACG	苏氨酸	CUU CUC CUA CUG UUA UUG	亮氨酸
AAU AAC	天冬酰胺				
GAA GAG	谷氨酸	CCU CCC CCA CCG	脯氨酸	UAA UAG UGA	终止密码
CAA CAG	谷氨酰胺				

（二）tRNA 在蛋白质生物合成中的作用

tRNA 在蛋白质合成中作为氨基酸的运输工具。体内的 tRNA 有 40～50 种，每个氨基酸都由特定的 tRNA 来转运，并且每个氨基酸常有 2～6 种与其相对应的 tRNA。tRNA3′端的 CCA—OH 结构是结合氨基酸的部位。tRNA 分子中反密码环上的反密码可通过碱基互补原则识别 mRNA 上的密码，从而将其所携带的氨基酸按模板 mRNA 指定的位置"对号入座"，以确保蛋白质的合成完全按照遗传信息的指令进行（图 23 - 7）。

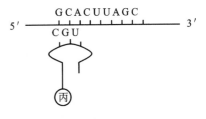

图 23 - 7 tRNA 携带特定的氨基酸"对号入座"示意图

（三）rRNA 在蛋白质生物合成中的作用

rRNA 与蛋白质结合在一起，以核蛋白体的形式参与蛋白质合成，提供蛋白质合成的场所。核蛋白体由两个亚基组成，一个大亚基和一个小亚基。大亚基上有两个位点，一个位点可与肽酰 - tRNA 结合，称为 P 位；另一个位点可与氨基酰 - tRNA 结合，称为 A 位。大亚基上还有转肽酶，能催化氨基酸之间形成肽键。小亚基能与模板 mRNA 结合。蛋白质合成时，小亚基结合在 mRNA 模板上，大亚基再与小亚基聚合在一起，在 mRNA 上按 $5'{\rightarrow}3'$ 方向移动，将 mRNA 中的遗传密码翻译成特定氨基酸排列顺序的蛋白质。

二、蛋白质生物合成过程

蛋白质生物合成分为氨基酸的活化与转运及核蛋白体循环两个阶段，前一个阶段为蛋白质合成前的准备，后一阶段是蛋白质合成的实质过程。

（一）氨基酸的活化与转运

氨基酸的活化是在氨基酰－tRNA 合成酶的催化下，氨基酸与 tRNA 结合成氨基酰－tRNA的过程。结合部位是氨基酸的 α－羧基和 tRNA 的 $3'$末端－CCA 中的腺苷酸上的 $3'$－OH，羧基与羟基之间脱水以酯键相连。

$$氨基酸 + tRNA + ATP \xrightarrow{\text{氨基酰 - tRNA 合成酶}} 氨基酰 - tRNA + AMP + PPi$$

（二）核蛋白体循环

核蛋白体循环是蛋白质合成的主要环节，包括合成的起始、多肽链的延长和合成终止三个阶段。

1. 合成的起始 此阶段主要是形成起始复合物。即在三种起始因子及 GTP、Mg^{2+} 的参与下，由 mRNA、核蛋白体的大小亚基、蛋氨酰－tRNA 共同形成起始复合物。

首先是在起始因子 3 及起始因子 1 的参与下，小亚基结合在 mRNA 的起始密码部位。

在起始因子 2 和起始因子 1 的参与下，GTP 供能，蛋氨酰－tRNA 通过反密码与 mRNA 中的起始密码互补，使蛋氨酰－tRNA 结合在 mRNA 起始密码 AUG 上。

在 GTP 酶作用下，使 GTP 分解供能，起始因子从小亚基上脱落，大亚基与小亚基结合，与 mRNA 及蛋氨酰－tRNA 共同形成起始复合物。此时，蛋氨酰－tRNA 位于大亚基的 P 位，A 位空着，mRNA 上的第 2 个密码正与 A 位相对应（图 23－8）。

2. 多肽链的延长 起始复合物形成后，进入肽链延长阶段。此阶段每经历进位、成肽及转位三个步骤，就可使多肽链增加一个氨基酸单位，三个步骤反复进行，使多肽链按 mRNA 模板指定的氨基酸顺序不断延长。反应中有延长因子、K^+、Mg^{2+} 参与，GTP 供能（图 23－9）。

（1）进位 当形成起始复合物时，大亚基上的 P 位被蛋氨酰－tRNA 占据，A 位空着，mRNA 上的第 2 个密码正与 A 位相对应。第 2 个密码所代表的氨基酸由相应的 tRNA 携带进入 A 位，这种氨基酰－tRNA 进入 A 位的过程就称为进位。进位过程有延长因子及 GTP 参与。

（2）成肽 经转肽酶的催化，P 位上蛋氨酰－tRNA 上的蛋氨酰基，与 A 位上新加入的氨基酰—tRNA 中氨基酰基上的氨基形成第一个肽键，这样在核蛋白体的 A 位上出现一个二肽酰－tRNA，然后 P 位上的 tRNA 从核蛋白体上脱落。此过程需 Mg^{2+} 和 K^+ 的参与。

（3）转位 经转位酶的催化，核蛋白体在 mRNA 上按 $5'{\rightarrow}3'$ 方向移动一个密码的距离，使 A 位上的肽酰－tRNA 移到 P 位，A 位空出，可接受与第 3 个密码相对应的氨基酰—tRNA 进位。再经转肽，生成三肽酰－tRNA，然后再转位。进位—转肽—移位的过程不断重复，多肽链按照 mRNA 中密码所指定的氨基酸顺序，从 N 末端向 C 末端不断延长。此过程有延长因子参与，GTP 供能。

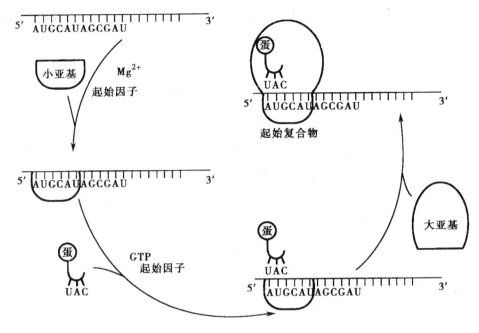

图 23-8 多肽链合成的起始阶段

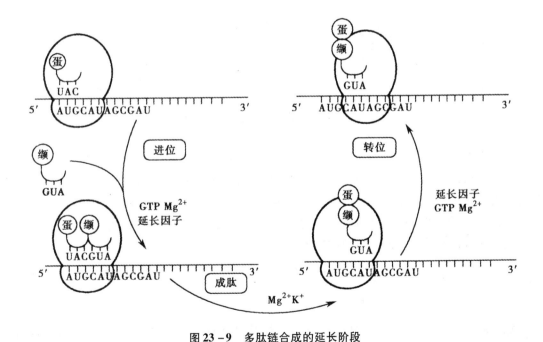

图 23-9 多肽链合成的延长阶段

3. 合成的终止 当核蛋白体在 mRNA 上移动时，一旦 A 位上出现终止密码(UAA、UAG 或 UGA)，没有相应的氨基酰-tRNA 进位，而释放因子可识别终止密码，并进入 A 位。释放因子与核蛋白体结合后，可促使转肽酶变构，呈现出水解酶的活性，使 P 位上肽酰 – tRNA 上的多肽链被水解下来。肽链合成结束后，由 GTP 供能，tRNA 及释放因子从模板 mRNA 脱落下来，核蛋白体与 mRNA 分离，并解离为大小亚基。解离后的大小亚基又可重新进入新的多肽链合成过程，所以蛋白质的合成过程称为核蛋白体循环(图 23 – 10)。

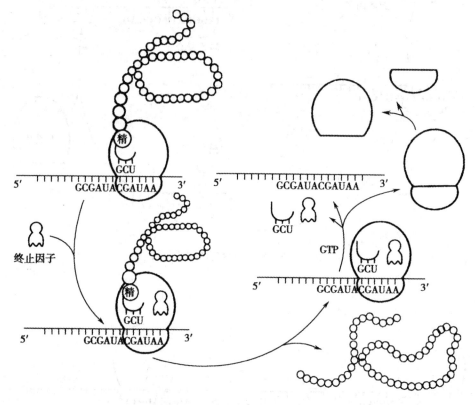

图 23 – 10　多肽链合成的终止阶段

以上描述的是单个核蛋白体循环，而在细胞中进行的蛋白质合成实际上是以多聚核蛋白体的形式进行的。即一个 mRNA 模板链上可同时附着 10 ~ 100 个核蛋白体，按先后顺序合成同样的多肽链(图 23 – 11)。

刚刚合成的多肽链还不具备蛋白质的生物活性，多肽链还需一定的加工、修饰，才能形成具有特定空间结构和功能的蛋白质分子。

三、蛋白质生物合成与医学的关系

（一）分子病

蛋白质与各种生命活动密切相关，任何一种蛋白质的结构或含量的异常，都会引起体内某个代谢过程或某种功能的异常而导致疾病。比如分子病，就是由于 DNA 分子中基因的缺陷，造成以这种基因为模板转录的 mRNA，以及翻译的蛋白质的结构和功能异常所引起的疾病。镰刀形红细胞贫血就是一种典型的分子病。正常人 HbAβ – 链 N 末端的第 6 位是谷氨酸残基，相应 mRNA 中的密码为 GAA，基因中的核苷酸顺序为 CTT。而镰刀形红细胞贫血病人

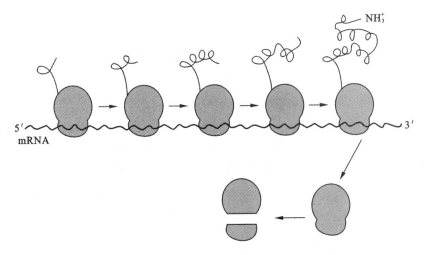

图 23 - 11 多聚核蛋白体循环

的 HbAβ - 链 N 末端的第 6 位谷氨酸残基被缬氨酸残基所取代，其根本原因是由于 HbAβ - 链基因的异常，正常序列中的脱氧胸苷酸被脱氧腺苷酸所取代，那么就会转录、翻译出一级结构异常的 mRNA 和蛋白质。由这种一级结构异常的 β - 链构成的血红蛋白称为 HbS。在氧分压降低时，这种异常结构的血红蛋白聚集成纤维状，使红细胞内渗透压降低，细胞脱水皱缩成镰刀形，这种形状的红细胞脆性增加，易被破坏而导致贫血（表 23 - 2）。

表 23 - 2 镰刀形红细胞贫血的血红蛋白基因的异常改变

正常	DNA	……TGT	GGG	CTT	CTT	TTT……
	mRNA	……ACA	CCC	GAA	GAA	AAA……
	HbA β 链 N 端	……苏	脯	谷	谷	赖……
异常	DNA	……TGT	GGG	CAT	CTT	TTT……
	mRNA	……ACA	CCC	GUA	GAA	AAA……
	HbS β 链 N 端	……苏	脯	缬	谷	赖……

注：HbA 为正常成人血红蛋白；HbS 为镰刀形红细胞贫血症血红蛋白。

（二）抗生素

许多抗生素能杀灭或抑制细菌，就是通过干扰从 DNA 复制到蛋白质合成的各个环节而发挥作用的。如氯霉素能与细菌核蛋白体大亚基结合，抑制转肽酶的活性而阻断肽链的延长；四环素、土霉素能与细菌核蛋白体小亚基结合，阻止氨基酰 - tRNA 进位；链霉素、卡那霉素能与细菌核蛋白体小亚基结合，引起其构象改变而导致密码错读；红霉素可与细菌核蛋白体大亚基结合，抑制核蛋白体转位过程；抗结核病药利福平，能抑制转录过程中 RNA 聚合酶的活性，阻止 mRNA 的合成进而影响蛋白质合成。

小　结

DNA 分子中贮存着遗传信息。遗传信息通过复制由亲代 DNA 传到子代 DNA；还可通过转录传递给 RNA；mRNA 再将这种信息翻译成特异的蛋白质分子；遗传信息还可通过逆转录传递给 DNA。遗传信息的这种传递方式称为中心法则。

复制的方式为半保留复制，即每个子代 DNA 分子中只有一条链是新合成的，而另一条是保留了亲代 DNA 的多核苷酸链。复制体系包括亲代 DNA 模板、4 种 dNTA 原料、DNA 聚合酶等酶类以及 RNA 引物。复制过程分为起始、延长和终止三个阶段，新合成的子代 DNA 链按 $5'→3'$ 方向延长。DNA 合成的另一种方式是逆转录。复制和逆转录的产物都是 DNA，原料都是 dATP、dGTP、dCTP 和 dTTP，但模板不同，复制的模板是亲代 DNA 的两条单链，逆转录的模板则是 RNA。

转录的方式为不对称转录，即 DNA 分子中只有一条链可作为转录的模板，这条链称为有意义链，另一条与之互补的没有转录功能的链称为反意义链；但在 DNA 分子中有意义链并不总是固定在某一条链上，不同的基因节段其有意义链是不同的。转录体系包括 DNA 分子中有意义链作为模板、4 种 NTP 原料以及 RNA 聚合酶。转录过程也分为起始、延长和终止三个阶段。复制时核心酶在有意义链上沿 $3'→5'$ 方向移动，所合成的 RNA 链按 $5'→3'$ 方向延长。转录合成的 RNA 还需经过某些加工和修饰才能转变为有生物学功能的各种 RNA。

蛋白质合成体系包括 3 种 RNA、20 种氨基酸、3 个主要的酶、3 种蛋白质因子、K^+ 和 Mg^{2+} 等无机离子，ATP 及 GTA 供能。3 种 RNA 在蛋白质合成中起着重要的作用：mRNA 是模板作用，它决定了所合成的蛋白质多肽链中氨基酸排列顺序；tRNA 起转运作用，可将氨基酸携带氨基酸按 mRNA 指定的顺序"对号入座"；rRNA 则提供了蛋白质合成的场所，将由 tRNA 转运来的氨基酸缩合成肽。蛋白质合成分为两个阶段，首先是氨基酸活化的准备阶段，然后是蛋白质多肽链的合成阶段。氨基酸的活化是指氨基酸与 tRNA 结合成氨基酰 – tRNA 的过程。蛋白质合成阶段又称核蛋白体循环，包括起始、延长和终止三个阶段。起始阶段主要形成由核蛋白体大小亚基、mRNA 及蛋氨酰 – tRNA 组成的起始复合物。延长阶段通过进位、成肽及转位 3 个步骤的反复进行，使多肽链按 N 端→C 端方向不断延长。终止阶段是指释放因子与终止密码结合，翻译过程结束，新生的多肽链被水解下来，核蛋白体从 mRNA 上脱落，大小亚基解聚后又从头合成另一条多肽链。蛋白质多肽链合成后还要经过一定的加工和修饰才能形成有特定结构和功能的蛋白质。

蛋白质合成与医学密切相关。蛋白质是生命的体现者，任何生命现象都离不开蛋白质。如果体内某种蛋白质的结构异常，就会导致其功能的改变，甚至引起疾病。如分子病就是由于 DNA 分子中基因的异常，从而导致 mRNA 及蛋白质分子的结构异常所引起的疾病。临床使用的许多抗生素就是因为它们能干扰细菌体内蛋白质合成的不同环节，阻断蛋白质合成过程，抑制细菌的生长繁殖，而达到杀菌或抑菌的作用。

（余庆皋）

习　题

一、填空题

1. 复制的模板是_____，产物是_____；反转录的模板是_____，产物是_____；转录的模板是_____，产物是_____；翻译的模板是_____，产物是_____。

2. 遗传信息存在于_____中；密码存在于_____中，反密码存在于_____中。

3. DNA 链合成时的延长方向是_____；RNA 链合成时的延长方向是_____；多肽链合成时的延长方向是_____。

4. 合成 DNA 的原料是_____、_____、_____、_____；合成 RNA 的原料是_____、_____、_____、_____。

二、名词解释

1. 中心法则　　2. 复制　　3. 半保留复制　　4. 逆转录

5. 转录　　　　6. 翻译　　7. 分子病

三、问答题

1. 三种 RNA 在蛋白质合成中各起什么作用？

2. 如下的 DNA 双链假设从右向左进行转录合成 mRNA，哪一条链是有意义链？写出所合成的 mRNA 一级结构。

链①　3′ ——————————————————————— 5′
　　　A G T T C G A C T G C C A G T G

　　　T C A A G C A G A C G G T C A C
链②　5′ ——————————————————————— 3′

第二十四章

肝脏的生物化学

肝脏是体内具有多种代谢功能的重要器官。它不仅与体内的糖、脂类、蛋白质、维生素、无机盐等营养物质代谢有密切关系，而且肝脏还具有分泌、排泄及生物转化等重要功能。

肝脏有"人体中心生化实验室"之称，其多方面的功能，是因为它具有独特的组织结构和化学组成特点：①肝脏接受肝动脉和门静脉双重的血液供应。前者接受从肺及其他组织运来的氧气和代谢物质，后者提供来自由消化道吸收的各类营养物质及腐败产物，这些为肝内多种代谢途径的进行提供了物质基础。②肝含有丰富的血窦且血窦中血流缓慢，这使得肝细胞与血液接触面积增大、时间延长，为物质的充分交换提供了有利条件。③肝脏有肝静脉和胆道两条输出通路。肝静脉与体循环相联系，可将肝细胞产生的某些代谢物，各种营养成分及合成的蛋白质转运至机体各部分；胆道系统与肠道相通，可使肝细胞的某些代谢产物（如胆色素、胆汁酸盐等）、药物、毒物及其转化产物分泌、排入肠腔，随粪便排出体外。④肝细胞含有丰富的线粒体、粗面内质网、滑面内质网、高尔基复合体、溶酶体等亚细胞结构和种类繁多的酶类。其中有些酶仅存在于肝细胞中，所以肝细胞内各类物质代谢非常活跃，在人体的物质代谢中占有很重要的地位，故肝具有"物质代谢中枢"之称。

第一节　肝脏在物质代谢中的作用

一、肝脏在糖代谢中的作用

肝维持血糖浓度的相对恒定，从而保证全身（特别是脑细胞）糖的供应。这一作用是受神经体液因素的调控，通过糖原合成与分解及糖异生作用来实现的。

饱食后，血糖浓度增高，肝脏可迅速利用葡萄糖合成糖原而储存，其储存量可达肝重的 $5\% \sim 6\%$（$75 \sim 100$ g）。空腹或饥饿时，肝糖原迅速分解为 6 - 磷酸葡萄糖，后者又在肝中特有的葡萄糖 - 6 - 磷酸酶作用下水解为葡萄糖，释放入血中以补充血糖。同时糖异生作用增强，肝细胞加速利用乳酸、甘油、生糖氨基酸等非糖物质异生为糖，从而保证血糖来源不足时，仍能维持血糖浓度相对恒定。当肝功能严重受损时，肝糖原合成、分解及糖异生作用减弱，血糖正常浓度难以维持。因此在进食后易出现一时性高血糖，饥饿时又易发生低血糖。

二、肝脏在脂类代谢中的作用

肝在脂类的消化、吸收、运输、分解与合成等代谢过程中均起着重要作用。肝细胞合成分泌的胆汁酸盐是食物脂类的乳化剂，促进脂类及脂溶性维生素的消化、吸收。当肝细胞受损和胆道阻塞时，可出现脂肪泻、厌油腻食物、脂溶性维生素缺乏等临床症状。肝脏可合成内源性脂肪并形成 VLDL。肝脏除进行脂肪酸 β-氧化外还是生成酮体的唯一器官。饥饿时脂肪动员加强，脂肪酸 β-氧化加快，产生酮体供肝外组织利用。

肝是合成磷脂、胆固醇旺盛的器官。磷脂是合成脂蛋白的重要组成成分。参与血浆胆固醇酯化的 LCAT、HDL 及所含的载脂蛋白 C-Ⅱ也由肝合成。当肝功能受损或其他原因导致蛋白质合成、磷脂合成障碍时，必将会引起脂蛋白合成障碍，致使肝内脂肪运不出去而堆积在肝，形成脂肪肝。

三、肝脏在蛋白质代谢中的作用

除 γ-球蛋白外，肝几乎可以合成所有的血浆蛋白质，包括清蛋白、凝血酶原、纤维蛋白原、部分球蛋白等。通过这些蛋白质的作用，肝在维持血浆胶体渗透压、凝血、物质代谢及其调节等方面起着重要作用。

正常人血浆蛋白总量为 $60\sim80$ g/L，清蛋白（A）为 $40\sim50$ g/L，球蛋白（G）为 $20\sim30$ g/L，清蛋白与球蛋白的比值（A/G 比值）为 $(1.5\sim2.5)/1$。在肝功能受损时，由于清蛋白的合成减少，血浆清蛋白浓度降低，可致 A/G 比值下降，若 A/G 比值小于 1 则称清球倒置。这种比值的变化可作为肝疾病的辅助诊断指标。

肝是合成尿素的主要器官，各种来源的氨都可在肝细胞中通过鸟氨酸循环合成尿素。当肝细胞受损时，出现尿素合成障碍，血氨浓度升高，从而诱发肝性脑病。

四、肝脏在激素代谢中的作用

多种激素发挥作用后，主要在肝中转化、降解、失活、或活性降低，这一过程称为激素的灭活。肝对激素的灭活作用有助于对激素的作用时间及强度进行调控，从而维持人体的正常生理功能。当肝功能严重损伤时，肝对激素灭活功能降低，体内醛固酮增多造成钠与水潴留；雌激素过多，可使局部小血管扩张而出现蜘蛛痣或肝掌。

五、肝脏在维生素代谢中的作用

肝在维生素的吸收、储存、运输及代谢方面均起重要作用。肝是维生素 A、E、K、B_{12} 的主要储存场所，也是含维生素 A、K、B_1、B_2、B_6、B_{12}、泛酸和叶酸最多的器官。

多种维生素在肝中代谢成活性形式。如胡萝卜素转化为维生素 A，维生素 D_3 转化为 25-羟基维生素 D_3，维生素 B_1 与焦磷酸结合成焦磷酸硫胺素（TPP），维生素 PP 生成 NAD^+ 和 $NADP^+$ 等。

第二节　肝脏的生物转化作用

一、生物转化的概念

非营养物质在体内经过一定的代谢转变，使其极性增加，从而易于排出体外的这一过程称为生物转化作用。生物转化作用主要在肝中进行，肠、肾、皮肤和肺也有一定的生物转化功能。

非营养物质既不能构成组织细胞的结构成分，也不能氧化供能，按其来源分为内源性和外源性两类。内源性物质包括激素、神经递质、胺类和一些对机体有强烈生物学活性的物质，以及氨、胆红素等对机体有毒性作用的物质。外源性物质包括由外界进入体内的药物、毒物、农药、色素及食品添加剂等。

生物转化的特点：①反应的多样性和连续性。即一种物质可以通过多种生物转化途径生成不同产物，且大多数非营养物质需要连续几步反应才能排出体外。②解毒与致毒的双重性。经过生物转化作用，有的非营养物质活性降低，毒性减弱或消失（解毒作用），但有些物质经生物转化反而活性增加，出现毒性或毒性增强（致毒作用）。如黄曲霉素在体外无致癌作用，但经肝细胞微粒体加单氧酶的催化生成环氧化黄曲霉素而具有致癌性。

二、生物转化的反应类型

生物转化反应概括为两相反应：第一相反应包括氧化、还原、水解反应；第二相反应为各种结合反应。多数物质在经过第一相反应后，其极性不够大，还需进行结合反应才能排出体外。有些物质可不经过第一相反应，直接进行结合反应。

（一）第一相反应——氧化、还原、水解反应

1. 氧化反应　肝细胞的微粒体、线粒体及细胞液中含有多种参与生物转化的氧化酶系，催化不同类型的氧化反应。

（1）加单氧酶系　此酶系存在于微粒体中，又称羟化酶或混合功能氧化酶，参与烃类、类固醇、食品添加剂、药物和毒物的氧化。该酶催化的反应需要 O_2 和 NADPH 参与，其催化特点是能激活分子氧，使其中的一个氧原子加到作用物分子上形成羟基；而另一个氧原子被 NADPH 还原成水分子。其反应通式如下：

$$RH + O_2 + NADPH + H^+ \rightarrow ROH + NADP^+ + H_2O$$

（2）单胺氧化酶（MAO）　是存在于肝细胞线粒体中以 FAD 为辅基的一类黄素酶，此类酶可催化胺类化合物氧化脱氨基生成相应的醛，后者在醛脱氢酶催化继续氧化成羧酸，最终氧化成 CO_2 和 H_2O。其反应通式如下：

$$RCH_2NH_2 + O_2 + H_2O \longrightarrow RCHO + NH_3 + H_2O_2$$

（3）脱氢酶系　肝微粒体和胞液含有以 NAD^+ 为辅酶的醇脱氢酶和醛脱氢酶，其作用是氧化醇或醛成为相应的醛和羧酸。其反应通式如下：

$$RCH_2OH + NAD^+ \longrightarrow RCHO + NADH + H^+$$

$$RCHO + H_2O + NAD^+ \longrightarrow RCOOH + NADH + H^+$$

2. 还原反应　肝微粒体内主要的还原酶类有硝基还原酶和偶氮还原酶，能使硝基化合物和偶氮化合物还原生成相应的胺类，反应需由 NADPH 提供氢。

　　　　硝基苯　　　　　亚硝基苯　　　　羟氨基苯　　　　　苯胺

3. 水解反应　肝细胞微粒体和胞液中含有多种水解酶，可水解酯类、酰胺、糖苷类化合物，以改变或消除其生物活性。

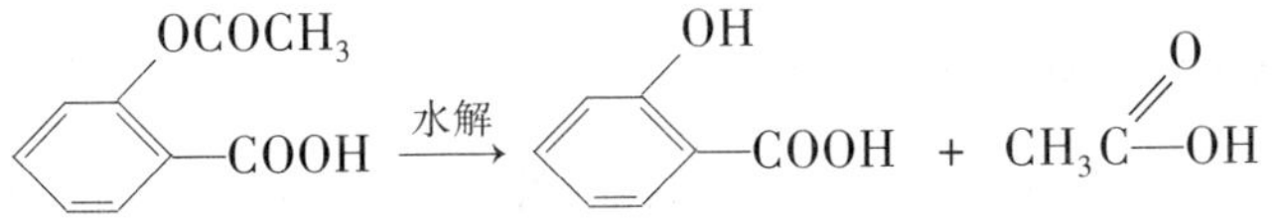

乙酰水杨酸　　　　　　　　水杨酸　　　　　　　　　乙酸

（二）第二相反应——结合反应

结合反应是体内最重要的生物转化方式。结合反应是指含有羟基、羧基或氨基等基团的非营养物质（或某些经过第一相反应的产物）与肝内一些极性大、水溶性强的活性物质结合。非营养物质通过结合反应其极性与水溶性均增大，因而易于排出体外。结合反应也可使有些非营养物质的功能基被遮掩而失去其原有的作用。结合反应的供体主要有葡萄糖醛酸、活性硫酸、谷胱甘肽和乙酰辅酶 A 等。

1. 葡萄糖醛酸结合反应　　这是结合反应中最常见的一种。含羟基、羧基、氨基、巯基的非营养物质，如吗啡、胆红素、类固醇激素等都能在肝细胞微粒体中进行葡萄糖醛酸的结合反应。催化此反应的酶是葡萄糖醛酸基转移酶，反应中所需要的葡萄糖醛酸来自尿苷二磷酸葡萄糖醛酸（UDPGA），反应产物是相应的葡萄糖醛酸苷。

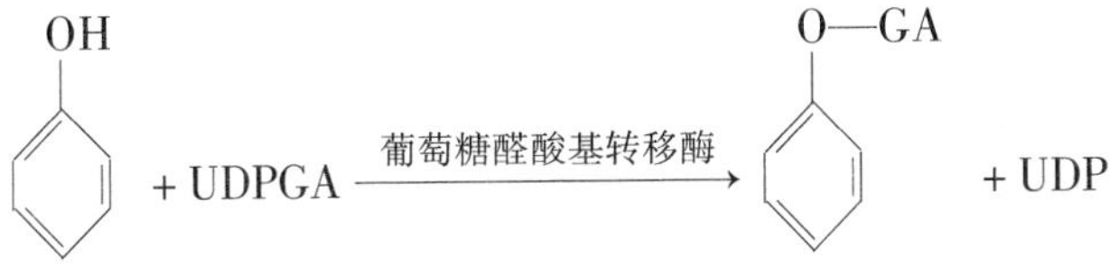

苯酚　　　　　　　　　　　　　　　　　　　　　　　苯 - β - 葡萄糖苷酸

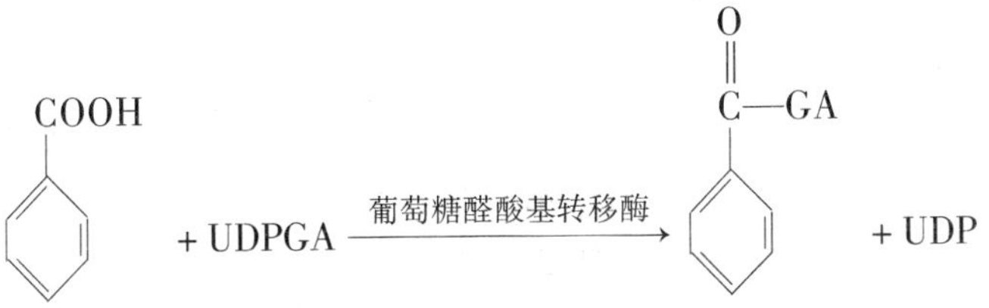

苯甲酸　　　　　　　　　　　　　　　　　　　　苯甲酰 - β - 葡萄糖苷酸

2. 硫酸结合反应　　这也是较常见的的结合方式，由 PAPS 提供活性硫酸根，在硫酸转移酶的催化下可将醇、酚、芳香胺及固醇类转化为硫酸酯。例如：

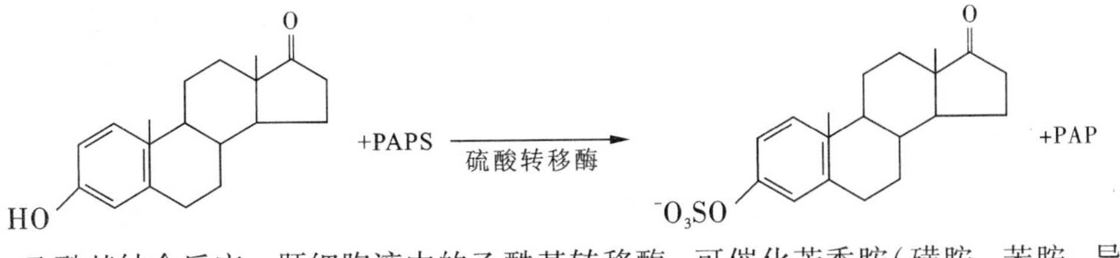

3. 乙酰基结合反应　　肝细胞液中的乙酰基转移酶，可催化芳香胺（磺胺、苯胺、异烟肼等）与乙酰基结合，形成乙酰化合物。反应由乙酰辅酶 A 提供乙酰基。

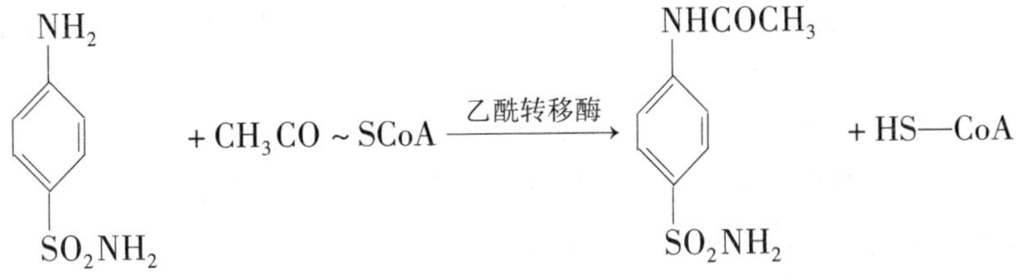

对氨基苯磺酰胺　　　　　　　　　　　　　对乙酰氨基苯磺酰胺

三、影响生物转化作用的因素

生物转化作用常受年龄、性别、疾病等体内、外因素影响。例如新生儿肝微粒体酶系发育不完全，易发生氯霉素中毒。老年人由于器官退化，对药物的转化能力降低，故用药须慎重。女性的生物转化能力一般比男性强。

肝实质病变时，生物转化所需的酶活性降低使肝生物转化能力降低，故患者应忌酒、烟，避免使用对肝脏有损伤作用的药物，以免增加肝脏负担，加重病情。

第三节　胆汁酸代谢

一、胆　汁

胆汁是由肝细胞合成分泌的一种液体，储存于胆囊，经总胆管流入十二指肠，参与脂类的消化和吸收。肝细胞初分泌的胆汁称肝胆汁，密度较低，肝胆汁进入胆囊后逐渐浓缩，密度增高，称胆囊胆汁。

胆汁的组成成分包括水和溶于水的固体成分，后者的主要成分是胆汁酸盐、胆红素、胆固醇、少量酶类、及多种排泄物(如药物、毒物、色素)等。

二、胆汁酸的生理功能

(一)促进脂类的消化吸收

胆汁酸是表面活性物质，胆汁酸分子中既含有亲水的羟基和羧基又含有疏水的烃核和甲基。这种结构使得胆汁酸分子有亲水和疏水两种性质，故能降低水/油两相的表面张力，将食物脂类乳化为细小的微团，促进脂类消化吸收。

(二)维持胆汁中胆固醇的溶解状态

胆固醇不溶于水，体内部分未经转化的胆固醇需与胆汁酸和磷脂形成微团才可随胆汁排泄。正常人胆汁中胆汁酸、磷脂和胆固醇三者之间保持着适当的比例，形成水溶性微团。如胆固醇含量过高或其余二者含量降低，使胆汁酸和磷脂二者与胆固醇的比值降低，则可使胆汁中的胆固醇呈饱和或过饱和状态而析出，在此基础上进一步形成结石。

三、胆汁酸代谢

胆汁酸是由胆固醇转变而来，合成胆汁酸是体内胆固醇的主要代谢去路。胆汁酸分两类：一类是肝细胞以胆固醇为原料转变来的胆汁酸，称为初级胆汁酸；另一类是由初级胆汁酸经胆道排入肠道后被细菌作用产生的次级胆汁酸。不论是初级胆汁酸还是次级胆汁酸均可与甘氨酸或牛磺酸结合，故一般把结合之前的胆汁酸称游离胆汁酸，结合之后的胆汁酸称结合胆汁酸。

(一)初级胆汁酸的生成

胆固醇首先在肝脏中受 7-α 羟化酶作用生成 7-α 羟胆固醇，再经一系列酶促反应转变为胆酸和鹅脱氧胆酸，二者为初级游离型胆汁酸。它们可与甘氨酸或牛磺酸结合为初级结合型胆汁酸(图 24-1)。

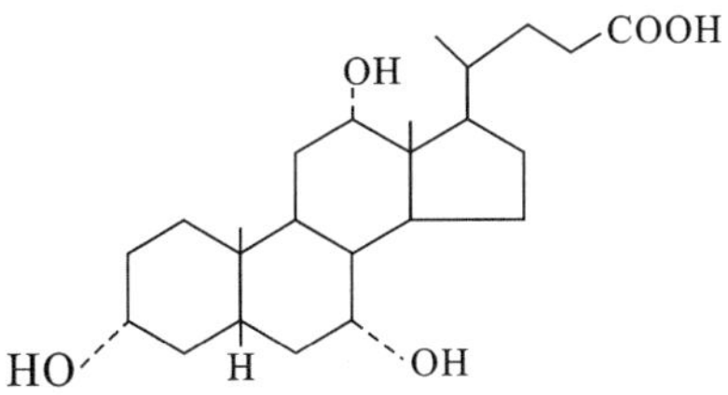

胆酸
(3α,7α,12α-三羟胆固烷酸)

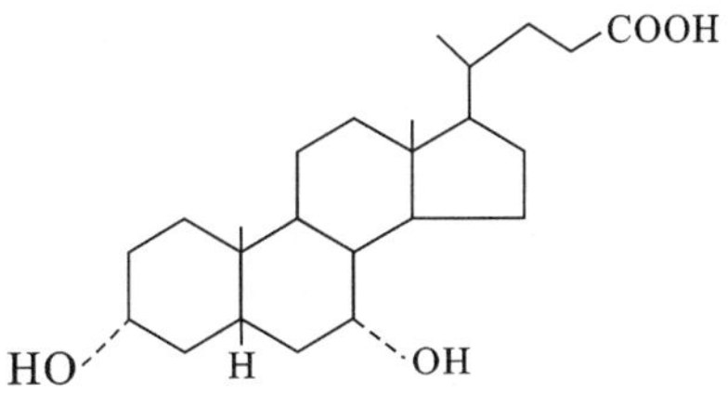

鹅脱氧胆酸
(3α,7α-二羟胆固烷酸)

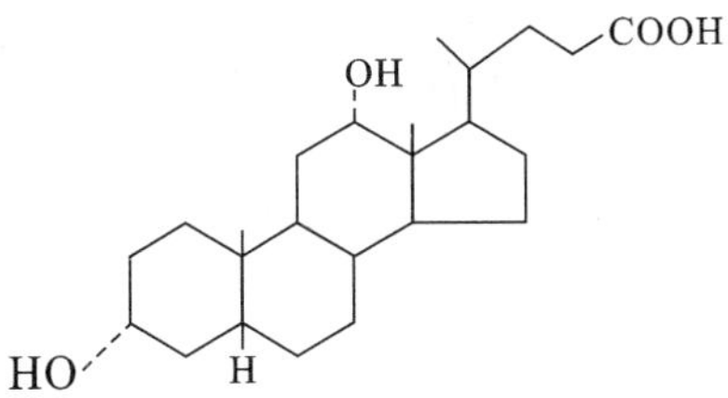

脱氧胆酸
(3α,12α-二羟胆固烷酸)

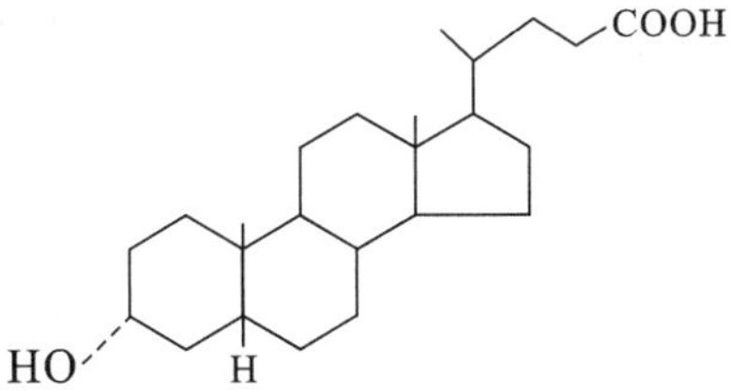

石胆酸
(3α-羟胆固烷酸)

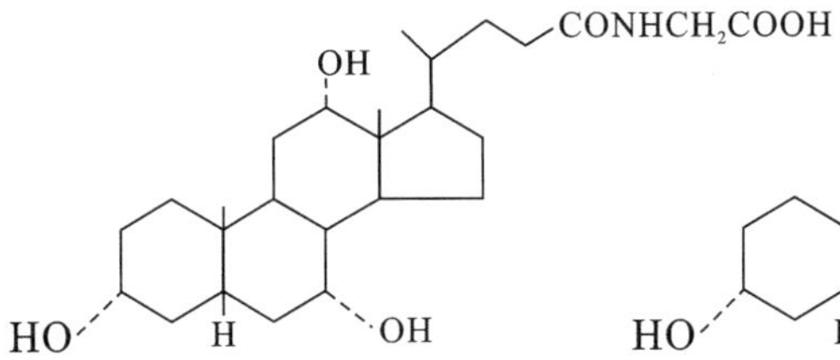

甘氨胆酸

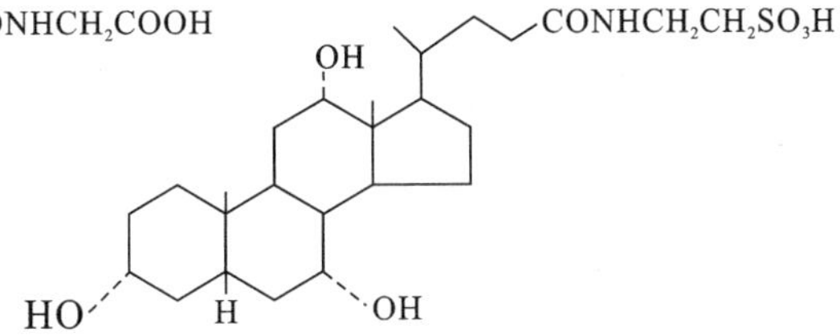

牛磺胆酸

图 24-1　几种胆汁酸的结构式

7-α羟化酶是胆汁酸生成的限速酶，受胆汁酸的负反馈调节。但受甲状腺素的激活，所以甲亢患者血清胆固醇常偏低。

(二)次级胆汁酸的生成

结合型初级胆汁酸随胆汁分泌进入肠道后，在肠菌酶作用下水解脱去甘氨酸或牛磺酸，生成初级游离型胆汁酸，再进一步代谢转变生成脱氧胆酸和石胆酸，二者称为次级游离胆汁酸。石胆酸溶解度小，不与甘氨酸或牛磺酸结合；脱氧胆酸与甘氨酸或牛磺酸结合，生成次级结合型胆汁酸，即甘氨脱氧胆酸和牛磺脱氧胆酸。

(三)胆汁酸的肠肝循环

胆汁酸排入肠道后，在发挥其生理作用的同时，约有95%被肠道重吸收经门静脉回到肝脏，其余随粪便排出。回到肝脏的游离型胆汁酸又转变成结合型胆汁酸，并同新合成的结合型胆汁酸一起再次排入肠道，此循环过程称为胆汁酸的肠肝循环(图24-2)。胆汁酸肠肝循环的生理意义是使有限的胆汁酸反复利用，最大限度的发挥其生理作用。

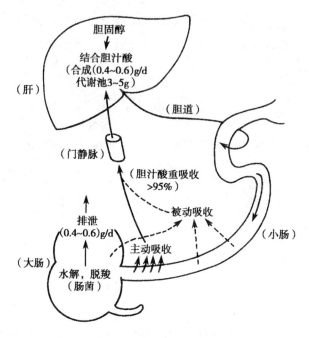

图 24 - 2　胆汁酸的肠肝循环

第四节　胆色素代谢

胆色素是体内含铁卟啉化合物(血红蛋白、肌红蛋白、细胞色素、过氧化氢酶、过氧化物酶等)分解代谢的产物。胆色素包括胆绿素、胆红素、胆素原和胆素,除胆素原无色外,其他都有颜色,故统称为胆色素。

一、胆红素的生成

体内的胆红素70%以上来源于衰老红细胞破坏后释放出的血红蛋白。红细胞的平均寿命约为120天。衰老红细胞由于其细胞膜的变化,可被肝、脾、骨髓的单核 – 吞噬细胞系统识别、吞噬并崩解释出血红蛋白。血红蛋白继续分解为珠蛋白和血红素。珠蛋白按一般蛋白质代谢途径进行分解。血红素在微粒体加氧酶作用下,其 α – 次甲基(—CH ═)桥被氧化断裂,释放出 CO、Fe^{3+} 并生成胆绿素。胞液中的胆绿素还原酶(其辅酶为 NADPH + H^+)可使胆绿素还原而形成胆红素。

二、胆红素在血液中的运输

在单核 – 吞噬细胞系统中生成的胆红素是脂溶性的。在血液中,胆红素主要与血浆清蛋白结合。胆红素与清蛋白结合后可增加其溶解度,有利于胆红素的运输;另一方面,胆红素与清蛋白结合后分子量变大,限制其透过生物膜,防止对组织细胞产生毒性作用。在血液中运输的这种胆红素尚未进入肝脏进行生物转化,故称未结合胆红素。

　　某些有机阴离子如水杨酸、磺胺类、脂肪酸、胆汁酸、抗菌素、甲状腺素等可竞争性地与清蛋白结合，将胆红素从清蛋白的复合物中置换游离出来。因为新生儿易发生高胆红素血症，所以对新生儿要避免使用有机阴离子药物，以防止游离胆红素进入脑组织引起胆红素脑病。

三、胆红素在肝脏中的转变

　　未结合胆红素随血液循环运输到肝后，可迅速被肝细胞摄取，血浆清蛋白与胆红素分离。肝细胞内有两种胆红素的载体蛋白，分别称为 Y 蛋白和 Z 蛋白。胆红素一进入胞液立即与 Y 蛋白或 Z 蛋白结合成为胆红素－Y 蛋白和胆红素－Z 蛋白复合体，但 Y 蛋白对胆红素的亲和力比 Z 蛋白强。复合体运输至滑面内质网在葡萄糖醛酸基转移酶催化下胆红素与 UDP-GA 提供的葡萄糖醛酸结合，生成胆红素葡萄糖醛酸，也称结合胆红素。结合胆红素水溶性强，既利于随胆汁排出，也不易透过生物膜起到了解毒作用。结合胆红素由于分子小可被肾小球滤过，当血液中结合胆红素浓度升高时，可随尿排出。而在血液中运输的未结合胆红素，由于与清蛋白结合，不能从肾小球滤过，也不会随尿排出。

四、胆红素在肠道中的变化及胆素原的肠肝循环

　　结合胆红素随胆汁排入肠道后，在肠道细菌的作用下，先脱去葡萄糖醛酸，生成未结合胆红素，肠道细菌对未结合胆红素逐步进行还原反应，生成无色的胆素原（中胆素原、粪胆素原和尿胆素原）。胆素原在肠道下段被空气氧化为黄色的胆素，后者是粪便颜色的来源。当胆道完全梗阻时，结合胆红素入肠受阻，不能生成胆素原和胆素，所以粪便呈灰白色。

　　肠道形成的胆素原，除大部分随粪便排出外，少量胆素原（约 10% ~ 20%）可被肠粘膜细胞重吸收，经门静脉入肝。其中大部分再随胆汁排入肠道，此过程称为胆素原的肠肝循环。小部分胆素原由肝进入体循环，被运送至肾随尿排出，胆素原接触空气后被氧化成黄色的尿胆素，是尿液的主要色素。胆色素的代谢概况见图 24－3。

五、黄　疸

　　（一）血清胆红素

　　正常人血清总胆红素小于 17.1μmol/L（1 mg/dL），其中未结合胆红素约占 4/5，其余为结合胆红素。

　　凡能引起胆红素生成过多，或肝细胞对胆红素的摄取、结合和排泄过程发生障碍等原因均可使血中胆红素增高。

　　（二）黄疸的概念

　　胆红素为金黄色物质，当血清胆红素浓度超过 34.2μmol/L 时，出现巩膜、粘膜及皮肤的黄染，称为黄疸。黄疸的程度取决于血清胆红素的浓度，若血清胆红素浓度在正常以上但不超过 34.2μmol/L 时，则肉眼观察不到皮肤、巩膜、粘膜的黄染，称隐性黄疸。临床上根据引起黄疸的原因将其分为三种类型：①溶血性黄疸，是由于各种原因导致红细胞大量破坏（如血型不合的输血反应），使胆红素来源增多所引起的黄疸；②阻塞性黄疸，是由于胆红素排出受阻（如胆道阻塞）所引起的黄疸；③肝细胞性黄疸，是由于各种肝脏疾病（如肝炎、肝硬化等）导致肝细胞功能降低所引起的黄疸。

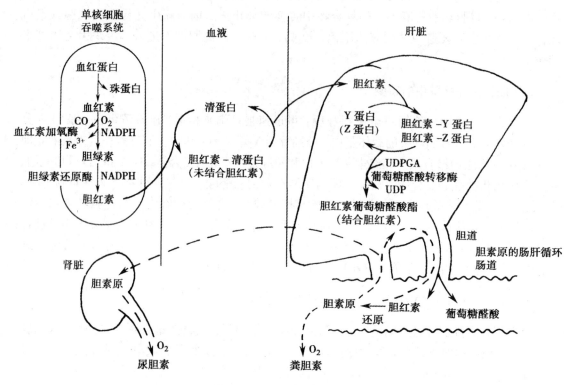

图 24 – 3 胆红素代谢示意图

小 结

　　肝脏是人体"物质代谢中枢"。肝脏通过糖原合成，分解，糖异生来维持血糖浓度稳定。肝在脂类消化、吸收、运输、分解与合成中均起重要作用。肝合成蛋白质的能力很强，除合成自身所需的蛋白质外，也合成除 γ–球蛋白外的所有血浆蛋白质。肝脏是处理氨基酸代谢产物的重要器官，如合成尿素等。肝是维生素贮存，活化及形成辅酶的重要器官，许多激素的灭活是在肝脏进行。

　　肝通过生物转化作用对内源性和外源性非营养物质进行转变使其增加极性改变活性与毒性。生物转化作用分两相反应，第一相反应包括氧化、还原、和水解反应。第二相反应是与葡萄糖醛酸、硫酸和乙酰基等的结合反应。

　　胆汁是肝细胞分泌的液体，含胆汁酸、酶类及多种排泄物。胆汁酸由胆固醇转变而来，是肝清除胆固醇的主要方式。胆固醇 7 – α – 羟化酶是合成胆汁酸的限速酶。肝细胞合成的胆汁酸称为初级胆汁酸，包括胆酸与鹅脱氧胆酸，它们均可甘氨酸，牛磺酸结合生成 4 种结合型初级胆汁酸。脱氧胆酸与石胆酸是初级胆汁酸与次级胆汁酸在肠菌作用下生成的次级胆汁酸。大部分胆汁酸经肠肝循环而反复利用，以补充体内合成的不足，满足对脂类消化吸收的生理需要。

　　胆色素是铁卟啉化合物在体内分解代谢的产物，包括胆绿素、胆红素、胆素原和胆素。

胆红素主要来自单核－吞噬细胞系统对红细胞的破坏。胆红素在血液中与清蛋白结合而运输。在肝细胞内，转化成葡萄糖醛酸胆红素，后者经胆管，排入肠道。在肠道，胆红素被还原成胆素原，其中大部分随粪便排出，小部分进行肠肝循环。有少量经体循环由尿排出。随粪、尿排出的胆素原分别氧化成粪胆素和尿胆素。

血浆胆红素升高会引起黄疸，依产生原因分为：溶血性黄疸、阻塞性黄疸、肝细胞性黄疸。

（韩剑岚）

习　题

一、填空题

1.初级游离胆汁酸包括_____和_____它们分别与_____和_____结合，形成_____种_____。

2.胆色素包括_____、_____、_____和_____ 4 种物质，它们均为_____在体内分解代谢的终产物。

3.肝脏通过_____、_____及_____调节血糖浓度。

4.胆汁酸是由_____在_____中转变而来。

二、名词解释

1.生物转化；2.清球比值；3.黄疸；4.胆汁酸肠肝循环

三、问答题

1.简述胆色素的代谢过程。

2.生物转化有何意义？有哪些特点？受哪些因素的影响。

3.小结体内乙酰 CoA 的来源与去路。

实验指导

实验室规则

一、实验规则

1. 实验前应结合理论课内容做好预习，明确实验目标，弄清实验原理，了解实验步骤和操作方法。

2. 实验开始前应清点实验仪器、试剂是否齐全，如有缺损应马上报告指导教师申请补齐。

3. 实验过程中应严格按照操作规程和实验步骤进行，正确使用各种仪器和药品，随时记录观察到的现象，如实填写实验报告。

4. 注意保持实验室的安静和整洁。废物、废液等应倒入指定的废液缸中，严禁倒入水槽内，以免水管堵塞或腐蚀。

5. 爱护仪器，节约药品，不浪费水、电。

6. 实验完毕，洗净所用仪器，将实验桌面清理干净。离开实验室时应检查煤气、水、电及门窗是否关好。

二、实验室安全守则

1. 有毒和有腐蚀性的药品在取用时要特别小心，切勿使其溅在衣服或皮肤上。

2. 使用易燃易爆的药品时要远离火源。

3. 操作有刺激性或有毒气体的实验时应在通风橱内进行。

4. 实验室内严禁饮食。实验完毕，立即洗净双手。

实验一　溶液的配制和稀释

【实验目的】

1. 学会台秤、量筒、吸量管、移液管和容量瓶的使用方法。
2. 掌握溶液浓度的表示方法和医学中常用试剂的配制方法。

【实验器材】

5 mL、10 mL 吸量管，50 mL 容量瓶，100 mL 容量瓶，200 mL 量筒，100 mL 烧杯，托盘天平，玻璃棒，洗耳球，滴管，角匙。

【实验试剂】

氯化钠，浓盐酸，1 mol/L 乳酸钠溶液，药用酒精。

【实验操作】

（一）几种量器的使用方法

1. 移液管和吸量管　二者是准确量取一定液体的量具。移液管只有一个标线，又称肚形吸管；吸量管有刻度，又称刻度吸管。

（1）使用前，应检查吸管是否有破损，是否干净与干燥。破损、管内不干净或有水的吸管不能用。

（2）吸取液体时，用右手拇指及中指捏住吸管刻度线以上的部分，左手拿洗耳球，将洗耳球内空气挤出，吸量管插入待吸液中，洗耳球尖紧对吸量管口，放松左手指，使溶液吸入吸管内至液面上升到所需刻度线以上，移开洗耳球，立即用右手食指按住管口。左手放下洗耳球，拿住盛溶液的容器，使容器稍倾斜，右手垂直地拿住吸量管，将管尖移出液面靠在容器壁上，稍减食指压力，让液面慢慢下降至与所需刻度的刻度线相切，紧按食指将吸量管移至另一容器中，松开食指，使溶液沿容器壁自动流下，待溶液流净后，等待 15 秒钟，取出吸量管。吸量管若标有"吹"字者，最后一滴要吹出。

吸量管用毕应立即冲洗，搁置在专用架上。

2. 容量瓶　容量瓶常用于准确配制一定浓度、一定体积的溶液，为细颈梨形平底玻璃瓶，瓶口有磨口玻璃塞，颈部有一标线。瓶上还标有容量和使用温度。为防止瓶塞打破或污染，常用橡皮筋将瓶塞固定在瓶颈上。

配制溶液时，若试剂为固体，先将称好的试剂溶解在烧杯中，然后将溶液在玻棒引流下，转移到容量瓶中，再用少量蒸馏水洗涤烧杯 2~3 次，洗涤液移入容量瓶中，摇动容量瓶使溶液初步混和，缓缓加蒸馏水至液面离标线约 1cm 处，改用滴管加蒸馏水，至凹液面最低处与标线相切。若试剂是液体，用吸量管量取试剂，移入容量瓶中，加蒸馏水的方法同前。最后盖好瓶塞，将容量瓶倒转摇动数次使溶液完全混匀。

（二）溶液的配制

1. 质量浓度溶液的配制　配制 20 g/LNaCl 溶液 100 mL。

（1）计算：配制 100mL 20 g/LNaCl 溶液需用 NaCl 固体 ＿＿＿＿＿＿ g。

（2）称量：用托盘天平称取所需 NaCl 固体。

（3）溶解：将称好的 NaCl 固体放入烧杯中，加入少量蒸馏水使 NaCl 固体溶解并转移至 100mL 容量瓶中，再加少量蒸馏水洗涤烧杯、玻棒 2~3 次，洗涤液一并到入容量瓶中。

（4）稀释定容：向容量瓶中加蒸馏水至距离刻度约 1cm 处。改用滴管逐滴加至刻度。盖好瓶塞，反复颠倒摇匀。

（5）装瓶：将配好的 NaCl 溶液装入干燥试剂瓶中，贴上标签。

2. 物质的量浓度溶液的配制　用浓盐酸配制 1mol/LHCl 溶液 50 mL。

（1）计算：配制 1mol/L 的 HCl 溶液 50 mL，需用质量分数为 0.37，密度为 1.19 g/mL 的市售浓盐酸 _____ mL。

（2）移取：用 5 mL 吸量管吸取所需浓盐酸，并移至 50 mL 容量瓶中。

（3）稀释、定容：向容量瓶中加蒸馏水至距离刻度约 1cm 处，改用滴管滴加蒸馏水至 50 mL 刻度。盖好瓶塞，摇匀，倒入指定的回收瓶中。

（三）溶液的稀释

1. 用 1 mol/L 乳酸钠溶液稀释成 1/6 mol/L 乳酸钠溶液 50 mL。

（1）计算：配制 1/6mol/L 的乳酸钠 50 mL 需用 1mol/L 乳酸钠溶液 _____ mL。

（2）移取：用 10 mL 吸量管吸取所需 1 mol/L 乳酸钠溶液并立即转移至 50 mL 容量瓶中。

（3）稀释、定容：向容量瓶加蒸馏水至距离刻度约 1 cm 处，改用滴管滴加至刻度。盖好瓶塞、摇匀、倒入指定的回收瓶。

2. 用体积分数为 0.95 的药用酒精配制体积分数为 0.75 的消毒酒精 200 mL。

（1）计算：配制体积分数为 0.75 的酒精 200 mL 需用体积分数为 0.95 的酒精 _____ mL。

（2）量取：用 200 mL 量筒量取体积分数为 0.95 酒精的所需体积。

（3）稀释、定容：向量筒加蒸馏水稀释，当液面距离 200 mL 刻度约 1 cm 处，改用滴管滴加至凹液面与刻度线相切。用玻棒搅拌均匀，到入干燥的试剂瓶中，贴好标签。

实验二　血清蛋白质醋酸纤维薄膜电泳

【实验目的】
了解电泳法分离血清蛋白质的原理，学会醋酸纤维薄膜电泳的操作方法。

【实验原理】
在电场中，蛋白质阳离子移向负极，蛋白质阴离子移向正极，移动速度受蛋白质所带的电荷量、蛋白质分子量以及蛋白质分子形状的影响。带电荷多、分子量小、球形分子移动快；反之，带电荷少、分子量大、纤维状分子则移动慢。血清中各种蛋白质的等电点不同，因而它们在同一 pH 溶液中所带的电荷量就有所不同；另外，各种蛋白质的分子量大小、分子形状也有差异，因此在电场中泳动的速度不同。经过一段距离的电泳，便可因电泳速度的不同将血清中各种蛋白质分离开。

被分离的蛋白质是无色的，肉眼观察不到。用对蛋白质有亲和力的染料氨基黑 10B 处理薄膜，便可显示出各种蛋白质电泳后在薄膜上的位置及大致含量。电泳用的缓冲液 pH 值为 8.6，在此环境中血清蛋白质均带负电荷，电泳时移向正极。将薄膜染色、漂洗后可出现 5 条区带，从正极起依次为清蛋白、α_1 - 球蛋白、α_2 - 球蛋白、β - 球蛋白和 γ - 球蛋白（图 14 - 6）。

【实验器材】
电泳仪，电泳槽，醋酸纤维薄膜（2 cm×8 cm），定性滤纸，加样器（或盖玻片，X 射线胶片），镊子，培养皿，玻璃板。

【实验试剂】
1. 巴比妥缓冲液（pH8.6，离子强度 0.06）　称取巴比妥 1.66 g、巴比妥钠 12.76 g，加蒸馏水约 500 mL，加热溶解后冷却至室温，再加蒸馏水至 1000 mL。

2. 染色液　称取氨基黑 10B 0.5 g，加冰醋酸 10 mL、甲醇 50 mL，再加蒸馏水至 100 mL。

3. 漂洗液　取 95% 乙醇 45 mL，冰醋酸 5 mL，加蒸馏水至 100 mL。

【实验操作】
1. 准备　将滤纸折叠成 4 层贴在电泳槽的两侧支架上，上端搭在支架的上沿，下端伸入电泳槽底部，形成滤纸桥。将适量的缓冲液倒入两侧电泳槽，滤纸的下端必须浸入缓冲液中，两侧槽内液面的高度要一致并呈水平状态（实验图 -1）。

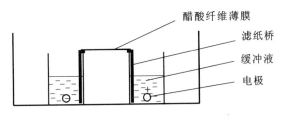

实验图 -1　电泳槽装置示意图

在醋酸纤维薄膜（2cm×8cm）无光泽面的一端约 1.5cm 处，用铅笔轻划一条与薄膜的长边相垂直的直线作为点样线，并将薄膜编号。然后将薄膜置于巴比妥缓冲液内浸透（约 20 分钟，薄膜无白斑），取出薄膜夹在洁净滤纸中间，轻轻吸去其表面的缓冲液。

2. 点样　取少量血清置玻璃板上，用加样器（或盖玻片）取血清约 2 ~ 3μL，像盖印章样将加样器盖印在薄膜的点样线上，待血清渗入膜内后移开加样器。此时，应在点样线上呈现一条粗细均匀且有一定宽度的淡黄色直线（实验图 -2）。

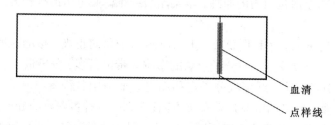

实验图 -2　醋酸纤维薄膜点样示意图

3. 电泳　将薄膜平整地架在两侧电泳槽支架的滤纸桥上，薄膜的加样面应朝下，加样端置于负极端，然后平衡约 5 min。接着，接通电泳仪电源，调节电压为 100 ~ 160V，电流 0.4 ~ 0.6A/cm 膜宽。通电 40 ~ 50 min，待电泳区带展开约 3.5cm 便可关闭电源，结束电泳。

4. 染色　将电泳后的薄膜浸泡于染色液中 2 min，取出后再依次浸入 2 ~ 3 个盛有漂洗液的培养皿中反复漂洗，每次漂洗约 10 min，直至背景颜色漂净。由于蛋白质着色，在薄膜上出现 5 条区带，从正极起依次为清蛋白、α_1 - 球蛋白、α_2 - 球蛋白、β - 球蛋白和 γ - 球蛋白。

5. 在薄膜上辨认各条区带，区带着色的深浅与蛋白质含量成正比。

实验三　影响酶活性的因素

【实验目的】　验证酶作用的特异性以及激活剂和抑制剂对酶活性的影响。

【实验原理】　酶对其所作用的底物有严格的选择性，这种特性称为酶的特异性。淀粉酶能催化淀粉水解，生成麦芽糖和葡萄糖。麦芽糖和葡萄糖都具有还原性，它们能使班氏试剂中 Cu^{2+} 还原成 Cu^+，生成砖红色的氧化亚铜（Cu_2O）沉淀。但淀粉酶不能使蔗糖水解，而蔗糖本身又不具有还原性，因而不能与班氏试剂反应生成砖红色沉淀。

能提高酶活性的物质称为酶的激活剂；能降低酶活性而又不引起酶蛋白变性的物质称为酶的抑制剂。淀粉酶可催化淀粉逐步水解：淀粉→分子大小不同的糊精→麦芽糖→葡萄糖，糊精分子从大到小，遇碘后依次呈蓝色、紫色、棕红色、红色等，分子最小的糊精以及麦芽糖、葡萄糖遇碘则不显色。所以，在淀粉水解产物加碘，可通过颜色变化来判断淀粉水解的程度，了解抑制剂及激活剂对酶活性的影响。

【实验器材】　试管及试管架，试管夹，白瓷反应板，滴管，恒温水浴箱（37℃），水浴锅（沸水）。

【实验试剂】

1. 1%淀粉溶液　称取可溶性淀粉10 g，加入约50 mL蒸馏水调成糊状，倒入约800 mL沸腾的蒸馏水中，搅拌均匀，冷却后加蒸馏水至1L。

2. 1%蔗糖溶液。

3. 班氏试剂　①称取结晶硫酸铜（$CuSO_4 \cdot 5H_2O$）17.3 g放入约100 mL蒸馏水中，加热溶解，稍冷却后用蒸馏水稀释至150 mL作为第一液。②称取柠檬酸钠173 g和无水碳酸钠100 g，加入约600 mL蒸馏水中，溶解后用蒸馏水稀释至850 mL作为第二液。③最后将第一液缓缓倒入第二液中，边倒入边搅拌，混合均匀。

4. pH值6.8的缓冲液　取0.2mol/L磷酸氢二钠772 mL，0.1mol/L柠檬酸溶液228 mL混合即得。

5. 0.9%NaCl溶液。

6. 0.1%Na_2SO_4溶液。

7. 0.1%$CuSO_4$溶液。

8. 稀碘液　称取碘化钾2 g溶于5 mL蒸馏水中，再加入碘1 g，溶解后用蒸馏水稀至500 mL，贮存于棕色瓶中。

9. 蒸馏水。

（一）酶作用的特异性

【实验操作】

1. 稀释唾液的制备　用水漱口（除去食物残渣），然后含蒸馏水约30 mL作咀嚼运动，两分钟后吐入小烧杯中备用。

2. 煮沸唾液的制备　取稀释唾液约5 mL置试管中，放入沸水浴中煮沸5 min后备用。

3. 取3支试管编号，按下表加入试剂：

试剂（滴）	管　号		
	1	2	3
pH 值 6.8 缓冲剂	20	20	20
1% 淀粉溶液	10	10	—
1% 蔗糖溶液	—	—	10
稀释唾液	5	—	5
煮沸唾液	—	5	—
结果			
分析			

将各管充分摇匀，放入 37℃ 恒温水浴中保温 10 min，然后每管各加班氏试剂 20 滴，放入沸水浴中煮沸 5 min，观察结果。

【结果分析】

将各管实验结果填入表中，并分析原因。

（二）激活剂、抑制剂对酶活性的影响

【实验操作】

1. 按上述方法制备稀释唾液。

2. 取 4 支试管编号，按下表加入试剂：

试剂（滴）	管　号			
	1	2	3	4
pH 值 6.8 缓冲剂	20	20	20	20
1% 淀粉溶液	10	10	10	10
蒸馏水	10	—	—	—
0.9% NaCl	—	10	—	—
0.1% $CuSO_4$	—	—	10	—
0.1% Na_2SO_4	—	—	—	10
稀释唾液	5	5	5	5
结果				
分析				

3. 各管充分摇匀后，置 37℃ 恒温水浴中保温。

4. 上述各管保温 5 min 后，从 1 号管中取出一滴水解液放入瓷反应板凹内，加稀碘液一滴，混匀，观察颜色变化。以后每隔一分钟用同样的方法检测一次，直至水解液加碘后呈现暗褐色或棕红色时中止保温，立即从水浴中取出以上各管，并马上向各管加稀碘液一滴，混匀，观察各管的颜色区别。

【结果分析】

将各管加碘后呈现的颜色记录在表中，分析激活剂、抑制剂对酶活性的影响。

实验四　酮体的生成

【实验目的】　验证肝脏的生酮作用。

【实验原理】　肝细胞中有生成酮体的酶，能以乙酰 CoA 为原料合成酮体。本实验以丁酸作为底物，与新鲜肝匀浆一起放入与体内相似的环境中，也可生成酮体。判断酮体生成与否，可将反应液与显色粉混合，酮体能与显色粉中的亚硝基铁氰化钠反应，生成紫红色化合物。而将丁酸与肌匀浆混合，放在同样的环境中则不能生成酮体，因此也不与显色粉反应。

【实验器材】　试管及试管架、滴管、动物肝、肌肉、剪刀、研钵或匀浆器、恒温水浴箱。

【实验试剂】

1.生理盐水(0.9%氯化钠溶液)。

2.洛克(Locke)液　称取葡萄糖 0.1 g，氯化钠 0.9 g，氯化钾 0.042 g，氯化钙 0.024 g，碳酸氢钠 0.02 g，溶于 100 mL 蒸馏水中。

3.0.5 mol/L 丁酸溶液　称取丁酸 44 g，溶于适量的 0.1 mol/LNaOH 溶液中，然后再用 0.1 mol/LNaOH 溶液稀至 1L。

4.pH 值 7.6 磷酸盐缓冲液　量取 0.1 mol/LNa$_2$HPO$_4$86.8 mL 与 0.1 mol/LNaH$_2$PO$_4$13.2 mL，混合即可。

5.15% 三氯醋酸。

6.显色粉　称取亚硝基铁氰化钠 1 g，硫酸铵 50 g，无水碳酸钠 30 g，混合后研成粉末。

【实验操作】

1.制备肝匀浆和肌匀浆　将新鲜的动物肝脏和肌肉剪碎后，分别放入匀浆器或研钵中，按 1(g):3(mL)加入生理盐水制成匀浆。

2.取 4 支试管编号，按下表加入试剂：

试剂(滴)	管 号			
	1	2	3	4
洛克液	15	15	15	15
5mol/L 丁酸溶液	30	—	30	30
pH 值 7.6 磷酸缓冲液	15	15	15	15
肝匀液	20	20	—	—
肌匀浆	—	—	—	20
蒸馏水	—	30	20	—
结果				
分析				

3.将各管摇匀后，置 37℃ 恒温水浴箱中保温 40 min。

4.保温后分别向各管加入 15% 三氯醋酸 20 滴，混匀后离心 5 min(3000 r/min)。

5.用滴管分别从 4 支试管中吸取上清液数滴置白瓷反应板的 4 个凹内,然后每凹各加显色粉一小匙,观察有无颜色反应。

【结果分析】 将各管液体与显色粉反应后呈现的颜色记录于表中,分析原因。

主要参考资料

［1］周爱儒主编.生物化学(第6版).北京：人民卫生出版社，2004
［2］黄平主编.生物化学(第1版).北京：人民卫生出版社，2003
［3］朱艳平，余庆皋主编.人体功能学(第1版).长沙：湖南科学技术出版社，2005
［4］马如骏主编.生物化学(第3版).北京：人民卫生出版社，2004
［5］潘文干主编.生物化学(第5版).北京：人民卫生出版社，2004
［6］覃特营主编.无机化学.北京：中国医药科技出版社，2000
［7］刘斌主编.化学(第1版).北京：高等教育出版社，2001
［8］谢吉民主编.医学化学(第5版).北京：人民卫生出版社，2005
［9］马祥志主编.医用化学(第1版).北京：北京大学医学出版社，2003
［10］魏祖贤主编.基础化学(第6版).北京：人民卫生出版社，2004
［11］蒋大惠主编.化学(第3版).陕西科学技术出版社，1998

元素周期表

注 本元素周期表由高等教育出版社化学室印制。
1998年2月

注:
1. 相对原子质量录自1997年国际相对原子质量表，以 $^{12}C=12$ 为基准。元素的相对原子质量加注五位有效数字时取五位有效数字。
2. 有画◊的相对原子质量范围国为0.94~6.99
3. 稳定元素列有天然丰度的同位素；天然放射性元素和人造元素同位素的选为列与国际相对原子质量的有关文献一致。

图例：金属 ／ 非金属 ／ 稀有气体 ／ 过渡元素

原子序数 → 19 K 钾 39.098 （相对原子质量）；稳定同位素的质量数（放在下面为1）；元素符号（红色指放射性元素）；元素名称（注*的为人造元素）；外围电子的构型（括号指可能的构型）；相对原子质量（括号内数据为该放射性元素半衰期最长同位素的质量数）

电子层 K L M N O P Q

周期	IA	IIA	IIIB	IVB	VB	VIB	VIIB	VIII			IB	IIB	IIIA	IVA	VA	VIA	VIIA	0
1	1 H 氢 1.0079																	2 He 氦 4.0026
2	3 Li 锂 6.941	4 Be 铍 9.0122											5 B 硼 10.811	6 C 碳 12.011	7 N 氮 14.007	8 O 氧 15.999	9 F 氟 18.998	10 Ne 氖 20.180
3	11 Na 钠 22.990	12 Mg 镁 24.305											13 Al 铝 26.982	14 Si 硅 28.086	15 P 磷 30.974	16 S 硫 32.066	17 Cl 氯 35.453	18 Ar 氩 39.948
4	19 K 钾 39.098	20 Ca 钙 40.078	21 Sc 钪 44.956	22 Ti 钛 47.867	23 V 钒 50.942	24 Cr 铬 51.996	25 Mn 锰 54.938	26 Fe 铁 55.845	27 Co 钴 58.933	28 Ni 镍 58.693	29 Cu 铜 63.546	30 Zn 锌 65.39	31 Ga 镓 69.723	32 Ge 锗 72.61	33 As 砷 74.922	34 Se 硒 78.96	35 Br 溴 79.904	36 Kr 氪 83.80
5	37 Rb 铷 85.468	38 Sr 锶 87.62	39 Y 钇 88.906	40 Zr 锆 91.224	41 Nb 铌 92.906	42 Mo 钼 95.94	43 Tc 锝 (98)	44 Ru 钌 101.07	45 Rh 铑 102.91	46 Pd 钯 106.42	47 Ag 银 107.87	48 Cd 镉 112.41	49 In 铟 114.82	50 Sn 锡 118.71	51 Sb 锑 121.76	52 Te 碲 127.60	53 I 碘 126.90	54 Xe 氙 131.29
6	55 Cs 铯 132.91	56 Ba 钡 137.33	57-71 La-Lu 镧系	72 Hf 铪 178.49	73 Ta 钽 180.95	74 W 钨 183.84	75 Re 铼 186.21	76 Os 锇 190.23	77 Ir 铱 192.22	78 Pt 铂 195.08	79 Au 金 196.97	80 Hg 汞 200.59	81 Tl 铊 204.38	82 Pb 铅 207.2	83 Bi 铋 208.98	84 Po 钋 (210)	85 At 砹 (210)	86 Rn 氡 (222)
7	87 Fr 钫 (223)	88 Ra 镭 (226)	89-103 Ac-Lr 锕系	104 Rf 钅卢* (261)	105 Db 钅杜* (262)	106 Sg 𬭳* (263)	107 Bh 𬭛* (264)	108 Hs 𬭶* (265)	109 Mt 鿏* (268)	110 Uun * (269)	111 Uuu * (272)	112 Uub * (277)						

镧系

57 La 镧 138.91	58 Ce 铈 140.12	59 Pr 镨 140.91	60 Nd 钕 144.24	61 Pm 钷 (145)	62 Sm 钐 150.36	63 Eu 铕 151.96	64 Gd 钆 157.25	65 Tb 铽 158.93	66 Dy 镝 162.50	67 Ho 钬 164.93	68 Er 铒 167.26	69 Tm 铥 168.93	70 Yb 镱 173.04	71 Lu 镥 174.97

锕系

89 Ac 锕 (227)	90 Th 钍 232.04	91 Pa 镤 231.04	92 U 铀 238.03	93 Np 镎 (237)	94 Pu 钚 (244)	95 Am 镅 (243)	96 Cm 锔 (247)	97 Bk 锫 (247)	98 Cf 锎 (251)	99 Es 锿* (252)	100 Fm 镄* (257)	101 Md 钔* (258)	102 No 锘* (259)	103 Lr 铹* (260)